JN237070

ナースのための
図解 脳卒中の話
リハビリ

監/武田克彦（国際医療福祉大学三田病院神経内科部長）
著/海野聡子（国際医療福祉大学三田病院神経内科）

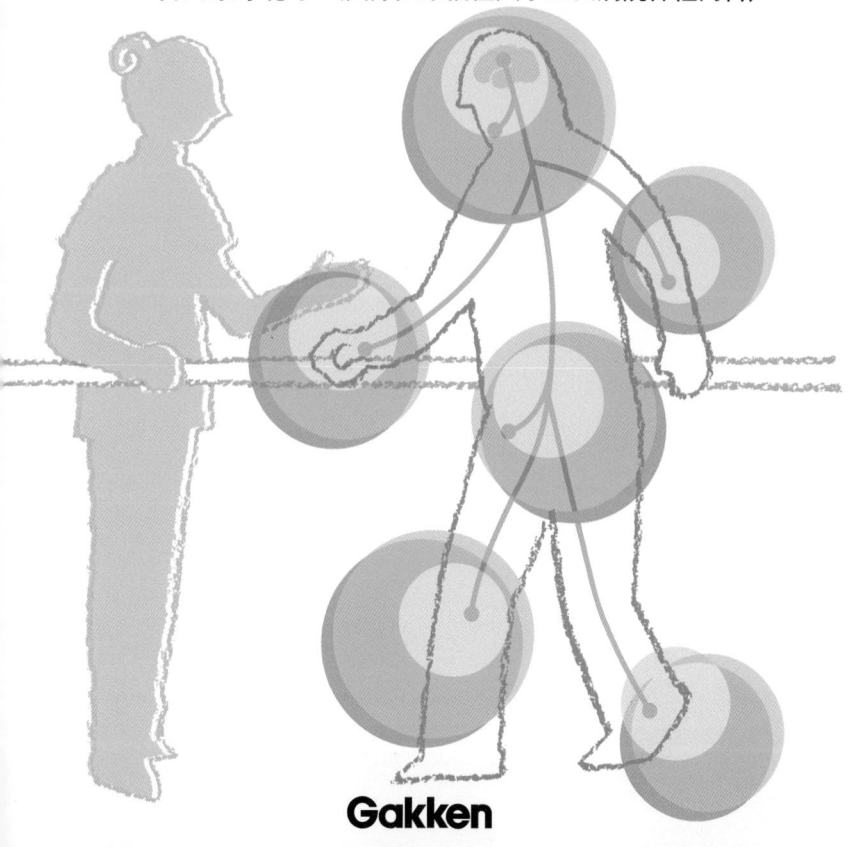

Gakken

●**監修**
武田克彦(国際医療福祉大学三田病院神経内科部長)

●**執筆**
海野聡子(国際医療福祉大学三田病院神経内科)

●**編集担当**
田口由利
石山神子

●**編集協力**
小原明美

●**本文イラスト**
小原明美

●**ブックデザイン**
阿部暁子

●**ブックカバー・表紙イラスト**
阿部暁子

はじめに

　本書は,「脳卒中のリハビリテーションって,どんなことをやっているのだろう?」と日頃思っているナースの皆さんに向けて,その概要をわかりやすく解説したものです.

　第1章では,脳卒中の疫学,症状,原因,検査,治療方法と,脳科学の知見に基づいたリハビリテーションの要となる理論,および最新のエビデンスを,第2章は,運動・感覚のリハビリテーションの理論とその方法を,第4,5章では,嚥下・排泄のしくみとそのリハビリテーションの実践方法を,第6章では,脳卒中後に生じるこころの問題とその対応を,記しています.

　また,この本の最大の特徴は,第3章の脳卒中による高次脳機能障害を,四コマ漫画風にわかりやすく示しているところです.高次脳機能障害は,患者さんやその家族に重大な影響を及ぼしますが,一見その障害はわかりにくいため,症状の発見が遅れてしまったり,不適切な対応をとってしまうことがあります.患者さんのいちばん身近にいるナースに,正しい知識をもって接していただければと願っています.

　高齢化社会に突入し,リハビリテーションの需要はますます増加しています.脳卒中のリハビリテーションの知識は,リハビリテーションの基本となるものです.脳卒中専門でなくても,日常の看護に生かしていただければと思います.

　最後になりましたが,この本の内容についてご助言,ご指導いただきました国際医療福祉大学三田病院リハビリテーション科部長草野修輔先生,室長黒澤みどり先生をはじめ,リハビリテーション室の皆さん,MSW水澤佳代子さん,管理栄養士小林美樹さんに,また,編集の石山神子さん,小原明美さんに深謝致します.

2010年1月

国際医療福祉大学三田病院

武田　克彦

海野　聡子

CONTENTS

❶ 脳卒中とリハビリテーション

Q1　脳卒中患者はどのくらいいるの　2
　coffee break　脳卒中は高齢者の病気なの　3
Q2　脳梗塞が起こるとどうなるの　4
　coffee break　一過性脳虚血発作(TIA)は脳梗塞の前触れなの　5
Q3　脳梗塞になったらどうするの　6
　coffee break　アルテプラーゼ静注療法って有用なの　7
　coffee break　脳梗塞に手術は行うの　7
Q4　脳出血が起こるとどうなるの　8
　coffee break　脳出血やクモ膜下出血の原因にはどんなものがあるの　9
　coffee break　二次性脳損傷って何　9
Q5　クモ膜下出血が起こるとどうなるの　10
Q6　脳卒中の特殊な原因にはどんなものがあるの　12
Q7　脳卒中は画像でどう評価するの　14
Q8　脳卒中の重症度はどう評価するの　18
　coffee break　意識障害の評価はどう行うの　20
Q9　脳卒中に対してリハビリテーションを行うわけは　21
Q10　リハビリテーションは脳機能回復にどう影響するの　22
Q11　リハビリテーションはエビデンスレベルが高いの　23
Q12　脳卒中リハビリテーションはどのような経過をたどるの　24
　coffee break　SCUとSUはどう違うの　25
Q13　急性期リハビリテーションでは何をするの　26
Q14　回復期リハビリテーションでは何をするの　27
Q15　維持期リハビリテーションでは何をするの　28
Q16　脳卒中リハビリテーションはいつから開始するの　29
Q17　脳卒中の急性期の管理はどうするの　30
　coffee break　脳卒中リハビリテーション中に突然意識がなくなったらどうするの　31
Q18　合併症の管理はどうするの　32
Q19　リハビリテーションにはどんな職種がかかわるの　33
Q20　リハビリテーションにおける看護師の役割は　34

coffee break 脳卒中リハビリテーション看護認定看護師ってどんな看護師　34
Q21　リハビリテーションでチームアプローチが必要なわけは　35
coffee break リハビリテーションカンファレンスでは何を話し合うの　35
Q22　脳卒中ではどんな社会的支援が受けられるの　36
Q23　退院するとき患者・家族には何を説明したらいいの　38

❷ 運動・感覚障害とリハビリテーション

Q24　脳損傷部位により運動麻痺はどう現れるの　40
Q25　運動麻痺はどう評価するの　42
Q26　弛緩性麻痺，痙性麻痺ってどんな麻痺　44
coffee break 連合運動，共同運動って何　45
Q27　痙縮，拘縮って何　46
Q28　リハビリテーションを阻害する痛みの原因にはどんなものがあるの　47
Q29　運動失調は運動麻痺とどう違うの　48
coffee break 運動失調をみる検査にはどんなものがあるの　49
Q30　感覚障害はどう現れるの　50
coffee break 感覚障害はどう回復するの　51
Q31　麻痺側のケアの注意点は　52
Q32　ポジショニングのコツは　53
Q33　ROM訓練はどう行うの　54
Q34　基本動作訓練にはどんなものがあるの　56
Q35　車椅子移乗はどう行うの　58
Q36　歩行訓練はどう行うの　60
coffee break 歩行補助具にはどんなものがあるの　62
coffee break 歩行訓練用のロボットってあるの　62
Q37　歩行援助時の注意点は　63
Q38　ADLはどう評価するの　64
Q39　更衣訓練時の介助のポイントは　66
Q40　入浴訓練時の介助のポイントは　68
Q41　ADLに有用な福祉用具にはどんなものがあるの　69

CONTENTS

- Q42 機能的作業療法はどんなことを行うの 70
- Q43 より専門的なリハビリテーションアプローチにはどんなものがあるの 72
- Q44 リハビリテーション中は，どんな危険に注意したらいいの 74
- **coffee break** リハビリテーションを中止したほうがいい基準ってあるの 75

❸ 高次脳機能障害とリハビリテーション

- Q45 高次脳機能障害って何 78
- **coffee break** 優位半球って何 79
- Q46 高次脳機能障害の問題点って何 80
- Q47 高次脳機能障害患者にはどう接したらいいの 81
- Q48 失語症ってどんな病態なの 82
- **coffee break** 失語症の用語にはどんなものがあるの 84
- Q49 構音障害は失語症とどう違うの 86
- Q50 失語症が認知症と間違えられやすいわけは 87
- Q51 文字を読めない，書けないだけの障害ってあるの 88
- Q52 失行症ってどんな病態なの 90
- Q53 着衣失行ってどんな病態なの 91
- Q54 半側空間無視ってどんな病態なの 92
- Q55 視覚失認ってどんな病態なの 94
- Q56 聴覚失認ってどんな病態なの 96
- Q57 相貌失認ってどんな病態なの 98
- Q58 病態失認ってどんな病態なの 99
- Q59 地誌的障害ってどんな病態なの 100
- Q60 遂行機能障害ってどんな病態なの 102
- **coffee break** 病変部位により遂行機能障害の現れ方に違いがあるの 103
- Q61 記憶障害ってどんな病態なの 104
- **coffee break** クモ膜下出血で起こりやすい特徴的な記憶障害って何 105
- Q62 注意障害ってどんな病態なの 106
- Q63 高次脳機能障害を評価する検査にはどんなものがあるの 107
- Q64 高次脳機能障害にリハビリテーションは有効なの 108

coffee break 失語症のリハビリテーションにはどんなものがあるの 109

❹ 摂食・嚥下障害とリハビリテーション

- Q65 摂食と嚥下はどんな過程をたどるの 112
- Q66 摂食・嚥下障害はどこの病変で起こるの 114
- **coffee break** gag reflex って何 116
- **coffee break** ワレンベルグ症候群って何 116
- Q67 摂食・嚥下障害では各過程でどんな症状が出るの 117
- **coffee break** 摂食・嚥下に影響を与える高次脳機能障害にはどんなものがあるの 118
- Q68 摂食・嚥下を開始する前に確認すべきことってどんなこと 119
- Q69 嚥下負荷テストってどう行うの 120
- Q70 嚥下を評価する画像検査にはどんなものがあるの 122
- Q71 摂食・嚥下訓練に口腔ケアが重要なわけは 124
- Q72 摂食・嚥下訓練法にはどんなものがあるの 126
- Q73 嚥下機能回復にアイスマッサージが有効なわけは 128
- Q74 誤嚥しにくい体位ってあるの 129
- Q75 嚥下障害食ってどんなものなの 130
- **coffee break** 水分摂取しやすい容器ってどんなものなの 131
- **coffee break** 嚥下困難時の服薬はどうするの 131
- Q76 嚥下障害がある人の食事介助はどう行うの 132
- Q77 どうしても嚥下できないときにはどうするの 133
- Q78 言語聴覚士が摂食・嚥下リハビリテーションも行うわけは 134
- Q79 摂食・嚥下における看護師の役割は 135
- **coffee break** 摂食・嚥下障害看護認定看護師ってどんな看護師 136
- **coffee break** とろみ調整食品の使い方のコツは 136

❺ 排泄障害とリハビリテーション

- Q80 排尿はどんなしくみで起こるの 138
- Q81 脳卒中ではどんな排尿障害が起こるの 140

CONTENTS

   coffee break   前立腺肥大ではどんな排尿障害が起こるの 141
   coffee break   女性に腹圧性尿失禁が起こりやすいわけは 141
Q82 排尿を援助する器具・用具にはどんなものがあるの 142
Q83 尿道カテーテルをできるかぎり早期に抜いたほうがいいわけは 144
Q84 膀胱訓練って何 145
Q85 排尿管理に排尿日誌はどう役立つの 146
Q86 排尿障害を評価する検査にはどんなものがあるの 147
Q87 排尿の自立に向けてどんなケア・訓練が必要なの 148
Q88 高次脳機能障害合併患者の排尿ケアはどうしたらいいの 150
Q89 排便はどんなしくみで起こるの 152
   coffee break   どんな姿勢だと排便しやすくなるの 153
Q90 脳卒中ではどんな排便障害が起こるの 154
Q91 排泄障害によるスキンケアはどうするの 156
Q92 排泄における看護師の役割は 157
   coffee break   コンチネンスケアって何 158

❻ こころの問題とリハビリテーション

Q93 脳卒中になってしまうと,どんな気持ちになるの 160
Q94 脳卒中ではどんな精神症状が現れやすいの 161
Q95 精神症状にはどんな薬剤が使用されるの 162
Q96 せん妄になりやすい状態は 164
Q97 脳卒中後のうつ状態にはどう援助したらいいの 165
Q98 脳卒中の認知症合併患者にはどう援助したらいいの 168
   coffee break   認知症のスクリーニングテストにはどんなものがあるの 170
Q99 障害の受容に向けて,どう援助したらいいの 172
   coffee break   話を聞くうえでしてはならないことってどんなこと 173

引用・参考文献一覧 174

INDEX 177

脳卒中とリハビリテーション

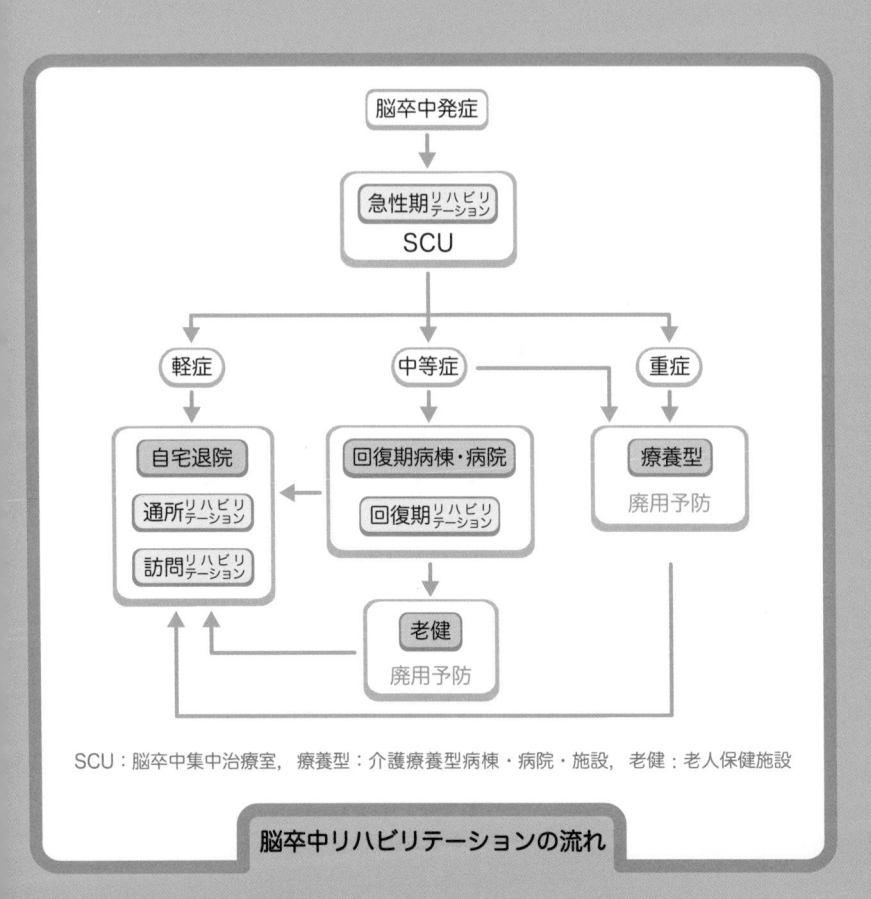

```
脳卒中発症
   ↓
急性期リハビリテーション
   SCU
```

- 軽症 → 自宅退院 / 通所リハビリテーション / 訪問リハビリテーション
- 中等症 → 回復期病棟・病院（回復期リハビリテーション）→ 自宅退院 or 老健（廃用予防）
- 重症 → 療養型（廃用予防）

老健 → 通所リハビリテーション / 訪問リハビリテーション

SCU：脳卒中集中治療室，療養型：介護療養型病棟・病院・施設，老健：老人保健施設

脳卒中リハビリテーションの流れ

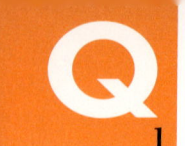

Q1 脳卒中患者はどのくらいいるの

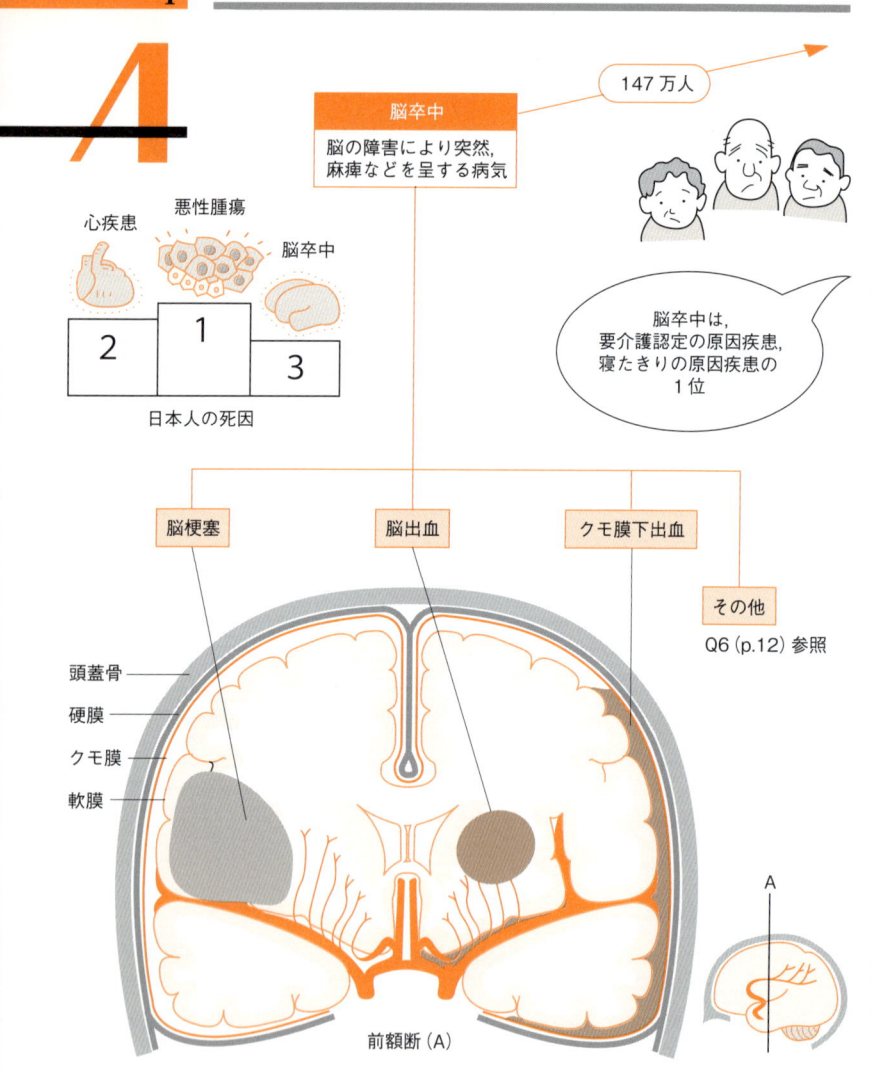

脳卒中
脳の障害により突然,麻痺などを呈する病気

147万人

日本人の死因
1 悪性腫瘍
2 心疾患
3 脳卒中

脳卒中は,要介護認定の原因疾患,寝たきりの原因疾患の1位

- 脳梗塞
- 脳出血
- クモ膜下出血
- その他 Q6 (p.12) 参照

頭蓋骨
硬膜
クモ膜
軟膜

前額断 (A)

脳卒中を起こす主な原因

1. 脳卒中とリハビリテーション

- 脳卒中とは，脳の血管障害により突然麻痺などを呈する病気をいう．
  ・卒中とは，悪い風に当たって突然倒れるという意味である．
- 脳卒中には，脳の血管が詰まる脳梗塞，脳の血管が破れる脳出血，脳の動脈瘤が破裂するクモ膜下出血などが含まれる．
- 日本人の死因で，脳卒中は3位である（1位：悪性腫瘍，2位：心疾患）．
- 脳卒中の総患者数は147万人で，徐々に増加しており，10年後には300万人に達すると予想されている．
- 介護保険における要介護認定の原因疾患，および寝たきりの原因疾患で，脳卒中は1位である．
- 脳卒中になっても，なるべく寝たきりにならず，自立した生活が送れるように，適切なリハビリテーションを受けることが重要となっている．

脳卒中は高齢者の病気なの

- 脳卒中の発症率は，秋田県のデータで，30歳までは10万人当たり10人以下であるが，30歳を過ぎると徐々に増加し，40歳では50人となり，45歳ではその2倍，50歳ではその4倍と，年齢が高くなると増加する[1]．
- 脳卒中のなかでは，脳梗塞がいちばん多く，脳出血は20％くらいといわれている．
- 脳卒中の危険因子である高血圧，糖尿病，脂質異常症，喫煙，過度の飲酒，肥満に対する日ごろの予防が最も大切である．一方で，高齢者だけでなく働き盛りの壮年者をも襲う脳卒中は，かかってしまったあとの社会復帰へ向けてのリハビリテーションが重要となっている．

Q2 脳梗塞が起こるとどうなるの

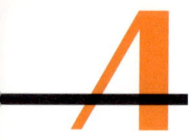

A. 脳梗塞は脳卒中のなかでは最も患者数が多い

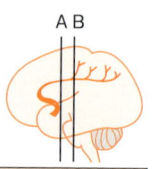

	脳梗塞の主な臨床病型		
病型	ラクナ梗塞	アテローム血栓性脳梗塞	心原性脳塞栓
病態	・穿通枝の閉塞 ・病巣15mm以下の小梗塞 (穿通枝／大血管の図) 前額断(A)	・動脈硬化性病変が関与する狭窄や血栓による大血管の閉塞 ・病巣は大小さまざま アテローム(粥状動脈硬化巣)／大血管 前額断(A)	・心臓で形成された血栓が脳血管を閉塞 ・病巣は大きい 心臓由来の血栓／大血管 前額断(A)
危険因子	・高血圧	・高血圧 ・糖尿病 ・脂質異常症 ・喫煙	・心房細動 ・心筋梗塞 ・心弁膜症
前駆症状	・ときにあり	・半分程度あり	・少ない
発症時	・安静時	・安静時	・活動時
発症様式	・突発～緩徐	・階段状進行，緩徐，突発	・突発完成

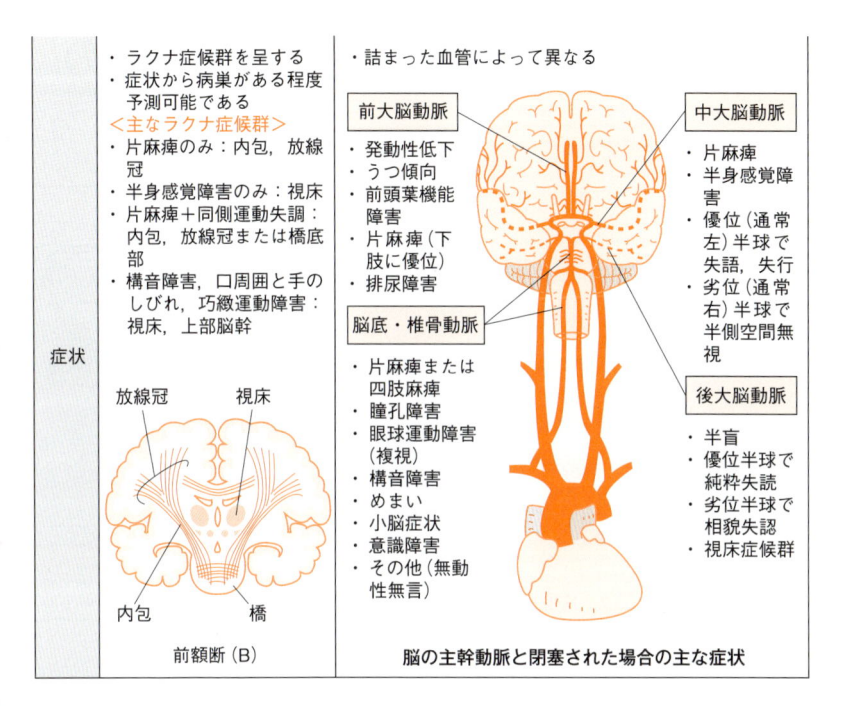

症状	・ラクナ症候群を呈する ・症状から病巣がある程度予測可能である <主なラクナ症候群> ・片麻痺のみ：内包，放線冠 ・半身感覚障害のみ：視床 ・片麻痺＋同側運動失調：内包，放線冠または橋底部 ・構音障害，口周囲と手のしびれ，巧緻運動障害：視床，上部脳幹 前額断（B） 放線冠／視床／内包／橋	・詰まった血管によって異なる **前大脳動脈** ・発動性低下 ・うつ傾向 ・前頭葉機能障害 ・片麻痺（下肢に優位） ・排尿障害 **脳底・椎骨動脈** ・片麻痺または四肢麻痺 ・瞳孔障害 ・眼球運動障害（複視） ・構音障害 ・めまい ・小脳症状 ・意識障害 ・その他（無動性無言） **中大脳動脈** ・片麻痺 ・半身感覚障害 ・優位（通常左）半球で失語，失行 ・劣位（通常右）半球で半側空間無視 **後大脳動脈** ・半盲 ・優位半球で純粋失読 ・劣位半球で相貌失認 ・視床症候群 脳の主幹動脈と閉塞された場合の主な症状

- 脳梗塞は，動脈が細くなったり（動脈硬化），血栓が詰まったり（塞栓）して血流が途絶えると，その血管が支配している脳組織に酸素・栄養が供給されなくなり，さまざまな症状が出現する．脳卒中のなかでは最も患者数が多い．
- 脳梗塞には主に3つの臨床病型があり，原因，症状，治療がそれぞれ異なる．

☕ 一過性脳虚血発作（TIA）は脳梗塞の前触れなの

- 一過性脳虚血発作（TIA：transient ischemic attack）とは，突然，片目の視野が真っ暗になる，物が二重に見える，ろれつが回らない，手足が麻痺したりしびれるなどの症状が出現し，24時間以内にその症状が消失することをいう．TIAは頭部CTやMRIでは明らかな異常が出ない．
- TIAになると，20％程度が1か月以内に脳梗塞になるといわれる．脳梗塞の前触れとして危険な徴候であるため，脳梗塞に準じた対応が必要である．

Q3 脳梗塞になったらどうするの

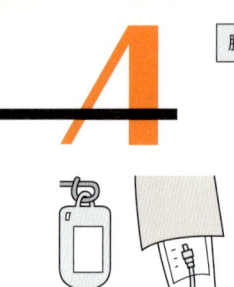

脳梗塞発症 → 脳梗塞の危険因子の検索・治療

脳梗塞の危険因子

- 高血圧
- 糖尿病
- 脂質異常症（高LDL血症）
- 心疾患（不整脈，虚血性心疾患など）
- 高尿酸血症
- 肥満
- 喫煙
- 過度のアルコール摂取
- 血液粘稠度の増加（脱水，睡眠時無呼吸症候群）
- 血液凝固系の異常（血液・免疫系疾患）

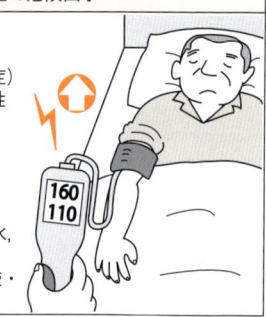

病型別薬物療法

病型		ラクナ梗塞	アテローム血栓性脳梗塞	心原性脳塞栓
発症から3時間以内		血栓溶解薬（アルテプラーゼ）静注		
急性期	24時間以内	脳保護薬（エダラボン）静注：～14日間		
急性期	48時間以内	抗血小板薬（アスピリン）内服	抗トロンビン薬（アルガトロバン）静注：～7日間	抗凝固薬（ヘパリンナトリウム）静注 ※ただし，広範囲な場合，出血の危険性があるため行わないこともある
急性期	5日以内	抗血小板薬（オザグレルナトリウム）静注：～14日間	抗血小板薬（アスピリン）内服	
急性期	制限なし		抗浮腫薬（濃グリセリン）静注	
慢性期		抗血小板薬（アスピリン，クロピドグレル硫酸塩，シロスタゾール）内服	抗血小板薬（アスピリン，クロピドグレル硫酸塩，シロスタゾール）内服	抗凝固薬（ワルファリンカリウム）内服

- 内科的療法が主体で，病型，病期に応じて薬物療法を行う．
- 脳梗塞の治療とともに，脳梗塞の危険因子を検索し，それに対する治療も併せて行う．

アルテプラーゼ静注療法って有用なの

- 発症3時間以内の脳梗塞に対して，強力な血栓溶解作用のあるアルテプラーゼ(rt-PA)を静注すると，3か月後の神経症状の改善が有意に認められている．しかし，副作用である頭蓋内出血も3〜10倍増加するため，厳密な適応基準が設けられている．
- 発症3時間以内に投与しなければならないため，脳卒中の症状が出たらすぐに病院に行き，受診するように啓蒙が必要である．

脳梗塞に手術は行うの

- 脳梗塞の治療は，急性期では内科的療法が主体で，外科的療法を行うことはまれである．ただし，小脳梗塞で水頭症があり意識障害が重度な場合は脳室ドレナージを，脳幹圧迫があり意識障害が重度な場合は減圧開頭術を行うことがある．
- 慢性期において，症候性脳梗塞で頸動脈狭窄が70％以上の場合，頸動脈内膜剝離術，頸動脈ステント留置術，頭蓋内・頭蓋外血管バイパス術が行われることがある．

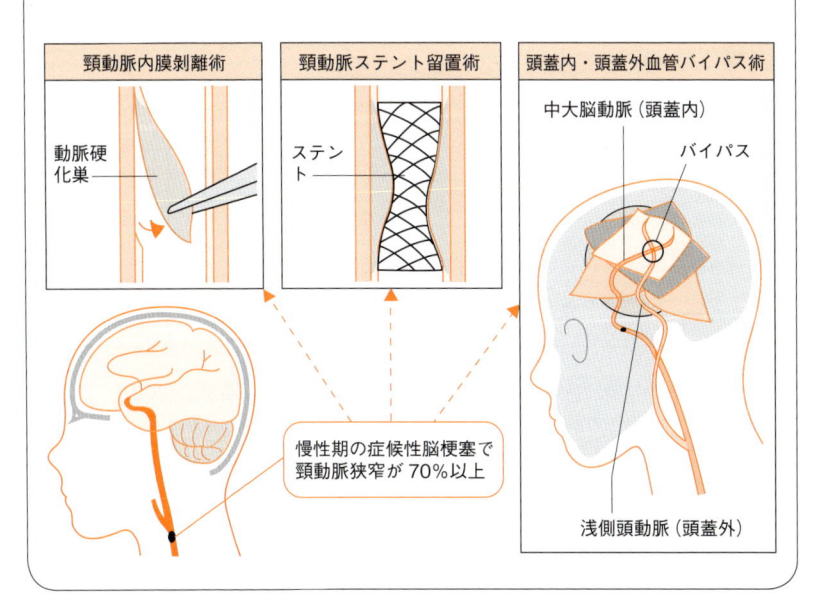

頸動脈内膜剝離術	頸動脈ステント留置術	頭蓋内・頭蓋外血管バイパス術
動脈硬化巣	ステント	中大脳動脈（頭蓋内）／バイパス／浅側頭動脈（頭蓋外）

慢性期の症候性脳梗塞で頸動脈狭窄が70％以上

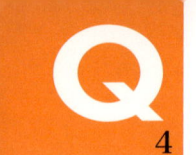

Q4 脳出血が起こるとどうなるの

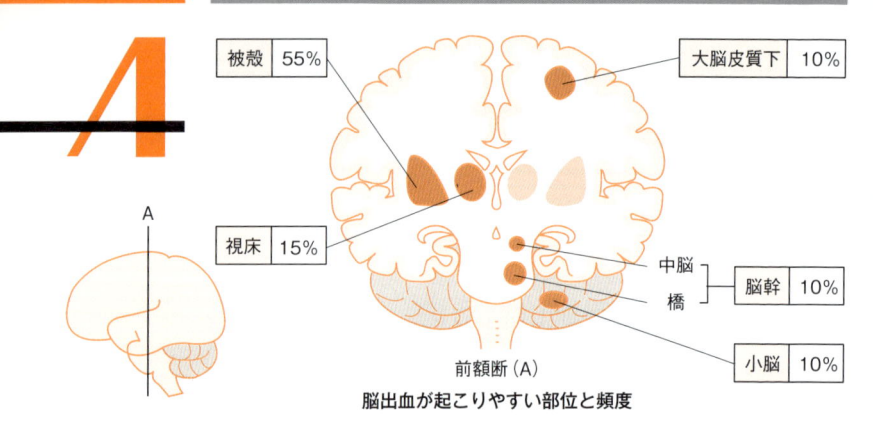

脳出血が起こりやすい部位と頻度

- 被殻 55%
- 大脳皮質下 10%
- 視床 15%
- 脳幹（中脳，橋）10%
- 小脳 10%

前額断（A）

脳出血の部位別症状					
部位	被殻	視床	大脳皮質下	脳幹（中脳，橋）	小脳
眼位	病側へ共同偏視	鼻先へ向く	病側へ共同偏視	橋では正中	健側へ共同偏視
麻痺	顔面を含む片麻痺（対側）	顔面を含む片麻痺（対側）	片麻痺（対側）	四肢麻痺	病側の運動失調
感覚障害	あり	あり	あり	あり（交代性）	なし
手術適応	①神経症状中等症 ②血腫量31mL以上 ③血腫による圧迫所見が高度	なし ※脳室内穿破時には脳室ドレナージ術を考慮	①血腫量50mL以下 ②意識が傾眠 ③60歳以下	なし	①血腫最大径3cm以上 ②神経症状悪化 ③水頭症を合併

- 脳出血の代表的原因は長期間の高血圧で，血管壁の脆弱化が出血をまねく．
- 発症時，多くは突然の頭痛を伴い，発症部位により特徴的な神経症状が出現する．血腫が大きいと意識障害を呈する．
- 基本的に，①意識レベルが昏睡，②血腫量が10mL未満，③神経学的所見が軽微な場合には，外科的療法の適応はない．
- 内科的療法としては，再出血や血腫の増大を阻止するため降圧治療を行う．過度の降圧（20%以上）は避ける．

脳出血やクモ膜下出血の原因にはどんなものがあるの

- 脳出血は,高血圧を基盤とすることが多い.
- クモ膜下出血は,脳動脈瘤破裂によることが多い(Q5参照).
- その他の出血素因として,動静脈奇形,海綿状血管腫,頭部外傷,高血圧,動脈瘤などがある.
  - 動静脈奇形:動脈と静脈が毛細血管を経ずにナイダス(異常な血管塊)をつくって直接つながっているもので,ナイダスが加齢とともに増大していくと,破裂して脳出血,クモ膜下出血の原因となる.
  - 海綿状血管腫:異常に拡張した血管腔が集合体をなす良性の血管奇形で,加齢とともに高血圧となると,内部で出血することがある.

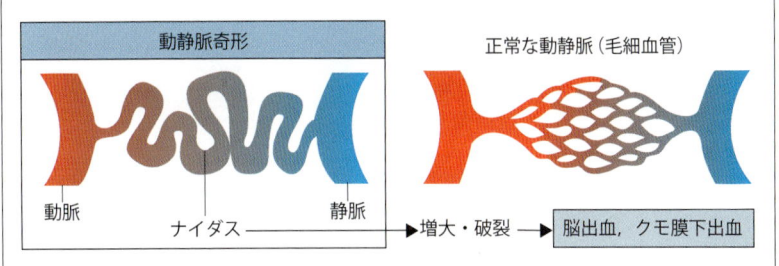

二次性脳損傷って何

- 二次性脳損傷(secondary brain damage)とは,脳卒中や頭部外傷により受ける不可逆的脳損傷(一次性脳損傷)に引き続いて起こる,低酸素,頭蓋内圧亢進,低血圧,発熱などの要因によって生じる脳損傷である.
- 脳卒中患者には,二次性脳損傷を極力回避するための治療を行う.

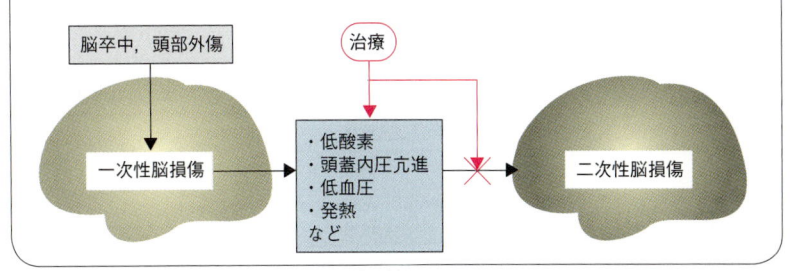

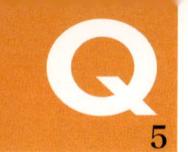

Q5 クモ膜下出血が起こるとどうなるの

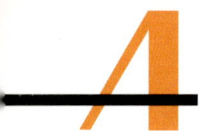

A 脳動脈瘤はクモ膜下出血の代表的原因

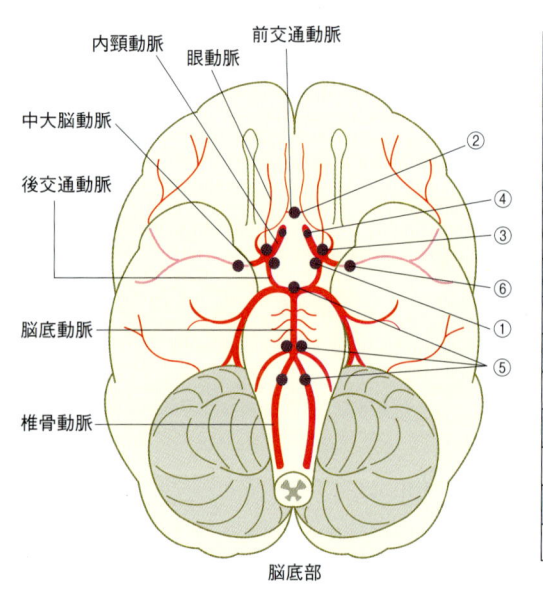

図：脳底部（内頸動脈、眼動脈、前交通動脈、中大脳動脈、後交通動脈、脳底動脈、椎骨動脈）

脳動脈瘤の好発部位と神経症状
①内頸動脈・後交通動脈分岐部
病側の瞳孔散大，対光反射消失
②前交通動脈
下肢麻痺，対麻痺，無為，発動性低下
③眼動脈起始部
黒内障
④海綿静脈洞部
眼の奥の痛み
⑤脳底動脈，椎骨動脈
脳神経障害
⑥中大脳動脈
失語（左中大脳動脈の場合）

脳動脈瘤の重症度分類（Hunt & Kosnik）	
grade 0	非破裂動脈瘤
grade 1	無症状か，最小限の頭痛と軽度の項部硬直
grade 1a	項部硬直はないが，神経脱落症状が固定
grade 2	中等度〜高度の頭痛，項部硬直はあるが，脳神経麻痺以外の神経脱落症状がない
grade 3	傾眠，錯乱，または軽度の神経脱落症状
grade 4	昏迷，中等度〜重度の片麻痺，早期除脳硬直，自律神経障害
grade 5	深昏睡，除脳硬直，瀕死状態

※grade 1〜3が手術適応

脳動脈瘤の外科的療法

開頭脳動脈瘤クリッピング術

脳動脈瘤
動脈
クリップ

脳動脈瘤コイル塞栓術

脳動脈瘤
コイル
動脈
カテーテル

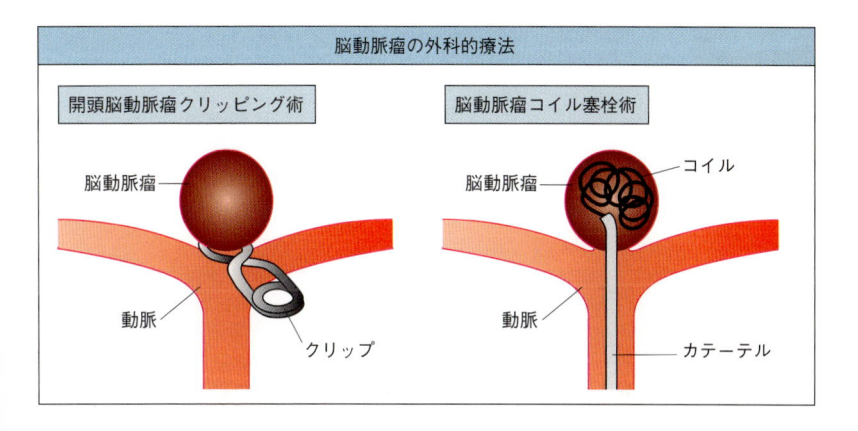

- クモ膜下出血の代表的原因は脳動脈瘤破裂である．破裂部位により神経症状が異なる．
  - 脳動脈瘤は，20%が多発性である．
- それまでに経験したことのない「殴られたような」頭痛，嘔吐で発症する．
- 小出血症状(minor leak)として，激しい頭痛，嘔吐，項部痛，視力障害が，大出血に先行して数時間から数か月前に出現することがある．
- 注意すべき合併症として，脳血管攣縮，正常圧水頭症，尿崩症がある．
  - 脳血管攣縮：発症後数日から2週間に，破裂した脳動脈瘤の近位・遠位の動脈が細くなる現象で，脳梗塞の原因となる．
  - 正常圧水頭症：発症後数日から数週間に髄液の循環が滞り脳室が拡大していく現象で，3大徴候として，認知障害，歩行障害，尿失禁を呈する．
  - 尿崩症：多尿，脱水，高ナトリウム血症となる．
- 破裂した動脈瘤からの再出血や，事前に発見された未破裂動脈瘤の破裂を予防する外科的療法として，標準的に行われる開頭脳動脈瘤クリッピング術のほか，血管内に挿入したカテーテルを通して動脈瘤内にコイルを挿入する脳動脈瘤コイル塞栓術がある．

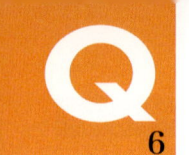

Q6 脳卒中の特殊な原因にはどんなものがあるの

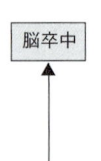

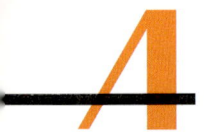

A

↑ 脳卒中

特殊な原因

静脈洞血栓症

- 基礎疾患（妊娠，経口避妊薬，血液疾患，抗リン脂質抗体症候群，家族性凝固異常など）により，血液が凝固しやすくなり，脳の静脈洞が詰まって頭痛，痙攣，意識障害などが出現する

上矢状静脈洞／直静脈洞／海綿静脈洞／S状静脈洞／横静脈洞

好発部位

奇異性脳塞栓

- 静脈系でできた血栓が，肺動静脈瘻や卵円孔（胎児期に心房中隔に開いている孔で，ほとんどの場合は出生後数日で閉じる）を通じて動脈系に入り，脳に達して脳塞栓を生じる
- 若年性脳梗塞の原因として注目されている

脳梗塞／血栓の流れ／肺動静脈瘻／卵円孔開存／静脈系でできた血栓

脳血管炎

- 非特異的炎症により血管が狭窄・閉塞する
- 高安病（大動脈が狭窄・閉塞），側頭動脈炎（浅側頭動脈，眼動脈が狭窄・閉塞），肉芽腫性血管炎（脳実質や髄膜の小血管が狭窄・閉塞）がある

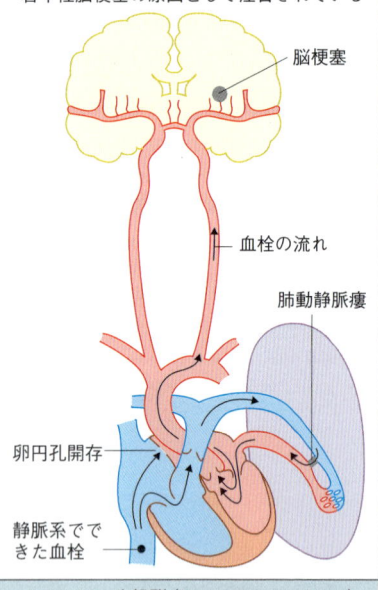

トルーソー症候群（Trousseau syndrome）

- 悪性腫瘍により，播種性血管内凝固症候群（DIC）などの血液の凝固異常が生じ，脳虚血症状を引き起こす

もやもや病(ウィリス動脈輪閉塞症)	脳動脈解離
・内頸動脈が左右両方とも狭窄・閉塞することにより，ウィリス動脈輪が機能せず，毛細血管による側副路が発達したもので，これが画像上もやもやして見える ・脳虚血症状(小児例に多い)，または脳出血症状(成人例に多い)で発症する	・動脈の壁が裂けていく疾患で，血腫が内膜と中膜のあいだで増大していけば脳虚血症状を呈し，外膜と中膜のあいだで増大していけば仮性動脈瘤を形成してクモ膜下出血の原因となる ・椎骨・脳底動脈部の動脈解離は，若年者の脳卒中の原因として注意が必要である

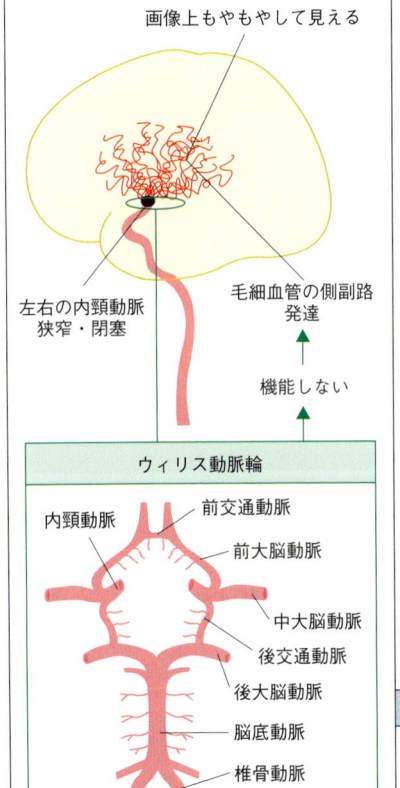

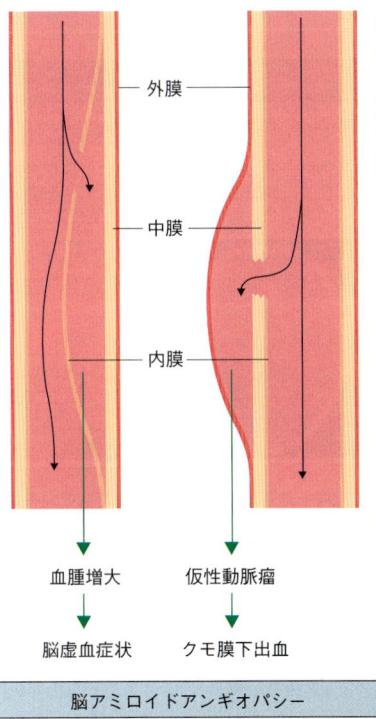

もやもや病の図
- 画像上もやもやして見える
- 左右の内頸動脈狭窄・閉塞
- 毛細血管の側副路発達
- 機能しない

ウィリス動脈輪
- 内頸動脈
- 前交通動脈
- 前大脳動脈
- 中大脳動脈
- 後交通動脈
- 後大脳動脈
- 脳底動脈
- 椎骨動脈

脳動脈解離の図
- 外膜
- 中膜
- 内膜
- 血腫増大 → 脳虚血症状
- 仮性動脈瘤 → クモ膜下出血

脳アミロイドアンギオパシー
・高齢者の脳血管にアミロイドタンパクが沈着し，血管が破綻して出血する ・大脳皮質下に生じることが多い

●静脈洞血栓症，脳血管炎，奇異性脳塞栓，トルーソー症候群(Trousseau syndrome)，もやもや病(ウィリス動脈輪閉塞症)，脳動脈解離，脳アミロイドアンギオパシーなどがある．

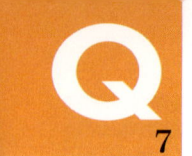

Q7 脳卒中は画像でどう評価するの

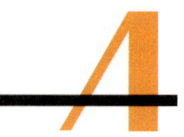

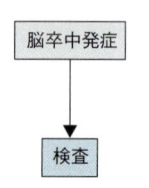

A

```
脳卒中発症
    ↓
   検査
```

脳卒中を評価する主な画像検査

頭部 CT (Computed Tomography：コンピュータ断層撮影) 検査

- 生体の一定の厚さをもつ断面を小さな立方体に分け、そのX線吸収度を可視化する
- 脳梗塞、脳出血、クモ膜下出血などを鑑別できる．early CT sign（島皮質の消失、皮髄境界の不鮮明化、脳溝の消失）は、脳梗塞発症後3時間程度でみられる早期のサインである

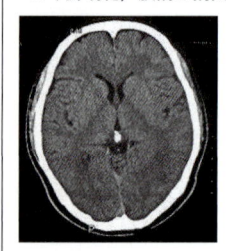

色	X線吸収域	得られる情報
白い	高吸収域	骨、石灰化、出血、金属、造影剤
灰色	等吸収域	脳実質
濃い灰色	低吸収域	梗塞、腫瘍、浮腫などの病変
かなり黒い	低吸収域	髄液（水）、嚢胞
黒い		空気、脂肪

※妊婦には禁忌で、妊娠可能年齢女性の場合は月経開始後10日以内に行う

3D-CTA (3D CT Angiography：三次元CT血管造影) 検査

- 造影剤を使用し、コンピュータ処理して血管系を立体的に再構成する
- 骨との位置関係や、動脈瘤、動脈の狭窄部位、走行状態が明確に示される

脳血管造影検査

- 頭蓋内動脈へカテーテルから造影剤を入れ、血管状態を描出する

頸動脈エコー検査、心エコー検査

- とくに脳梗塞では、頸動脈エコーは動脈硬化所見の評価に、心エコーは心原性塞栓源の検索に必須である

SPECT (Single Photon Emission CT：脳血流シンチグラフィ)

- 放射性同位元素を標識した薬剤を静注し、脳の血流低下あるいは過剰領域を可視化する
- 血流量が多いほど明るく描出される（p.17参照）
- 頭部CT検査、頭部MRI検査は脳の形をみるが、SPECTは脳の機能をみる

頭部 MRI (Magnetic Resonance Imaging：磁気共鳴画像) 検査

- 体内の水素原子からの信号を磁気共鳴で可視化する
- 灰白質と白質の境界などは CT に比べて明瞭に描出される
- T1 強調画像，T2 強調画像，T2* 画像 (T2 Star Weighted Image)，FLAIR 画像，拡散強調画像 (DWI：Diffusion Weighted Image) などがある
- T2* は出血巣が見やすく，DWI は発症後 1 時間程度の急性期の脳虚血でも検出できる

主な撮影法と特徴					
色			白い	灰色	黒い
信号域			高信号域	等信号域	低信号域
T1 強調画像		・主に正常構造がわかる	・脂肪 ・出血 ・造影後の病変	・脳実質	・髄液 ・多くの病変 ・骨 ・空気 ・血流（閉塞していない血管）
T2 強調画像		・主に病変がわかる	・髄液 ・多くの病変	・脳実質	・石灰化 ・骨 ・空気 ・血流
FLAIR 画像		・T1 と T2 の中間 ・脳室周囲の病巣がわかる	・多くの病変	・脳実質	・髄液（等～低信号）

※ペースメーカ，人工内耳，義眼，磁石式の義歯がある患者と妊娠 4 か月未満の妊婦は，絶対禁忌である
※体内に動脈クリップ，VP シャント，人工弁，ステント，人工関節，プレート，インプラントなどがある患者は注意する．シャントは MRI 検査後，圧設定の確認を要する
※ニトログリセリンの貼付剤（金属成分あり）をつけた患者は，病棟から検査に行くときには貼付剤の取り忘れに注意し，帰室時には再貼付する

頭部 MRA (Magnetic Resonance Angiography：磁気共鳴アンギオグラフィ) 検査

- 造影剤を注射せずに脳の主要な動脈をくっきりと描出する (p.16 参照)
- 1 cm 以上の動脈瘤，主幹動脈の狭窄を検出できる

●脳卒中の評価に有用な主な画像検査を示す．

主な頭部画像

頭部 CT 画像（正常）と見える部位

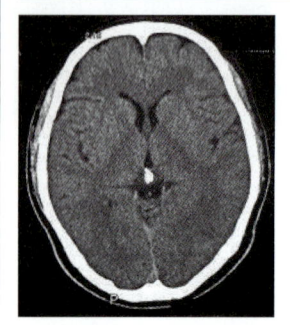

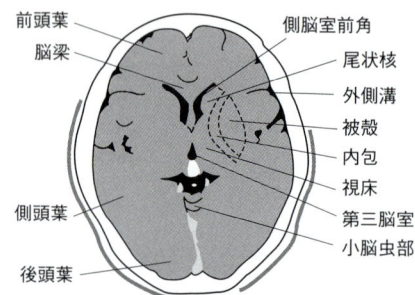

- 前頭葉
- 脳梁
- 側頭葉
- 後頭葉
- 側脳室前角
- 尾状核
- 外側溝
- 被殻
- 内包
- 視床
- 第三脳室
- 小脳虫部

頭部 MRI・FLAIR 画像（正常）と見える部位

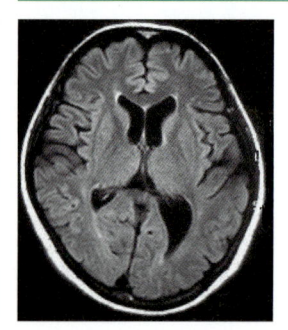

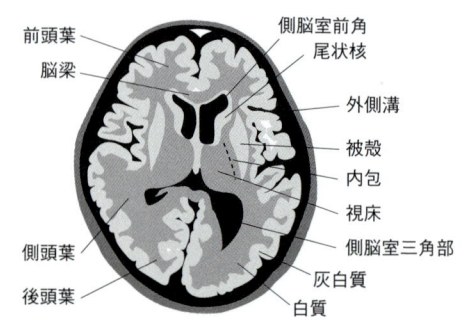

- 前頭葉
- 脳梁
- 側頭葉
- 後頭葉
- 側脳室前角
- 尾状核
- 外側溝
- 被殻
- 内包
- 視床
- 側脳室三角部
- 灰白質
- 白質

頭部 MRA 画像（正常）と見える部位

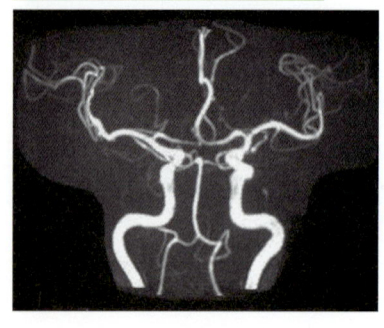

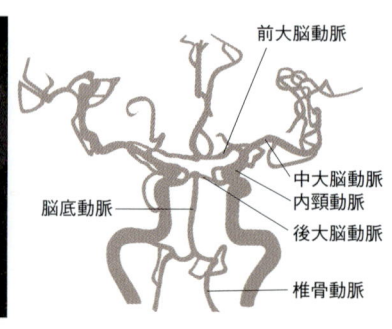

- 前大脳動脈
- 中大脳動脈
- 内頸動脈
- 脳底動脈
- 後大脳動脈
- 椎骨動脈

SPECT 画像とポイントとなる部位の血管支配

・下の写真は，脳の下方から上方に向けて水平断の脳血流状態が描出されている
・血流が多いほど明るい色で示される．血流は灰白質で多く白質で少ないため，白質（⇩）では暗くみえる

■：前大脳動脈領域　　■：中大脳動脈領域
■：後大脳動脈領域　　■：椎骨・脳底動脈領域

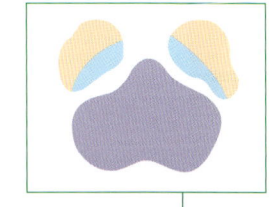

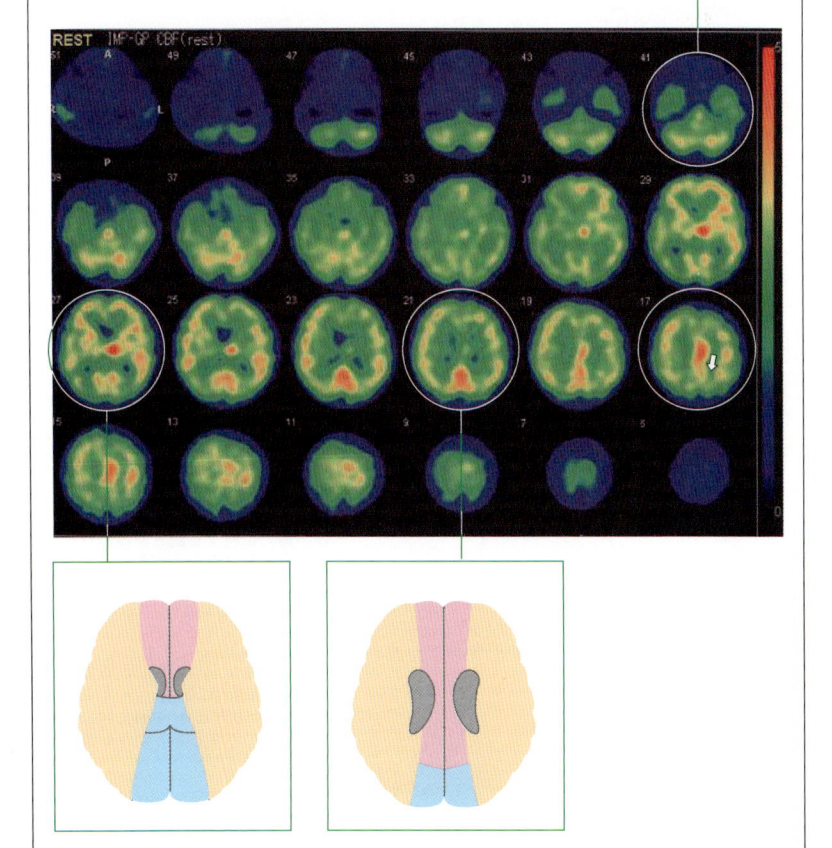

Q8 脳卒中の重症度はどう評価するの

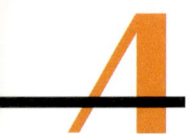

A

脳卒中の重症度の評価は予後の予測やリハビリテーションの内容を決定するうえで重要！

modified National Institutes of Health Stroke Scale (mNIHSS) (2001)			
項目		テスト内容	スコア
意識レベル	質問	「今月の月名」と「年齢」を尋ねる	0：2問正答 1：1問のみ正答 2：2問誤答
意識レベル	従命	「眼の開閉」と「手を握る・開く」動作を命じる	0：どちらの動作も正確に行える 1：片方の動作のみ正確に行える 2：どちらの動作も行えない
注視		左右に動かす検者の指を追視してもらう	0：正常 1：部分的注視麻痺 2：完全注視麻痺
視野		片眼ずつ，上下左右1/4の視野に入る検者の指を，検者の鼻をみたまま認識できるかどうかをみる	0：視野欠損なし 1：部分的半盲（四分盲を含む） 2：完全半盲（同名半盲を含む） 3：両側性半盲（皮質盲を含む全盲）
上肢の運動	左	10秒間，上肢を挙上（坐位90°，仰臥位45°）してもらう	0：下垂なし（10秒間保持可能） 1：10秒以内に下垂 2：重力に抗するが10秒以内に落下 3：重力に抗する動きがみられない 4：全く動きがみられない
上肢の運動	右	同上	0：下垂なし（10秒間保持可能） 1：10秒以内に下垂 2：重力に抗するが10秒以内に落下 3：重力に抗する動きがみられない 4：全く動きがみられない

下肢の運動	左	5秒間，下肢を挙上（仰臥位30°）してもらう	0：下垂なし（5秒間保持可能） 1：5秒以内に下垂 2：重力に抗するが5秒以内に落下 3：重力に抗する動きがみられない 4：全く動きがみられない
	右	同上	0：下垂なし（5秒間保持可能） 1：5秒以内に下垂 2：重力に抗するが5秒以内に落下 3：重力に抗する動きがみられない 4：全く動きがみられない
感覚		四肢近位部に痛覚（pin）刺激を与える	0：正常（刺激に反応する） 1：異常（刺激に反応しない）
言語		（呼称カードにある）物の名前を尋ね，（文章カードにある）少なくとも3つの文章を読んでもらう	0：正常 1：軽度の失語 2：高度の失語 3：無言または全失語
無視		両側の2点同時の（皮膚）刺激（閉眼），および視覚刺激（絵カード）を与える	0：正常（刺激に反応する） 1：軽度の無視 2：高度の無視

※合計点（最高点31）が高いほど重症　　合計点　/31点

日本版 modified Rankin Scale (mRS) 判定基準	
grade 0	全く症候がない
grade 1	症候はあっても明らかな障害はない：日常の勤めや活動は行える
grade 2	軽度の障害：発症以前の活動がすべて行えるわけではないが，自分の身のまわりのことは介助なしに行える
grade 3	中等度の障害：なんらかの介助を必要とするが，歩行は介助なしに行える
grade 4	中等度から重度の障害：歩行や身体的要求には介助が必要である
grade 5	重度の障害：寝たきり，失禁状態，常に介護と見守りを必要とする
grade 6	死亡

（脳卒中合同ガイドライン委員会編：脳卒中治療ガイドライン2009．協和企画，2009より改変）

- 脳卒中の重症度の評価は，予後の予測やリハビリテーションの内容を決定するうえで重要である．
- 脳卒中（とくに脳梗塞）では，急性期の治療（rt-PAの適応を決定する際など）の評価スケールとして，modified National Institutes of Health Stroke Scale (mNIHSS) が用いられる．11項目を点数化し，合計点（最高点31）が高いほど重症である．
- modified Rankin Scale (mRS) は，重症度を6段階に分けた評価スケールで，慢性期の評価にも用いられる．

意識障害の評価はどう行うの

- Japan Coma Scale（JCS：3-3-9度方式）とGlasgow Coma Scale（GCS）により評価される．

Japan Coma Scale（JCS：3-3-9度方式）
Ⅲ．刺激をしても覚醒しない状態（3桁の点数で表現）
300．痛み刺激に全く反応しない 200．痛み刺激ですこし手足を動かしたり顔をしかめる 100．痛み刺激に対し，はらいのけるような動作をする
Ⅱ．刺激すると覚醒する状態（2桁の点数で表現）
30．痛み刺激を加えつつ呼びかけを繰り返すとかろうじて開眼する 20．大きな声または身体を揺さぶることにより開眼する 10．普通の呼びかけで容易に開眼する
Ⅰ．刺激しないでも覚醒している状態（1桁の点数で表現）
3．自分の名前，生年月日が言えない 2．見当識障害がある 1．意識清明とはいえない

注）R（restlessness）：不穏　I（incontinence）：失禁　A（akinetic mutism, apallic state）：自発性喪失
例）Ⅱ-30-Rなどと表す

Glasgow Coma Scale（GCS）			
開眼（eye opening）：E			
自発的に開眼	4	痛み刺激により開眼	2
呼びかけにより開眼	3	なし	1
最良言語反応（best verbal response）：V			
見当識障害がある	5	理解不明の音声	2
混乱した会話	4	なし	1
不適当な発語	3		
最良運動反応（best motor response）：M			
命令に応じて可	6	異常な屈曲運動	3
疼痛部を認識	5	伸展反応（除脳姿勢）	2
逃避反応として動く	4	なし	1

正常ではE，V，Mの合計が15点，深昏睡では3点となる
例）E4V4M5などと表す

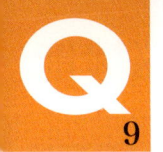

Q9 脳卒中に対してリハビリテーションを行うわけは

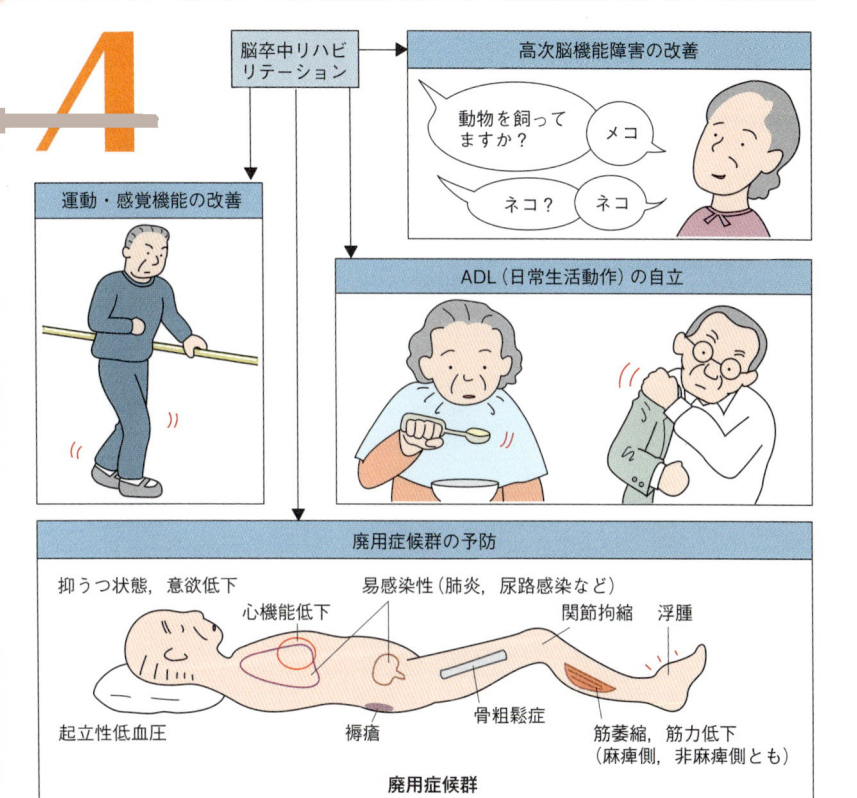

A

脳卒中リハビリテーション

- 高次脳機能障害の改善
  - 動物を飼ってますか？
  - メコ
  - ネコ？
  - ネコ
- 運動・感覚機能の改善
- ADL（日常生活動作）の自立
- 廃用症候群の予防

抑うつ状態，意欲低下　易感染性（肺炎，尿路感染など）　関節拘縮　浮腫
心機能低下
起立性低血圧　褥瘡　骨粗鬆症　筋萎縮，筋力低下（麻痺側，非麻痺側とも）

廃用症候群

- リハビリテーション（rehabilitation）という言葉は，「re：再び」「habit（ラテン語）：適した」という語源をもつ．脳卒中リハビリテーションとは，脳卒中によって障害されたさまざまな機能を，リハビリテーションによって，再度，身体的・心理的・社会的水準に適応した状態まで回復させることである．
- 脳卒中リハビリテーションの具体的な目的は，運動・感覚機能の改善（歩行の獲得など），高次脳機能障害の改善，ADL（日常生活動作）の自立である．また，失われた機能を取り戻すだけでなく，廃用症候群にならないためにも行われる．
  - 脳卒中により過度の安静や日常生活の不活発が持続すると，二次的な機能低下をまねき，さまざまな症状（廃用症候群）が現れる．

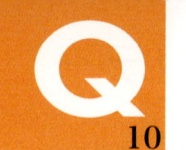

Q10 リハビリテーションは脳機能回復にどう影響するの

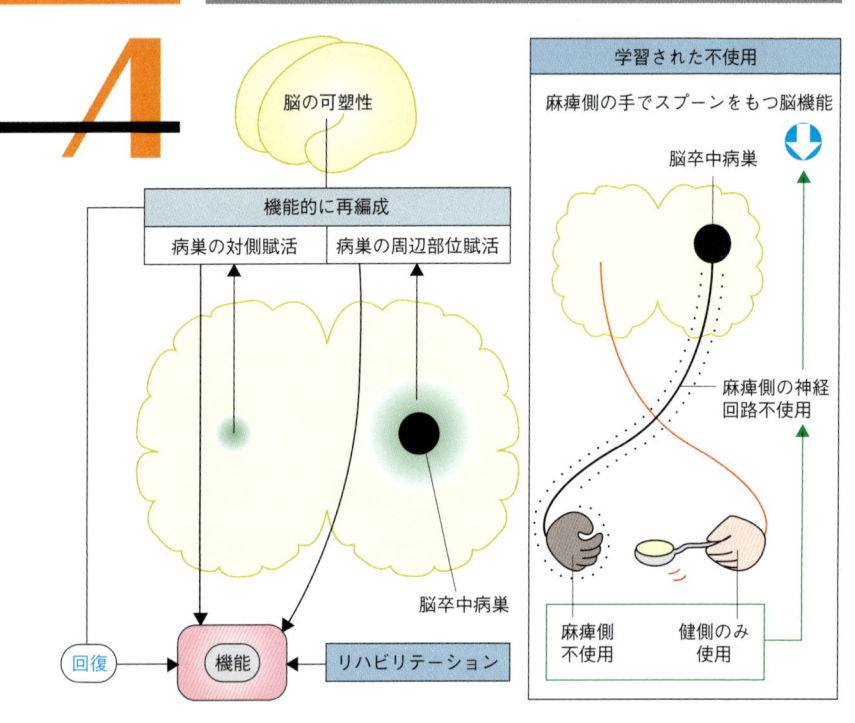

A

脳の可塑性

機能的に再編成
- 病巣の対側賦活
- 病巣の周辺部位賦活

脳卒中病巣

回復 → 機能 ← リハビリテーション

学習された不使用

麻痺側の手でスプーンをもつ脳機能

脳卒中病巣

麻痺側の神経回路不使用

麻痺側不使用 ／ 健側のみ使用

- 成人の脳は，一度障害を受けるとその機能回復は困難であるとされてきたが，最近の研究で，麻痺が改善したあとの脳の働きを画像で評価すると，病巣の周辺や病巣が行っていた機能と関係ある部位，また対側の病巣に相当する部位周辺に賦活が認められ，従来考えられてきたよりも，脳には可塑性，すなわち，機能的に再編成する力があることがわかってきている．この脳の可塑性を促進するリハビリテーション方法が検討されている．繰り返しリハビリテーションを行うと，脳に刺激が与えられ，損傷を受けた脳が機能的に再編成を起こしやすくなるだろうと考えられている．
- 一方，脳卒中発症早期に損傷された脳に「学習された不使用」という現象が生じる．右手の麻痺のためにスプーンを使えなくなると，患者は無意識に左手でスプーンを使うようになる．すると，右手でスプーンを使うという神経回路が使われなくなり，その働きを担当していた脳の機能が低下してしまい，回復が遅くなるという現象である．これが不可逆的にならない発症早期にリハビリテーションを始めることが求められている．

Q11 リハビリテーションはエビデンスレベルが高いの

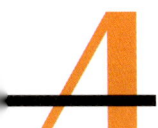

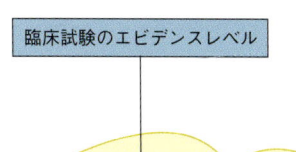

A

臨床試験のエビデンスレベル

	推奨レベルの分類	
高	グレードA	行うよう強く勧められる
	グレードB	行うよう勧められる
	グレードC1	行うことを考慮してもよいが、十分な科学的根拠はない
	グレードC2	科学的根拠がないので、勧められない
低	グレードD	行わないよう勧められる

"グレードA"のリハビリテーション

- 廃用症候群を予防し、早期のADL向上と社会復帰をはかるために、十分なリスク管理のもとに発症早期から積極的なリハビリテーションを行うこと
- 組織化された場でリハビリテーションチームによる集中的なリハビリテーションを行い、早期の退院に向けた指導を行うこと
- 慢性期脳卒中患者に対し、筋力、体力、歩行能力などを維持・向上させること
- 機能障害、能力低下の回復を促進するため、早期にリハビリテーションを行うこと
- 発症後早期では、能力低下の回復を促すため、訓練量や頻度を増やすこと
- 歩行能力の改善のため、下肢訓練の量を多くすること
- 麻痺側上肢に対し、特定の訓練を繰り返し行うこと

(脳卒中合同ガイドライン委員会編:脳卒中治療ガイドライン2009. 協和企画, 2009より改変)

- エビデンスに基づく医療とは、診断や治療の決定にあたり、科学的手法で実施された臨床研究を参照して、よりよい医療を選択していくというものである。臨床試験のエビデンスレベルにより、その診断手法や治療の推奨レベル(グレードA, B, C1, C2, D)が決定される.
- 日本では、脳卒中治療ガイドラインが2004年に設定され、2009年最新版が発行された. 2009年のリハビリテーションのガイドラインでは、上記の内容が"グレードA"となっている.

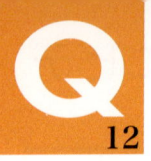

Q12 脳卒中リハビリテーションはどのような経過をたどるの

A

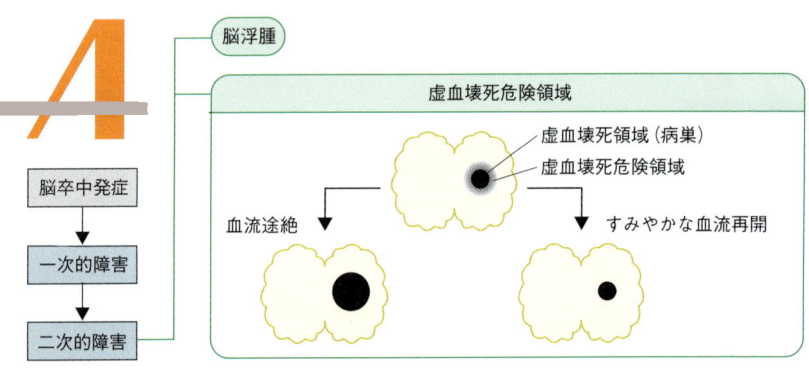

脳浮腫

虚血壊死危険領域

- 虚血壊死領域（病巣）
- 虚血壊死危険領域

血流途絶 → / すみやかな血流再開 →

脳卒中発症 → 一次的障害 → 二次的障害

リハビリテーションと回復過程

急性期 （発症から約2か月）	回復期 （発症から約2〜6か月）	維持期 （発症から約6か月）
二次的障害（脳浮腫, 虚血壊死危険領域）の解消に対応する回復がみられる	脳の機能的再編成, 機能的代行に対応する回復がみられる	すこしずつであるが, なだらかな回復傾向をたどる

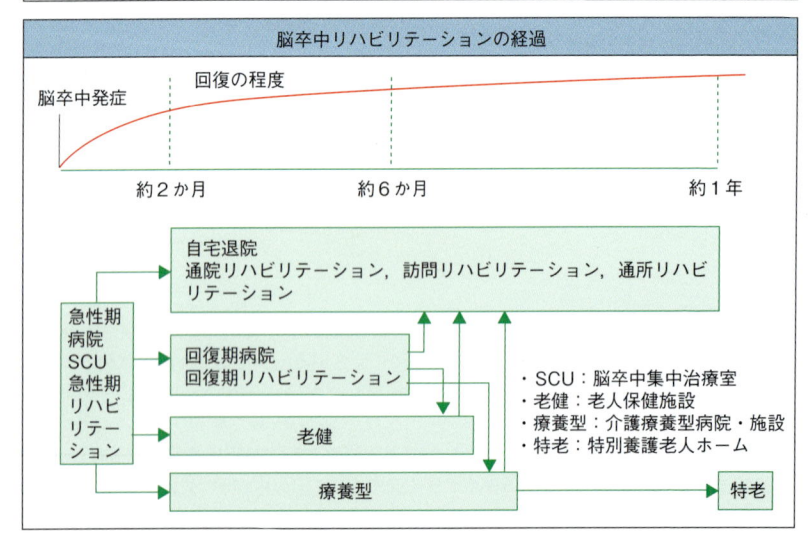

脳卒中リハビリテーションの経過

脳卒中発症　回復の程度

約2か月　約6か月　約1年

急性期病院 SCU 急性期リハビリテーション
→ 自宅退院 通院リハビリテーション, 訪問リハビリテーション, 通所リハビリテーション
→ 回復期病院 回復期リハビリテーション
→ 老健
→ 療養型 → 特老

- SCU：脳卒中集中治療室
- 老健：老人保健施設
- 療養型：介護療養型病院・施設
- 特老：特別養護老人ホーム

1. 脳卒中とリハビリテーション

- 脳卒中の程度(軽症,中等症,重症)で転帰は異なるが,脳卒中リハビリテーションの目的は,合併症に注意をはらいながら,機能障害を最小限にし,機能改善を最大限にはかることである.それには,早期の評価と介入が必要であり,発症から一貫したリハビリテーションの継続が重要である.
- 日本における脳卒中リハビリテーションは,急性期,回復期,維持期と分業化されている.急性期から回復期,回復期から維持期とリハビリテーション環境が移るなかで,情報提供,連携をきちんと行い,患者が一貫したリハビリテーションを受けられるようにすべきである.

＜脳卒中リハビリテーションによる回復過程＞

- 脳卒中の発症直後からおよそ2か月(急性期)では,一次的障害から生じた二次的障害である脳浮腫,虚血壊死危険領域が解消され,それに対応する回復がみられる.
  ・虚血壊死危険領域とは,虚血壊死をきたした病巣周囲の,血流量が低下しているが,すみやかな血流再開により細胞壊死回避が期待できる領域のことをいう.
- 脳卒中発症後およそ2～6か月(回復期)では,脳の機能的再編成,機能的代行が生じはじめ,それに対応する回復が認められてくる.
- 脳卒中発症後の機能の回復は3～6か月である程度平坦となるが,そこで終わりでなく,維持期(発症後およそ6か月以降)に入ってもすこしずつ改善していく.

SCUとSUはどう違うの

- SCU(Stroke Care Unit：脳卒中集中治療室)は,医師,看護師,PT(理学療法士),OT(作業療法士),ST(言語聴覚士),MSW(医療ソーシャルワーカー)など多職種がチームを組み,発症直後の超急性期(1週間程度)の集中治療と全身管理のもとでリハビリテーションを行うシステムで,一般病棟への橋渡しをする役目をもっている.
- SU(Stroke Unit：脳卒中ユニット)は,ヨーロッパでは主流のシステムであり,急性期から退院まで,多機能チームがリハビリテーションに一貫してかかわるものである.

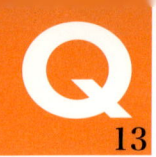

Q13 急性期リハビリテーションでは何をするの

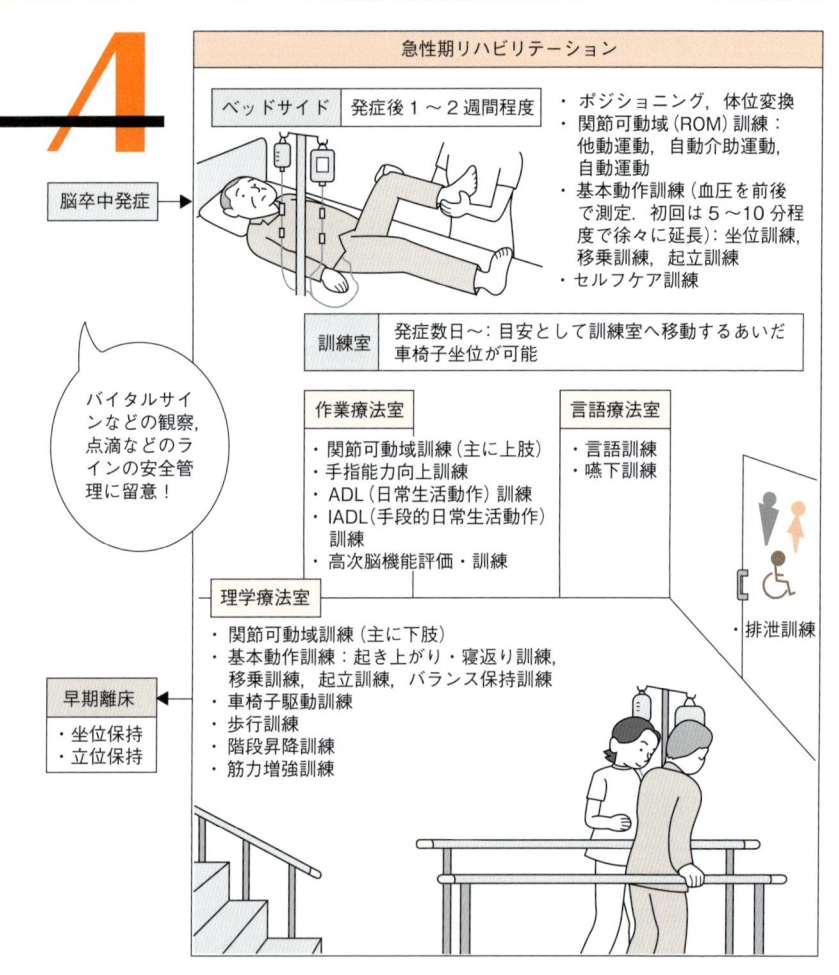

A

急性期リハビリテーション

ベッドサイド | 発症後1〜2週間程度

脳卒中発症

- ポジショニング，体位変換
- 関節可動域(ROM)訓練：他動運動，自動介助運動，自動運動
- 基本動作訓練(血圧を前後で測定．初回は5〜10分程度で徐々に延長)：坐位訓練，移乗訓練，起立訓練
- セルフケア訓練

訓練室 | 発症数日〜：目安として訓練室へ移動するあいだ車椅子坐位が可能

バイタルサインなどの観察，点滴などのラインの安全管理に留意！

作業療法室
- 関節可動域訓練(主に上肢)
- 手指能力向上訓練
- ADL(日常生活動作)訓練
- IADL(手段的日常生活動作)訓練
- 高次脳機能評価・訓練

言語療法室
- 言語訓練
- 嚥下訓練

理学療法室
- 関節可動域訓練(主に下肢)
- 基本動作訓練：起き上がり・寝返り訓練，移乗訓練，起立訓練，バランス保持訓練
- 車椅子駆動訓練
- 歩行訓練
- 階段昇降訓練
- 筋力増強訓練

・排泄訓練

早期離床
- 坐位保持
- 立位保持

- 急性期(脳卒中発症直後からおよそ2か月)リハビリテーションは，早期に離床して，坐位保持，立位保持を目標とする．
- 病状が変化しやすく，また点滴などのラインを多くつけている時期であるため，バイタルサインなど患者の状態をこまかく観察しながら，安全管理に十分に配慮して実施する．

Q14 回復期リハビリテーションでは何をするの

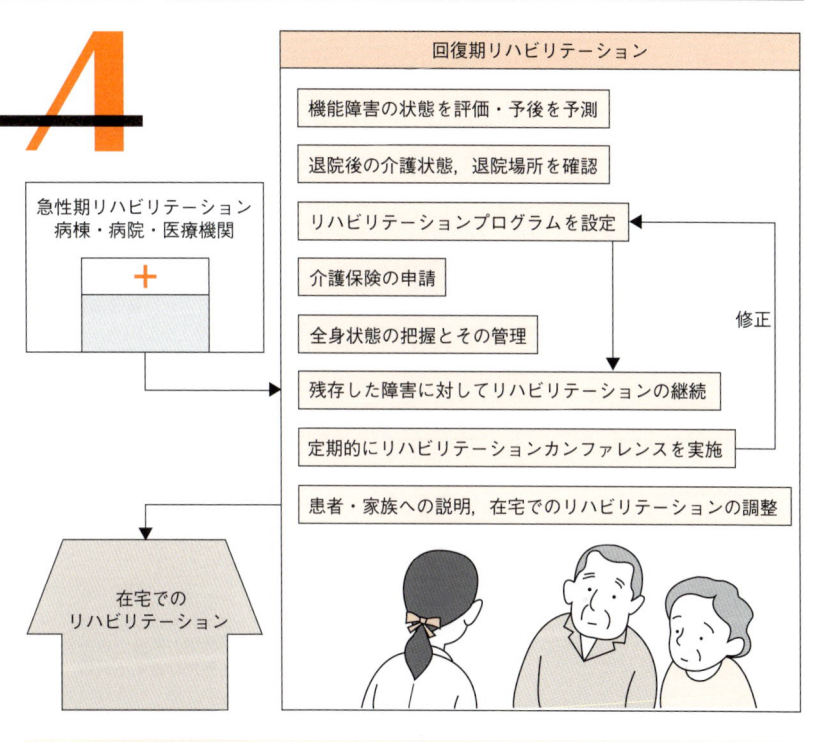

A

```
回復期リハビリテーション
├ 機能障害の状態を評価・予後を予測
├ 退院後の介護状態，退院場所を確認
├ リハビリテーションプログラムを設定 ←─┐
├ 介護保険の申請                        │修正
├ 全身状態の把握とその管理              │
├ 残存した障害に対してリハビリテーションの継続 ─┘
├ 定期的にリハビリテーションカンファレンスを実施
└ 患者・家族への説明，在宅でのリハビリテーションの調整
```

急性期リハビリテーション病棟・病院・医療機関 → 回復期リハビリテーション → 在宅でのリハビリテーション

- 回復期(脳卒中発症後およそ2〜6か月)は，急性期(脳卒中発症直後からおよそ2か月)を過ぎて比較的状態が安定したのち，残存した障害に対してさらにリハビリテーションを継続し，在宅でのリハビリテーションへ向けて準備をする期間である．
- 回復期リハビリテーション病棟・病院へは，発症後2か月以内の，まだ不安定な状態の患者の転院が増加しており，全身状態の把握とその管理がリハビリテーションと同時に求められている．
- 急性期リハビリテーション病棟・病院からの転院時に，機能障害の状態を評価して予後を予測し，退院後の介護状態，退院場所を確認する．そのうえでリハビリテーションプログラムを設定し，介護保険の申請も行う．
- 定期的にリハビリテーションカンファレンスを行い，プログラムを修正する．
- 患者の機能回復状態などについて家族へ十分説明し，在宅でのリハビリテーションの調整を段階的に進める．

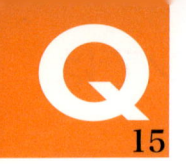

Q15 維持期リハビリテーションでは何をするの

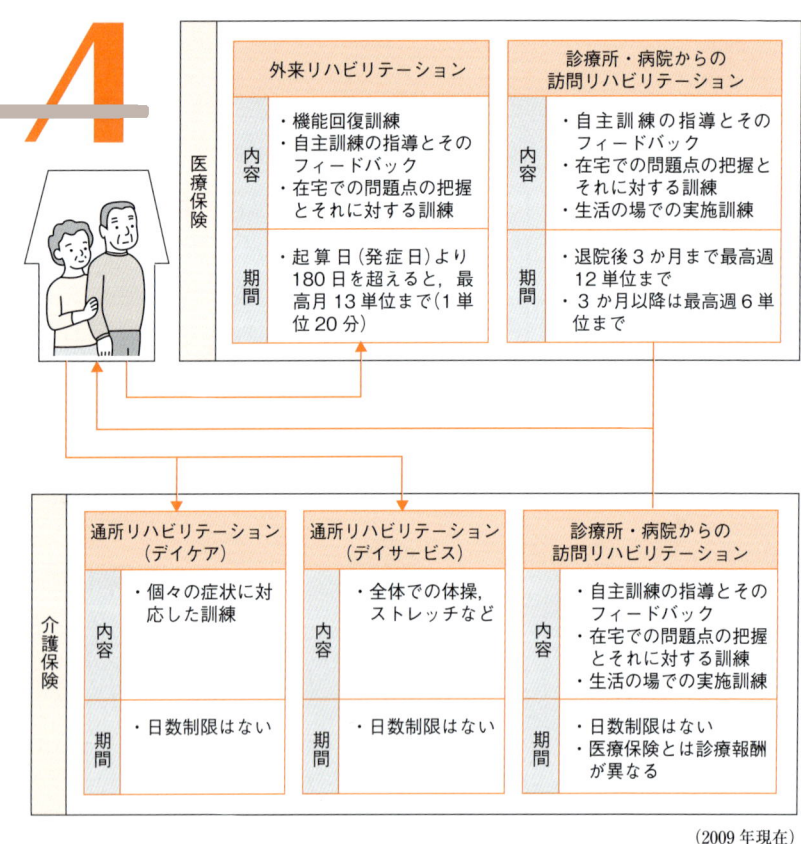

A

		外来リハビリテーション	診療所・病院からの訪問リハビリテーション
医療保険	内容	・機能回復訓練 ・自主訓練の指導とそのフィードバック ・在宅での問題点の把握とそれに対する訓練	・自主訓練の指導とそのフィードバック ・在宅での問題点の把握とそれに対する訓練 ・生活の場での実施訓練
	期間	・起算日(発症日)より180日を超えると,最高月13単位まで(1単位20分)	・退院後3か月まで最高週12単位まで ・3か月以降は最高週6単位まで

		通所リハビリテーション(デイケア)	通所リハビリテーション(デイサービス)	診療所・病院からの訪問リハビリテーション
介護保険	内容	・個々の症状に対応した訓練	・全体での体操,ストレッチなど	・自主訓練の指導とそのフィードバック ・在宅での問題点の把握とそれに対する訓練 ・生活の場での実施訓練
	期間	・日数制限はない	・日数制限はない	・日数制限はない ・医療保険とは診療報酬が異なる

(2009年現在)

- 維持期(脳卒中発症後およそ6か月以降)は,リハビリテーション病院から退院し,生活の場に戻ってからも機能を維持して向上させる時期である.
- この時期に家族の過剰な介護やリハビリテーションの中断があると,せっかく戻った機能が退行してしまう.
- 上記のような維持期リハビリテーション施設はまだ多いとはいえず,地域によっては必要なサービスを受けられないこともあり,家族・介護者への退院前の指導が重要となる.
- 同じ月に医療保険と介護保険を併用することはできない.

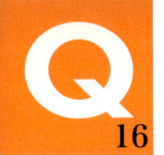

Q16 脳卒中リハビリテーションはいつから開始するの

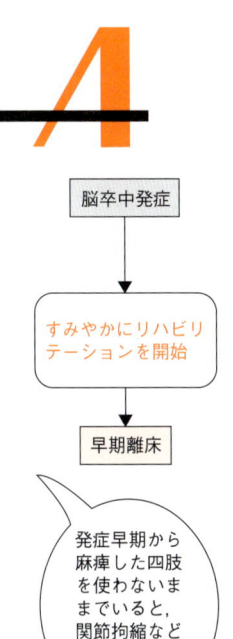

A

脳卒中発症
↓
すみやかにリハビリテーションを開始
↓
早期離床

発症早期から麻痺した四肢を使わないままでいると，関節拘縮など二次的障害が生じる

脳卒中リハビリテーションの開始条件

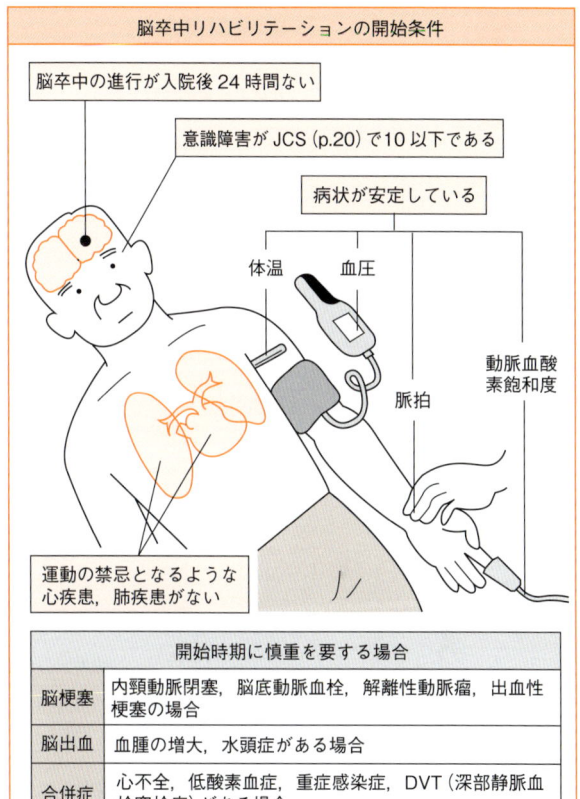

- 脳卒中の進行が入院後24時間ない
- 意識障害がJCS (p.20) で10以下である
- 病状が安定している
  - 体温
  - 血圧
  - 脈拍
  - 動脈血酸素飽和度
- 運動の禁忌となるような心疾患，肺疾患がない

開始時期に慎重を要する場合

脳梗塞	内頸動脈閉塞，脳底動脈血栓，解離性動脈瘤，出血性梗塞の場合
脳出血	血腫の増大，水頭症がある場合
合併症	心不全，低酸素血症，重症感染症，DVT（深部静脈血栓塞栓症）がある場合

- 脳卒中の進行がなければ，可及的すみやかに開始する．脳卒中の発症早期から，麻痺した四肢を使わないままでいると，脳への刺激が減少し，運動をつかさどっていた神経回路が不活発となり，関節が拘縮したり，筋肉の痙性を生じたりとさまざまな二次的障害が生じてくるためである．
- 脳卒中で入院したその日から，リハビリテーションの開始時期を検討し，早期離床をめざす．離床できなくとも，拘縮予防のためにベッド上でのポジショニング，関節可動域（ROM）訓練，健側の筋力訓練は実施する．

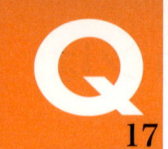

Q17 脳卒中の急性期の管理はどうするの

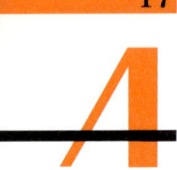

```
脳卒中発症
   ↓
急性期の管理
```

呼吸		・意識障害がある場合は，気道確保 ・病巣がテント上広範囲（両側にあるなど）である場合，脳幹にある場合は，呼吸状態が変動しやすいので動脈血酸素飽和度の経時的観察を行う
血圧	脳梗塞	・急性期では脳血流の自動調節能が障害され，わずかな血圧低下が脳血流の低下をまねき，病巣周囲の虚血状態を悪化させるため，原則下げない ・収縮期血圧が 220mmHg 以上持続する場合，出血性梗塞，心疾患を合併する場合は，徐々に降圧する 凡例：正常／乏血／虚血／梗塞 （脳血流量(%)と脳血流の自動調節能(mmHg)のグラフ：正常血圧と高血圧の曲線）
	脳出血	・収縮期血圧が 180mmHg 以上，拡張期圧が 105mmHg 以上なら降圧する
脈拍		・ラクナ梗塞以外は一定期間モニタリングする ・心房細動など不整脈の検出に注意する ・120 回/分以上持続するなら，原因を検索して対応する
体温		・肺炎，膀胱炎などの感染症を生じやすいため，発熱の有無に注意する
血糖		・糖尿病がないのに高血糖であると脳卒中の予後が悪い ・糖尿病があると急性期のコントロールは不安定となるため，血糖をチェックし，スライディングスケールで対応する ・血糖降下薬の作用は持続するため，急性期に絶食した際の低血糖の遷延に注意する

脳卒中の急性期には消化管出血が併発することがある	水分バランス	・水分は 30mL/kg/ 日を目安に摂取する ・心不全がある場合は，減量する ・尿量を 500mL/ 日以上は確保する ・栄養は 25kcal/kg/ 日を目安に摂取する
	消化管出血の予防	・H_2 受容体拮抗薬またはプロトンポンプ阻害薬を静脈内投与か経口投与する

- 主に呼吸，血圧，脈拍，体温，血糖，水分バランスなどをモニタリングする．
- 脳卒中の急性期に併発することがある消化管出血に対して予防をはかる．

脳卒中リハビリテーション中に突然意識がなくなったらどうするの

- ただちにバイタルサインを確認して，応援を呼び，気道確保，循環確保，静脈路確保を行う．
- 意識障害の原因は，脳卒中に起因するものとして，原疾患の再発または悪化，脳卒中の病巣を起源とするてんかんがある．脳卒中以外の原因として，肺塞栓，心筋梗塞，糖尿病加療中の場合は低血糖がある．これらを念頭において対応する．

バイタルサインをチェック

応援を呼ぶ

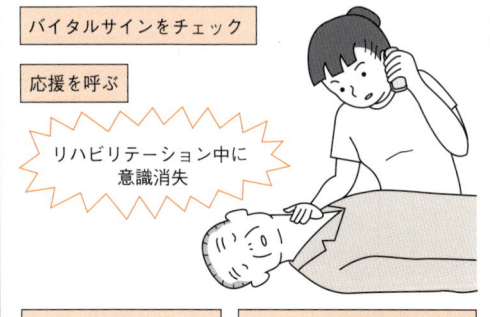

リハビリテーション中に意識消失

意識消失の原因へ対応

主な原因
脳卒中に起因
原疾患の再発・悪化，脳卒中の病巣を起源とするてんかん
脳卒中以外
肺塞栓，心筋梗塞，糖尿病加療中の場合は低血糖

気道確保　　循環確保 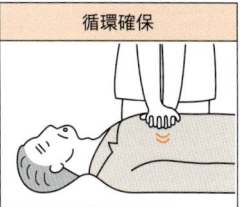　　静脈路確保

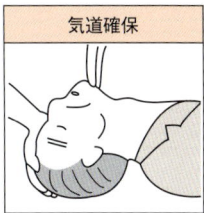

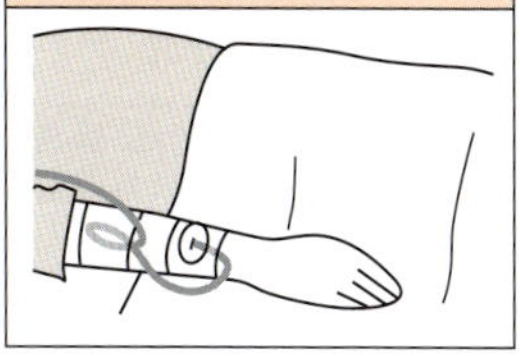

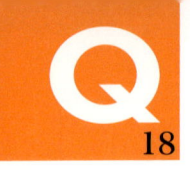

Q18 合併症の管理はどうするの

A

脳卒中で生じやすい主な合併症

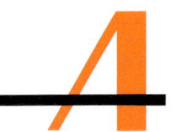

起立性低血圧

症状	めまい, 失神
対応	弾性ストッキング, 腹帯, リクライニングチェア

誤嚥性肺炎

症状	発熱, 喀痰の増加, 動脈血酸素飽和度の低下, 異常肺音
対応	酸素投与, ネブライザ, 抗菌薬投与

肺塞栓

症状	動作時の突然の呼吸困難, 胸痛, 動脈血酸素飽和度の低下
対応	緊急対応

虚血性心疾患

症状	胸痛
対応	対症療法

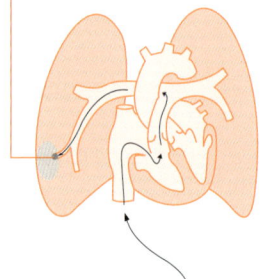

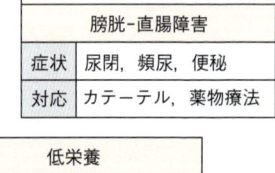

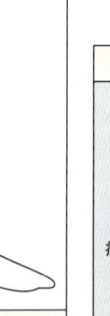

膀胱-直腸障害

症状	尿閉, 頻尿, 便秘
対応	カテーテル, 薬物療法

低栄養

症状	アルブミンの低下
対応	栄養経路・内容の検討

褥瘡

症状	好発部位における皮膚の発赤, 水疱形成など 後頭部, 肩甲骨部, 肘関節部, 仙骨部, 股関節部, 踵骨部 **好発部位**
対応	予防, エアマットの使用, 皮膚保護剤, 皮膚科コンサルテーション

深部静脈血栓

症状	下腿の腫脹, 疼痛, 圧痛, 皮膚色調の変化
対応	関節可動域 (ROM) 訓練, 弾性ストッキング, 抗凝固療法

- 脳卒中で生じやすい合併症を示す.
- 合併症は予後に影響するため, 可能なかぎりの予防, 早期発見, 治療に努める.

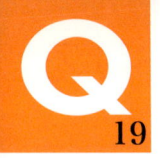

Q19 リハビリテーションにはどんな職種がかかわるの

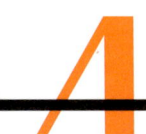

A

リハビリテーションにかかわる職種はすべて国家資格

病院内	
リハビリテーション専門医	
患者の病態評価,リハビリテーションプログラムの作成	
リハビリテーション担当看護師	
患者の観察,情報収集,他職種との連携など（p.34参照）	
理学療法士（PT：Physical Therapist）	
運動機能,歩行に関する評価と訓練,運動療法（関節可動域［ROM］訓練,筋力増強訓練）,物理療法（温熱療法,電気刺激療法,牽引療法,マッサージ療法）実施	
作業療法士（OT：Occupational Therapist）	
日常生活動作の評価と訓練,高次脳機能障害の評価と訓練,家屋調査,職業前の評価と訓練	
言語聴覚士（ST：Speech Therapist）	
言語機能の評価と訓練,嚥下機能の評価と訓練,人工内耳の調整	
薬剤師（Pharmacist）	
服薬指導	
栄養士（Dietitian）	
嚥下状態により食形態を調整,食事制限が必要な場合の患者・家族への栄養指導	

病院外	
社会福祉士（Social Worker）	義肢装具士（Prosthetist）
身体障害,精神障害により日常生活に困難がある場合の相談・支援	医師の指示のもと,義肢,装具の採寸・製作・適合
介護福祉士（Care Worker）	医療ソーシャルワーカー（MSW：Medical Social Worker）
身体障害,精神障害により日常生活に困難がある場合の介護	医療福祉にかかわる制度についての相談・支援
介護支援専門員（Care Manager）	
介護保険を用いたサービスの設定	
ホームヘルパー（Home Helper）	
家庭を訪問し,介護,生活の援助	

- リハビリテーションにかかわる職種とそれぞれの職種が行う主な仕事内容を示す．
- リハビリテーションにかかわる職種はすべて国家資格である．

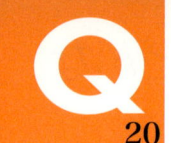

Q20 リハビリテーションにおける看護師の役割は

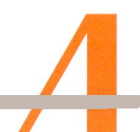

A

リハビリテーションにおける看護師の役割

情報収集
- 患者本人
- 家族背景
- 介護状況
- 経済状況

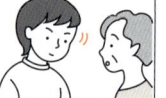

アセスメント
- 身体的問題
- ADL(日常生活動作)障害
- 心理的・社会的問題
- 空き時間の過ごし方

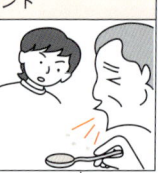

マネジメント(他職種との密な連携)
- その日の状況(発熱の有無, 症状の変化など)
- 睡眠の状況
- 日中と夜間の相違
- その日の検査予定

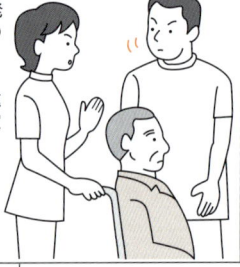

患者・家族(介護者)とのコミュニケーション
- 状態を把握しているか
- 医師の説明を理解しているか
- 見通しがたてられているか

家族(介護者)への指導
- 在宅介護の技術(インスリン注射, 血圧測定, 痰の吸引, 胃瘻の管理など)について段階的に指導する

- リハビリテーションチームのなかで, 情報収集, アセスメント, マネジメント, 家族(介護者)への説明・指導など, 患者の最も身近にいる看護師の役割は大きい.
- 脳卒中の再発・合併症を予防し, 廃用症候群をきたさず, 急性期→回復期→維持期へと患者が順調に機能回復をはかれるように, 安全な環境整備, 精神的援助などに努める.

☕ 脳卒中リハビリテーション看護認定看護師ってどんな看護師

- 2009年度より, 脳卒中リハビリテーション看護認定看護師が日本看護協会より選定され, 知識・技術など専門性の高い看護を実践するための教育が開始されている.
- 脳卒中リハビリテーション看護認定看護師には, ①脳卒中患者の病態予測を行い, 重篤化を回避するための知識と技術, ②廃用症候群予防と機能回復のためのリハビリテーションの知識と技術, などが求められる.

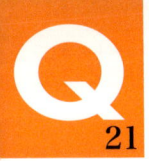

Q21 リハビリテーションでチームアプローチが必要なわけは

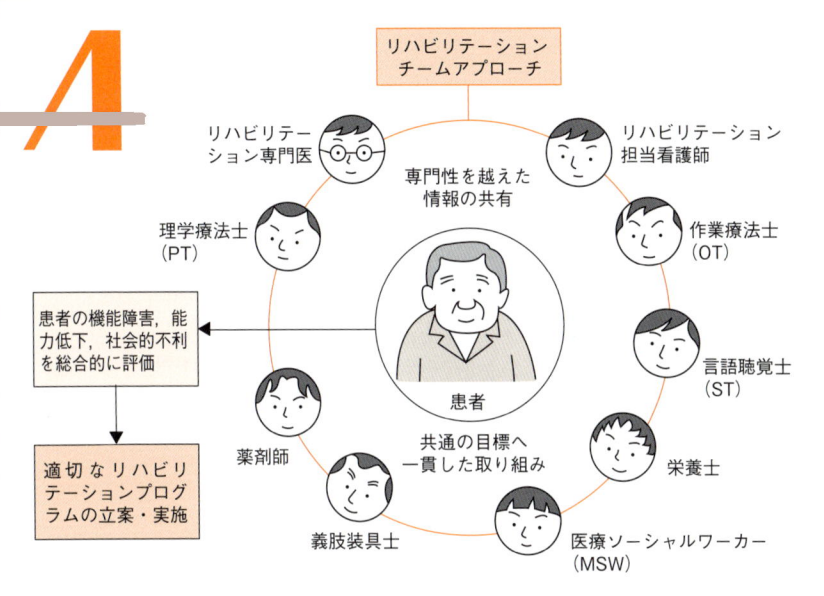

A

```
           リハビリテーション
           チームアプローチ

リハビリテー              リハビリテーション
ション専門医               担当看護師
      専門性を越えた
      情報の共有
理学療法士                作業療法士
(PT)                    (OT)

患者の機能障害, 能
力低下, 社会的不利    ← 患者    言語聴覚士
を総合的に評価                (ST)
     ↓
適切なリハビリ       共通の目標へ
テーションプログ     一貫した取り組み   栄養士
ラムの立案・実施
      薬剤師                医療ソーシャルワーカー
              義肢装具士      (MSW)
```

- 患者の機能障害, 能力低下, 社会的不利を総合的に評価し, さらに適切なリハビリテーションプログラムを設定するには, 多職種それぞれの専門性を生かし合うアプローチが求められる.
- 専門性を越えて横断的に対応し, 情報を共有してプログラムを立案・実施し, 日々の変化に応じて各職種にフィードバックして最良の結果をめざすことが必要である.

☕ リハビリテーションカンファレンスでは何を話し合うの

- 患者の病歴, 医学的所見, 機能障害, 能力低下の程度, 精神的状況, 家族背景, キーパーソンの状況, 退院場所, 家屋状況(必要時には家屋調査), 現在のリハビリテーション内容, 現在の問題点などを話し合う.
- とくに, 介護者の状況, 退院場所については入院・転院時と変わってしまうことがよくあるので, 状況に合わせた対応が必要である.

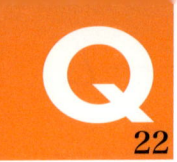

Q22 脳卒中ではどんな社会的支援が受けられるの

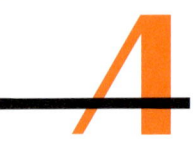

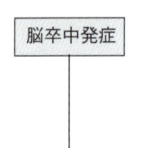

A

```
脳卒中発症
   ↓
```

利用できる社会的支援

▼40歳未満

サービス	機能障害	申請先	時期	内容
身体障害者福祉法（身体障害者手帳）	・肢体不自由 ・音声言語・咀しゃく機能	自治体により福祉事務所or市区町村	発症3か月以降	等級，収入により異なる（障害者自立支援法参照）
特定疾患（特定疾患医療受給者証）	脳卒中の原因疾患 ・ベーチェット病 ・全身性エリテマトーデス（SLE） ・結節性動脈周囲炎 ・大動脈炎症候群 ・もやもや病	自治体により市区町村or保健所（保健センター）	診断時	治療費の一部助成
精神障害者福祉法（精神障害者保険福祉手帳）	高次脳機能障害を器質性精神障害として申請	自治体により市区町村or保健所（保健センター）	発症6か月以降	等級，収入により異なる（障害者自立支援法参照）
障害者自立支援法（障害福祉サービス受給者証）	身体障害者手帳または精神障害福祉手帳が必要（両方でも可）	市区町村	＜身体＞ 発症3か月以降 ＜精神＞ 発症6か月以降	・介護給付 ・訓練等給付 ・自立支援 ・補装具 ・地域生活支援事業
傷病手当金（社会保険）	雇用主が社会保険加入時	勤務先	連続して3日間休職，4日以降	手当金支給
障害年金	加入時に障害により，就労が困難なときに申請可能	年金加入先	発症から1年6か月以降	年金支給
生命保険	脳卒中特約などが付帯している場合など	保険会社	保険契約による	保険金支給

▼40歳以上（左記のサービスに追加）

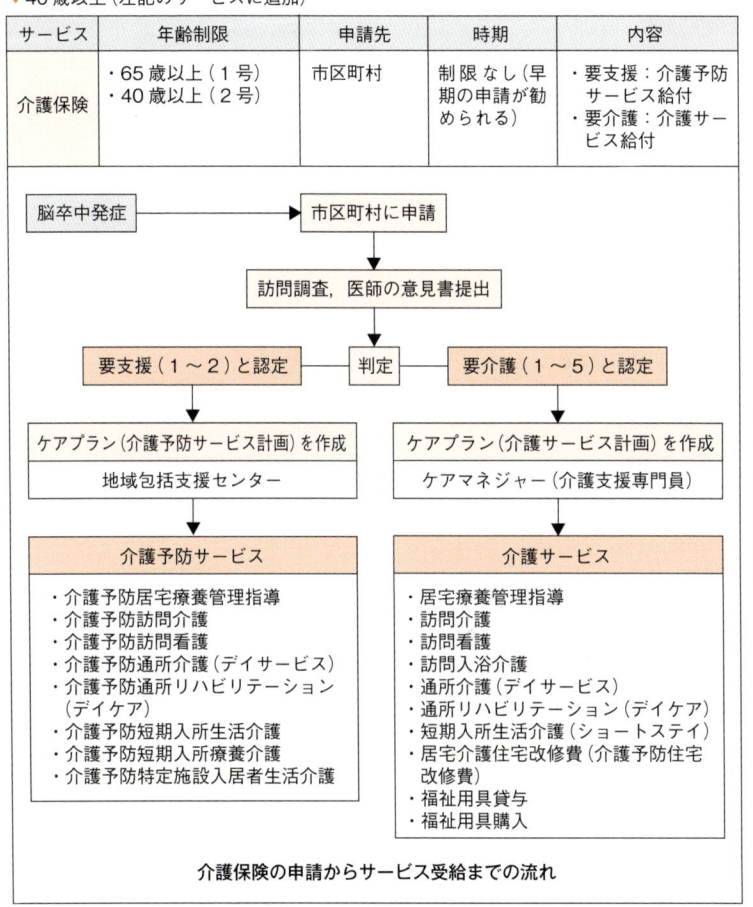

サービス	年齢制限	申請先	時期	内容
介護保険	・65歳以上（1号） ・40歳以上（2号）	市区町村	制限なし（早期の申請が勧められる）	・要支援：介護予防サービス給付 ・要介護：介護サービス給付

```
脳卒中発症 ───→ 市区町村に申請
                     ↓
              訪問調査，医師の意見書提出
                     ↓
   要支援（1～2）と認定 ─ 判定 ─ 要介護（1～5）と認定
           ↓                           ↓
ケアプラン（介護予防サービス計画）を作成   ケアプラン（介護サービス計画）を作成
   地域包括支援センター              ケアマネジャー（介護支援専門員）
           ↓                           ↓
      介護予防サービス                  介護サービス
```

介護予防サービス
- 介護予防居宅療養管理指導
- 介護予防訪問介護
- 介護予防訪問看護
- 介護予防通所介護（デイサービス）
- 介護予防通所リハビリテーション（デイケア）
- 介護予防短期入所生活介護
- 介護予防短期入所療養介護
- 介護予防特定施設入居者生活介護

介護サービス
- 居宅療養管理指導
- 訪問介護
- 訪問看護
- 訪問入浴介護
- 通所介護（デイサービス）
- 通所リハビリテーション（デイケア）
- 短期入所生活介護（ショートステイ）
- 居宅介護住宅改修費（介護予防住宅改修費）
- 福祉用具貸与
- 福祉用具購入

介護保険の申請からサービス受給までの流れ

- 社会的支援としては，40歳未満では，身体障害者福祉法，特定疾患，精神障害者福祉法，障害者自立支援法，傷病手当金，障害年金，生命保険がある．脳卒中の場合，40歳以上では，さらに介護保険のサービスを受けることができる．
- 在宅療養困難な場合の退院先は，老人保健施設（要介護1以上），有料老人ホーム，療養型病院，特別養護老人ホームであるが，いずれも待機期間が長い．在宅困難が予想される場合には，できるかぎり早めに申し込む．

Q23 退院するとき患者・家族には何を説明したらいいの

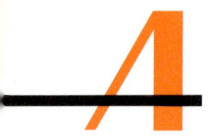

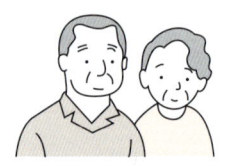

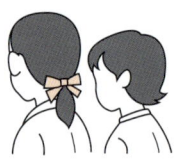

A

退院時の患者・家族への主な説明事項	
脳卒中の再発予防にかかわる指導	緊急時の対応

	脳卒中の再発予防にかかわる指導		緊急時の対応
食事	・栄養バランスのとれた食事 ・塩分,脂肪分,糖分は控えめ ・野菜,海草はたっぷり		病院連絡先を明示
			在宅生活での対応
水分	・心不全がなければ1L/日以上 ・入浴前,運動前後,夏期などは増やす	食事	・嚥下障害があるときには食形態の工夫,とろみ剤の使用
嗜好品	・禁煙 ・飲酒は1合/日 ・甘いものは控えめ	排泄	・介護負担は排泄動作が自立しているかが決め手となるので,指導をきちんと行う
内服の注意点	・ワルファリンカリウム内服時には納豆禁止 ・薬剤師へ服薬指導の依頼	着衣	・着脱しやすい衣服 ・介助の方法
在宅介護手技の取得	・血圧測定と記録 ・インスリン注射 ・痰の吸引 ・胃瘻の管理 ・尿道カテーテルの操作 など	整容	・口腔ケア ・洗顔 ・部分浴 ・介助のしかた
		入浴	・介助のしかた
過剰介護防止	・自分でできることは,できるだけ患者自身に行ってもらう		在宅支援サービスの確認
			・必要時には,退院前にケアマネジャー,訪問介護スタッフ,介護者と打ち合わせる
			在宅リハビリテーション
			・移動手段 ・住宅内での転びやすい場所の確認とその対処 ・外出時の注意点 ・家での自主訓練プログラム ・必要な福祉用具をリハビリテーション従事者に依頼

● 退院時には,主治医により,①脳卒中の再発予防にかかわる指導,②緊急時の対応,③在宅生活での対応,④在宅支援サービスの確認,⑤在宅リハビリテーションについて説明が行われる.看護師は患者・家族が理解しているかどうか確認する.

2

運動・感覚障害とリハビリテーション

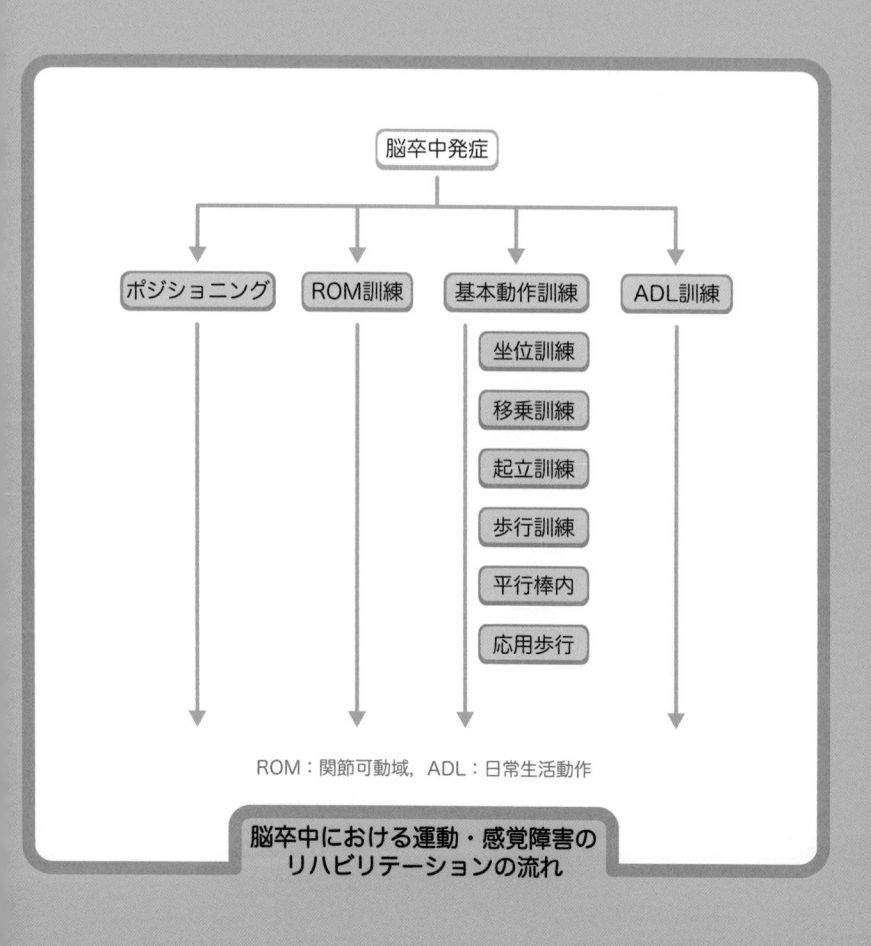

```
                          脳卒中発症
    ┌──────────────┬──────────────┼──────────────┬──────────────┐
ポジショニング    ROM訓練      基本動作訓練      ADL訓練
                                    │
                                 坐位訓練
                                    │
                                 移乗訓練
                                    │
                                 起立訓練
                                    │
                                 歩行訓練
                                    │
                                 平行棒内
                                    │
                                 応用歩行
```

ROM：関節可動域，ADL：日常生活動作

**脳卒中における運動・感覚障害の
リハビリテーションの流れ**

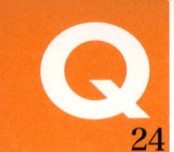

Q24 脳損傷部位により運動麻痺はどう現れるの

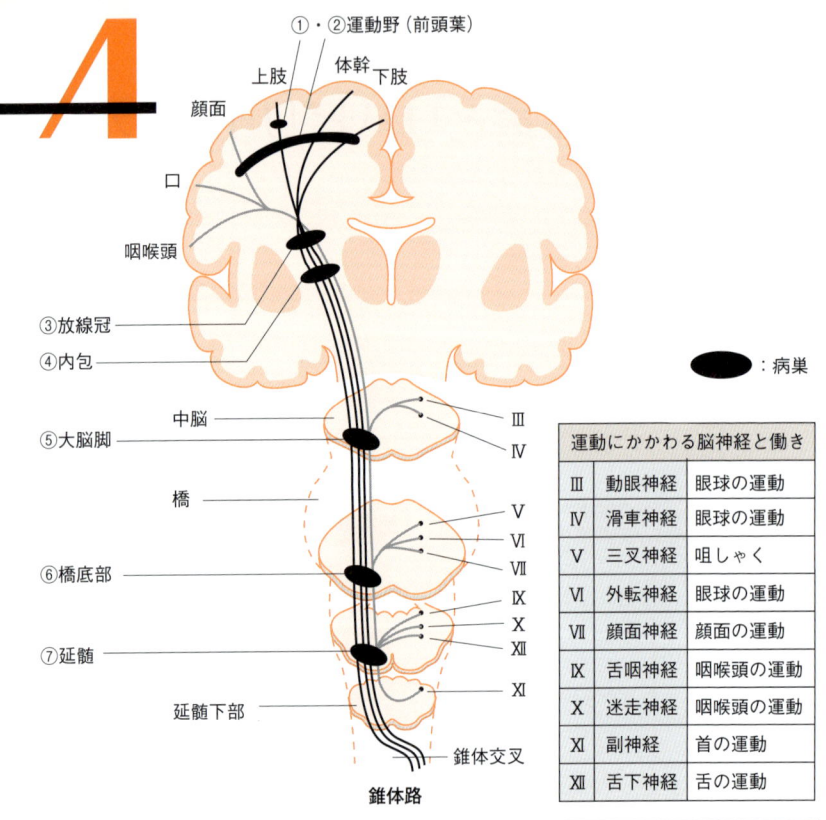

図中ラベル:
- ①・② 運動野（前頭葉）
- 上肢／体幹／下肢
- 顔面
- 口
- 咽喉頭
- ③ 放線冠
- ④ 内包
- ⑤ 大脳脚（中脳）Ⅲ・Ⅳ
- 橋
- ⑥ 橋底部　Ⅴ・Ⅵ・Ⅶ
- ⑦ 延髄　Ⅸ・Ⅹ・Ⅻ
- 延髄下部　Ⅺ
- 錐体交叉
- 錐体路
- ●：病巣

運動にかかわる脳神経と働き	
Ⅲ	動眼神経　眼球の運動
Ⅳ	滑車神経　眼球の運動
Ⅴ	三叉神経　咀しゃく
Ⅵ	外転神経　眼球の運動
Ⅶ	顔面神経　顔面の運動
Ⅸ	舌咽神経　咽喉頭の運動
Ⅹ	迷走神経　咽喉頭の運動
Ⅺ	副神経　首の運動
Ⅻ	舌下神経　舌の運動

障害部位による運動麻痺の特徴	
①	単麻痺（一肢だけの麻痺）
②	片麻痺（病巣と対側の顔面を含む手足の麻痺）
③・④	片麻痺（病巣と対側の顔面を含む手足の麻痺），上肢の麻痺が強い
⑤	交代性片麻痺（病側の動眼神経麻痺＋対側の顔面を含む手足の麻痺）
⑥	交代性片麻痺（病側の三叉神経麻痺または外転神経麻痺＋対側の手足の麻痺）
⑦	交代性片麻痺（病側の舌下神経麻痺＋対側の手足の麻痺）

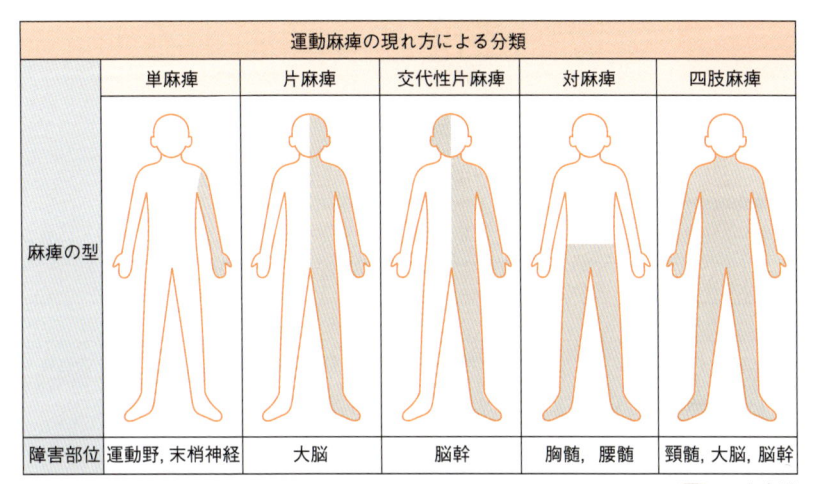

運動麻痺の現れ方による分類					
	単麻痺	片麻痺	交代性片麻痺	対麻痺	四肢麻痺
麻痺の型					
障害部位	運動野, 末梢神経	大脳	脳幹	胸髄, 腰髄	頸髄, 大脳, 脳幹

:麻痺側

- 運動をつかさどる錐体路(前頭葉運動野から放線冠,内包,大脳脚[中脳],橋底部,延髄から脊髄に至る)が脳卒中によって障害されると,障害部位に応じて運動麻痺が生じる.
- 運動麻痺は,単麻痺,片麻痺,交代性片麻痺,対麻痺,四肢麻痺に分類される.
  ・大脳の両側病変,脳幹の広範囲病変では,四肢麻痺を生じる.
  ・脳幹の病変では,病側の脳神経麻痺と対側の上下肢麻痺が現れる交代性片麻痺をきたす.

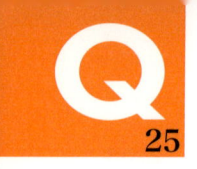

Q25 運動麻痺はどう評価するの

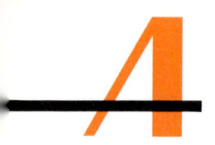

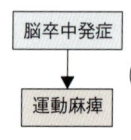

脳卒中発症 → 運動麻痺

関節が全く動かせない場合は完全麻痺,多少動かせる場合は不全麻痺という

：麻痺側

主な評価法

バレー（Barré）試験

- 上肢,下肢を指定の位置に挙上・保持してもらい,バレー徴候（麻痺側の自然落下）の有無をみる
- 軽度の運動麻痺を検出できる

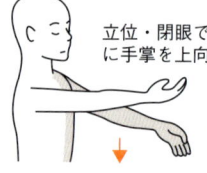

立位・閉眼で両腕を肩の高さに手掌を上向きに挙上・保持

麻痺側の腕は回内して自然落下

上肢のバレー徴候

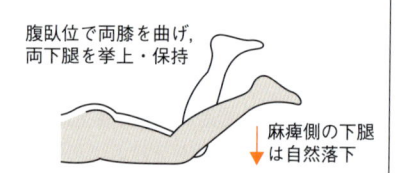

腹臥位で両膝を曲げ,両下腿を挙上・保持

麻痺側の下腿は自然落下

下肢のバレー徴候

徒手筋力テスト（MMT：Manual Muscle Testing）

- 指定の動きに対して検者が抵抗を加え,力比べにより筋力を6段階（0〜5）で評価する

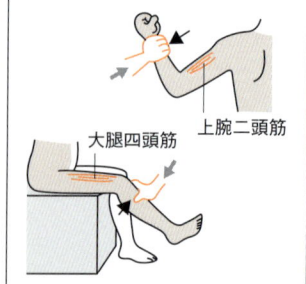

上腕二頭筋
大腿四頭筋

徒手筋力テストの例

筋力評価	
5（normal）	正常
4（good）	弱い抵抗に打ち勝てる
3（fair）	抵抗には打ち勝てないが,重力に抗して全可動域の運動が可能
2（poor）	重力には打ち勝てないが,重力を除けば全可動域の運動が可能
1（trace）	筋収縮はあるが,関節運動には至らない
0（zero）	筋収縮なし

ブルンストローム（Brunnstrome）法

- 指定の動きの程度を,6段階（ステージ1〜6）で評価する

ブルンストローム・ステージ			
ステージ	上肢	手指	下肢
1	随意運動なし	随意運動なし	随意運動なし
2	上肢をわずかに挙上できる	総握りがわずかにできる	下肢がわずかに動く
3	上肢を胸部より上に挙上できる	総握りは可能だが、指を伸ばすことはできない	下肢の曲げ伸ばしができる
4	手を腰の後ろに回せる 腕を前方に肩の高さまで挙上できる 肘を曲げて身体につけた位置で前腕を回内・回外できる	総開きがわずかにできる	仰臥位で膝を伸ばしたまま下肢を挙上できる 坐位で足を後ろに引き、膝を90°に屈曲できる 坐位で足を背屈できる
5	腕を横にして肩の高さまで挙上できる、万歳ができる 肘を伸ばしたままで腕を回内・回外できる	総開きができる	坐位で膝を伸ばしたまま足を背屈できる 坐位で股関節を内旋できる 立位で足の背屈ができる
6	健側の80％以上の速度で回内・回外ができる	指折りができる	立位で両踵をつけ、足先で床を叩くことができる 立位で交互に足踏みができる

脳卒中機能障害評価セット（SIAS：Stroke Impairment Assessment Set）

- 運動機能、筋緊張、感覚、関節可動域（ROM）、疼痛、体幹機能、高次脳機能、健側機能について計22項目を段階的に評価し、レーダーチャートで表すものである

● 運動麻痺の程度を評価することは、脳卒中の部位診断、リハビリテーションの内容の決定、その効果の判定、予後の予測に重要である．

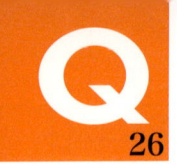

Q26 弛緩性麻痺，痙性麻痺ってどんな麻痺

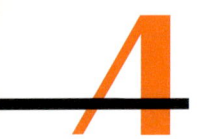

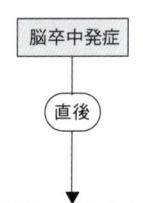

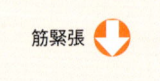

A

脳卒中発症 → 直後

弛緩性麻痺

筋緊張 ↓

随意運動なし

深部（腱）反射 ↓

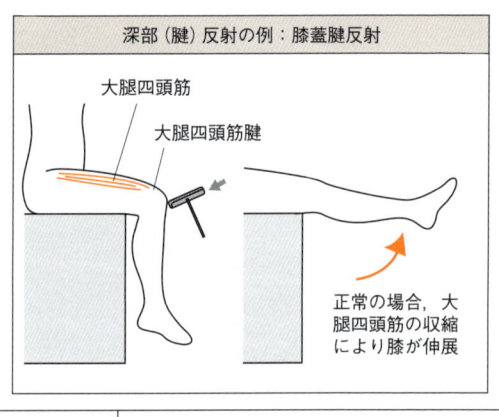

深部（腱）反射の例：膝蓋腱反射

- 大腿四頭筋
- 大腿四頭筋腱

正常の場合，大腿四頭筋の収縮により膝が伸展

痙性麻痺

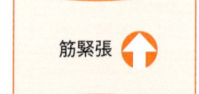

筋緊張 ↑

深部（腱）反射亢進

バビンスキー徴候陽性

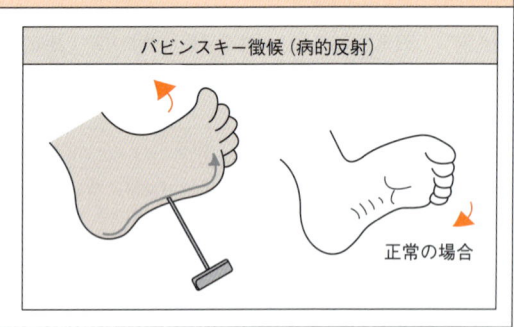

バビンスキー徴候（病的反射）

正常の場合

44　2. 運動・感覚障害とリハビリテーション

- 脳卒中の典型的な運動麻痺の現れ方として，発症直後，弛緩性麻痺（筋緊張［トーヌス］が著しく低下し，随意運動はみられず，深部（腱）反射は低下する）をきたし，徐々に痙性麻痺（筋緊張が亢進し，深部（腱）反射が亢進し，バビンスキー徴候［病的反射］が陽性となる）が出現する．
- 弛緩性麻痺がおよそ1か月以上継続すると，障害された機能の回復はあまり期待できない．

☕ 連合運動，共同運動って何

- いずれも運動麻痺で生じる異常運動で，麻痺の回復過程では，連合運動，共同運動の順でみられ，最終的に分離運動となる．

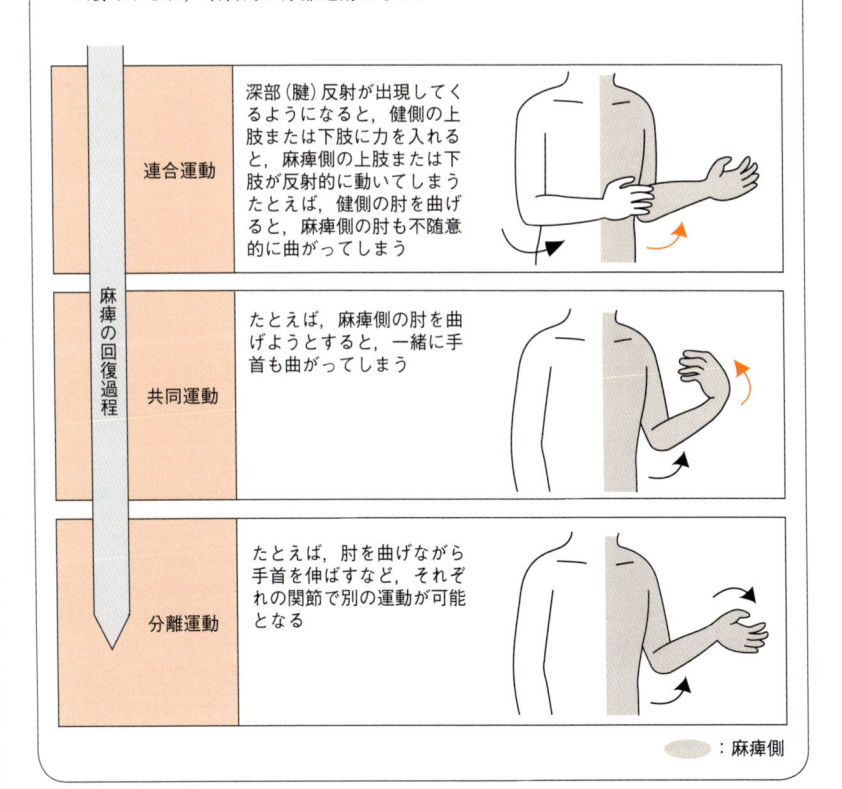

麻痺の回復過程		
	連合運動	深部（腱）反射が出現してくるようになると，健側の上肢または下肢に力を入れると，麻痺側の上肢または下肢が反射的に動いてしまう　たとえば，健側の肘を曲げると，麻痺側の肘も不随意的に曲がってしまう
	共同運動	たとえば，麻痺側の肘を曲げようとすると，一緒に手首も曲がってしまう
	分離運動	たとえば，肘を曲げながら手首を伸ばすなど，それぞれの関節で別の運動が可能となる

：麻痺側

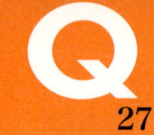

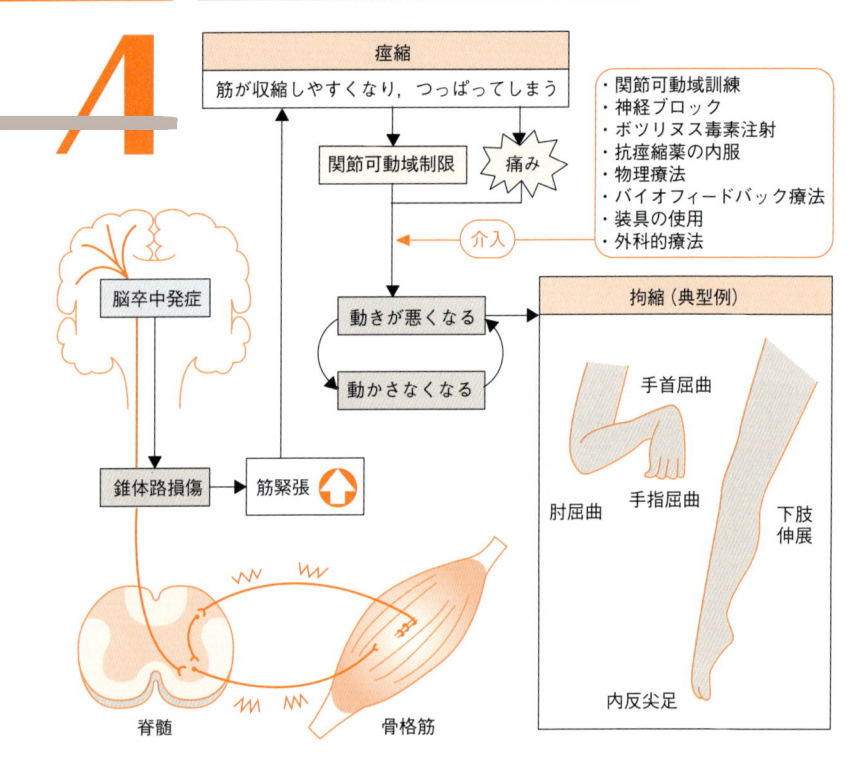

Q27 痙縮, 拘縮って何

痙縮
筋が収縮しやすくなり, つっぱってしまう

関節可動域制限 / 痛み

- 関節可動域訓練
- 神経ブロック
- ボツリヌス毒素注射
- 抗痙縮薬の内服
- 物理療法
- バイオフィードバック療法
- 装具の使用
- 外科的療法

介入

脳卒中発症 → 錐体路損傷 → 筋緊張↑

動きが悪くなる ⇄ 動かさなくなる

拘縮（典型例）
- 手首屈曲
- 肘屈曲
- 手指屈曲
- 下肢伸展
- 内反尖足

脊髄　骨格筋

- 関節は筋肉によって動かされる範囲があり, 関節可動域（ROM：Range Of Motion）とよぶ. 脳卒中で錐体路が損傷されると, 筋緊張が亢進し, すこしの刺激で筋が収縮しやすくなり, 筋の長さが短くなって, つっぱってしまう. これが痙縮である.
- 痙縮を生じると, 関節を動かす筋の働きのバランスがくずれ, 関節可動域が狭くなって動きが悪くなる. これが拘縮である. 関節可動域が制限されると痛みを伴い, 動かさなくなるため, さらに関節が動かしにくくなる, という悪循環を繰り返す. 拘縮は予防が大切であり, 発症早期からROM訓練（p.54）を行う.
- 痙縮が持続すると, 拘縮, 変形が起こり, 痛みが出てきてリハビリテーションの阻害因子となる. 痙縮に対しては, ROM訓練とともに, 神経ブロック, ボツリヌス毒素注射, 抗痙縮薬の内服, 物理療法, バイオフィードバック療法, 装具の使用, 外科的療法が行われることがある.

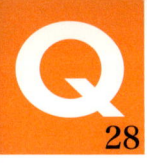

Q28 リハビリテーションを阻害する痛みの原因にはどんなものがあるの

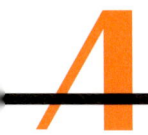

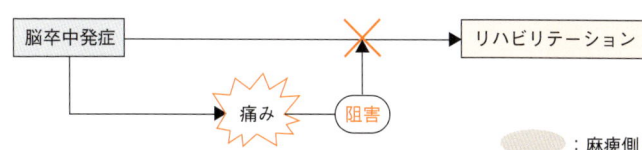

脳卒中発症 → ✗ → リハビリテーション
↓
痛み → 阻害

：麻痺側

痛みを起こす主な原因と対応

病態	原因・症状	対応
肩関節亜脱臼	・麻痺による腕の重みで，肩関節の靱帯が伸ばされ脱臼する	・三角巾使用 ・ROM訓練 ・温熱療法 ・消炎鎮痛薬投与，関節内注射
肩手症候群	・原因として自律神経障害が考えられる ・麻痺側上肢が腫脹する	・プレドニゾロン，NSAIDs（非ステロイド性抗炎症薬）内服 ・ROM訓練 ・星状神経節ブロック
中枢性疼痛	・視床病変で生じる ・疼痛，灼熱感，頑固なしびれを呈し，難治性である	・抗うつ薬内服 ・ペインクリニックへのコンサルテーション
変形性関節症	・加齢による ・肩痛，腰痛，膝痛を呈する	・過用に注意する ・NSAIDs内服 ・サポーター，コルセットの使用など

- 脳卒中に合併する痛みの主な原因として，肩関節亜脱臼，肩手症候群，中枢性疼痛がある．高齢者では，加齢による変形性関節症が痛みの原因となる．
- それぞれに痛みを緩和する治療が必要である．

Q29 運動失調は運動麻痺とどう違うの

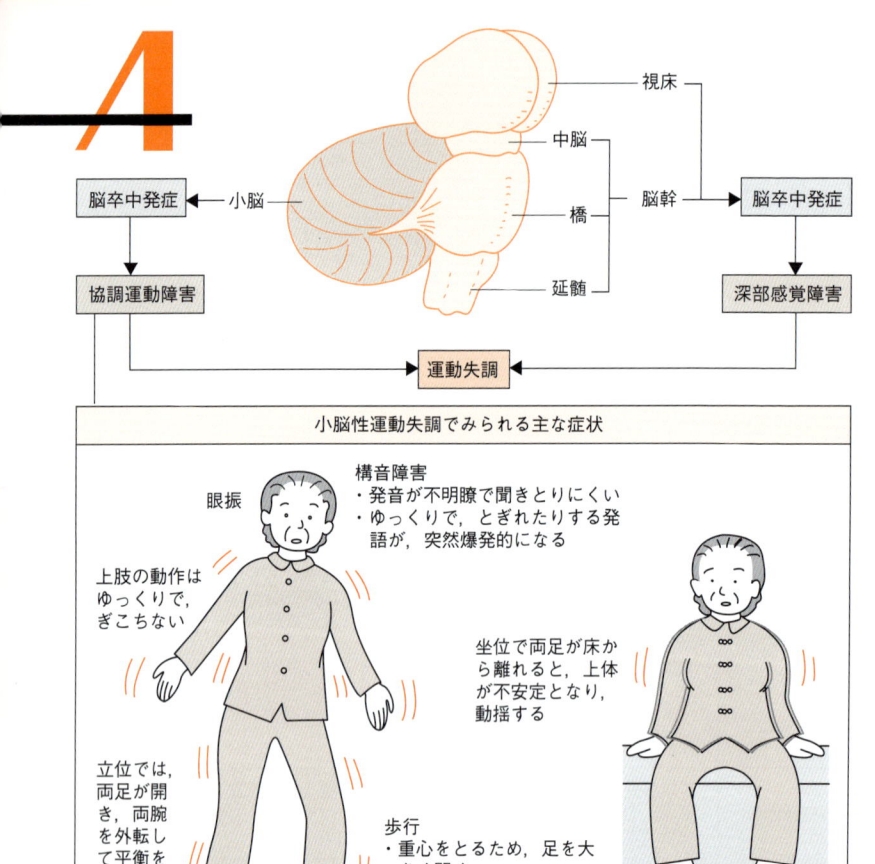

A

```
脳卒中発症 ← 小脳         中脳              脳幹 → 脳卒中発症
    ↓              橋                            ↓
協調運動障害        延髄                      深部感覚障害
                   視床
        ↓                          ↓
              → 運動失調 ←
```

小脳性運動失調でみられる主な症状

- 眼振
- **構音障害**
  ・発音が不明瞭で聞きとりにくい
  ・ゆっくりで，とぎれたりする発語が，突然爆発的になる
- 上肢の動作はゆっくりで，ぎこちない
- 立位では，両足が開き，両腕を外転して平衡を保とうとして動揺する
- **歩行**
  ・重心をとるため，足を大きく開く
  ・酔っぱらい歩行を呈する
  ・方向転換がぎこちない
- 坐位で両足が床から離れると，上体が不安定となり，動揺する

- 運動失調は，錐体路の損傷により生じる運動麻痺とは異なる原因で，運動がスムーズにできなくなる障害である．
- 運動失調は，協調運動をつかさどる小脳の脳卒中で生じる．また，視床，脳幹部の脳卒中で深部感覚（振動覚，関節位置覚など）が障害されても起こる．

運動失調をみる検査にはどんなものがあるの

● 主な検査を示す．

運動失調をみる主な検査	
鼻指鼻試験	・患者の示指で，自身の鼻と検者の示指先端を交互にさわってもらう ・検者の示指の位置は1回ごとに移動する ・速度を「もっと速く」「もっとゆっくり」と指示する ※運動失調があると，示指がずれたり，振戦（手の震え）が出現したり，指示した速度を適切にコントロールできなくなる
向こう脛叩打試験	・一方の膝下5cmのところを，もう一方の足の踵で叩いてもらう ※運動失調があると，同じ位置を叩くことができない
手回内回外検査	・両手をできるかぎり速く回内・回外してもらう ※運動失調があると，動きが遅く，不規則になる

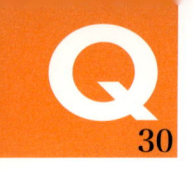

Q30 感覚障害はどう現れるの

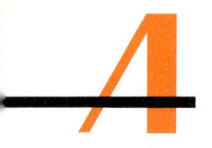

A

● : 病巣

- ① 頭頂葉（感覚野）
- ② 視床（広範囲）
- ③ 視床（限局）
- ④ 橋上部外側
- ⑤ 橋下部外側
- ⑥ 延髄外側
- ⑦ 延髄内側

■ : 全感覚障害（触覚，痛覚・温度覚，振動覚，位置覚，二点識別覚，立体覚などの障害）
■ : 二点識別覚，立体覚などの皮質性感覚障害
■ : 振動覚，位置覚などの深部感覚障害
■ : 触覚障害＋痛覚・温度覚障害
■ : 痛覚・温度覚障害
■ : 異常感覚

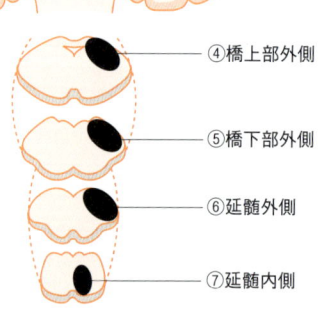

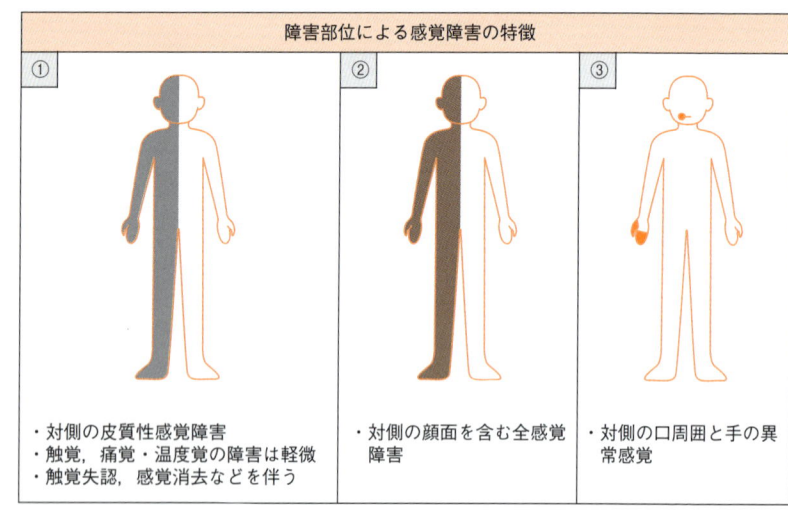

障害部位による感覚障害の特徴

①
- 対側の皮質性感覚障害
- 触覚，痛覚・温度覚の障害は軽微
- 触覚失認，感覚消去などを伴う

②
- 対側の顔面を含む全感覚障害

③
- 対側の口周囲と手の異常感覚

2. 運動・感覚障害とリハビリテーション

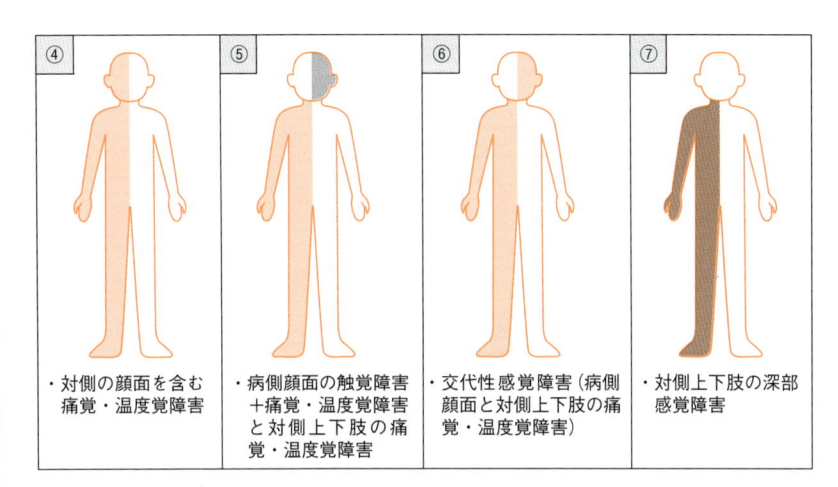

④	⑤	⑥	⑦
・対側の顔面を含む痛覚・温度覚障害	・病側顔面の触覚障害＋痛覚・温度覚障害と対側上下肢の痛覚・温度覚障害	・交代性感覚障害（病側顔面と対側上下肢の痛覚・温度覚障害）	・対側上下肢の深部感覚障害

- 脳卒中により，痛覚，温度覚，触覚，振動覚，位置覚，二点識別覚，立体覚などの感覚路が障害されると，障害部位に応じて感覚障害がさまざまな現れ方をする．
- 感覚障害として，感覚鈍麻，異常感覚（しびれ，不快感など）などが生じる．
- 一定以上の刺激は痛みとして感じられるため，感覚路が障害されると，痛みを伴う合併症を生じやすい．
- 感覚鈍麻がある場合は，熱傷などに気づきにくいので注意する．

☕ 感覚障害はどう回復するの

- 運動麻痺と比較すると，しびれなどの感覚障害の回復過程については，まだよくわかっていない．
- 時間の経過により，感覚障害は軽減することも多いが，寒くなるとしびれなどを再度強く感じるようになることもある．
- 視床梗塞による感覚障害は，遷延することもある．

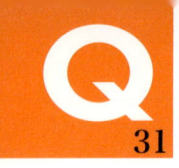

Q31 麻痺側のケアの注意点は

A

弛緩性麻痺時
ポジショニングにより,異常姿勢の予防をはかる

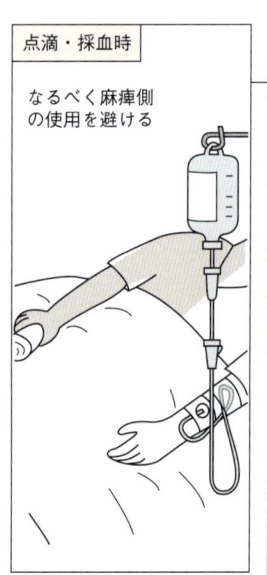

痙性麻痺時
ポジショニング,ROM訓練により拘縮予防をはかる

麻痺側のケアのポイント

▬ :麻痺側

点滴・採血時
なるべく麻痺側の使用を避ける

体位変換時
麻痺側が下になる場合は褥瘡予防をはかる

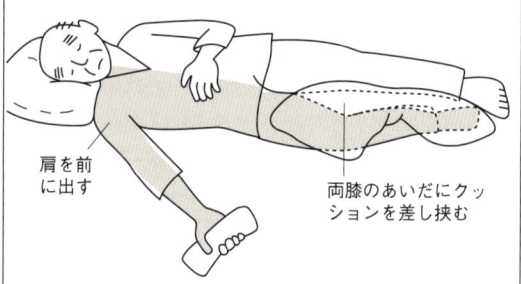

肩を前に出す

両膝のあいだにクッションを差し挟む

麻痺側が下になる場合の褥瘡予防

- 麻痺側では,なるべく点滴,採血を行わないほうがよいといわれる.とくに,感覚障害があると,静脈留置のルートがはずれたり,点滴液が漏れた場合でも自覚症状がないために気づかれにくく,事故につながる危険性がある.
- 脳卒中急性期の弛緩性麻痺では,上肢は回内,下肢は外旋,外転位をとることが多く,そうならないようなポジショニングが必要である.
- 痙性麻痺がある場合は,上肢は曲がった位置で,下肢は伸ばした位置での拘縮が起こりやすい.股関節の内転筋や伸筋,膝関節の伸筋,足首の底屈筋の筋緊張が亢進し,下肢全体として強く伸展・内転したかたちの痙縮となる.これをふまえたうえで,拘縮を予防するためのポジショニング,ROM訓練が必要である.
- 体位変換時に,麻痺側が下になる側臥位をとる場合は,褥瘡ができやすいので予防に留意する.

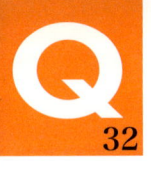

Q32 ポジショニングのコツは

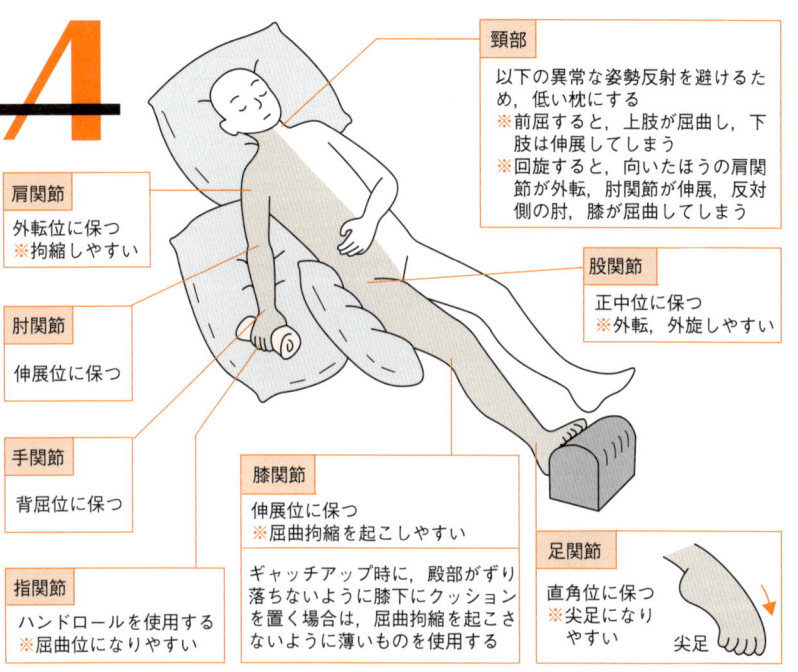

A

頸部
以下の異常な姿勢反射を避けるため，低い枕にする
※前屈すると，上肢が屈曲し，下肢は伸展してしまう
※回旋すると，向いたほうの肩関節が外転，肘関節が伸展，反対側の肘，膝が屈曲してしまう

肩関節
外転位に保つ
※拘縮しやすい

肘関節
伸展位に保つ

手関節
背屈位に保つ

指関節
ハンドロールを使用する
※屈曲位になりやすい

膝関節
伸展位に保つ
※屈曲拘縮を起こしやすい
ギャッチアップ時に，殿部がずり落ちないように膝下にクッションを置く場合は，屈曲拘縮を起こさないように薄いものを使用する

股関節
正中位に保つ
※外転，外旋しやすい

足関節
直角位に保つ
※尖足になりやすい

尖足

仰臥位のベストポジション

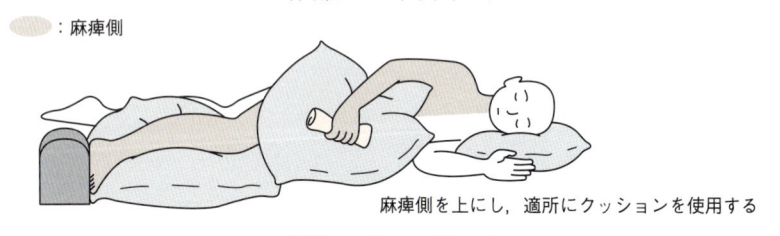

：麻痺側

麻痺側を上にし，適所にクッションを使用する

側臥位のベストポジション

- 脳卒中では，それぞれの関節で拘縮しやすいポジションがあるため，安静が必要なときは，拘縮を予防するためのポジショニングが大切である．
- ずっと同じ位置であっても拘縮を誘発するので，2時間ごとに体位変換を行う．

Q33 ROM訓練はどう行うの

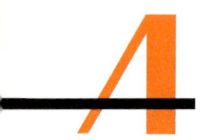

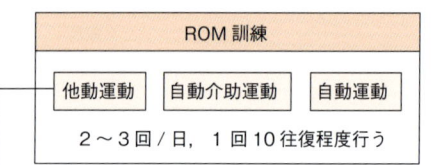

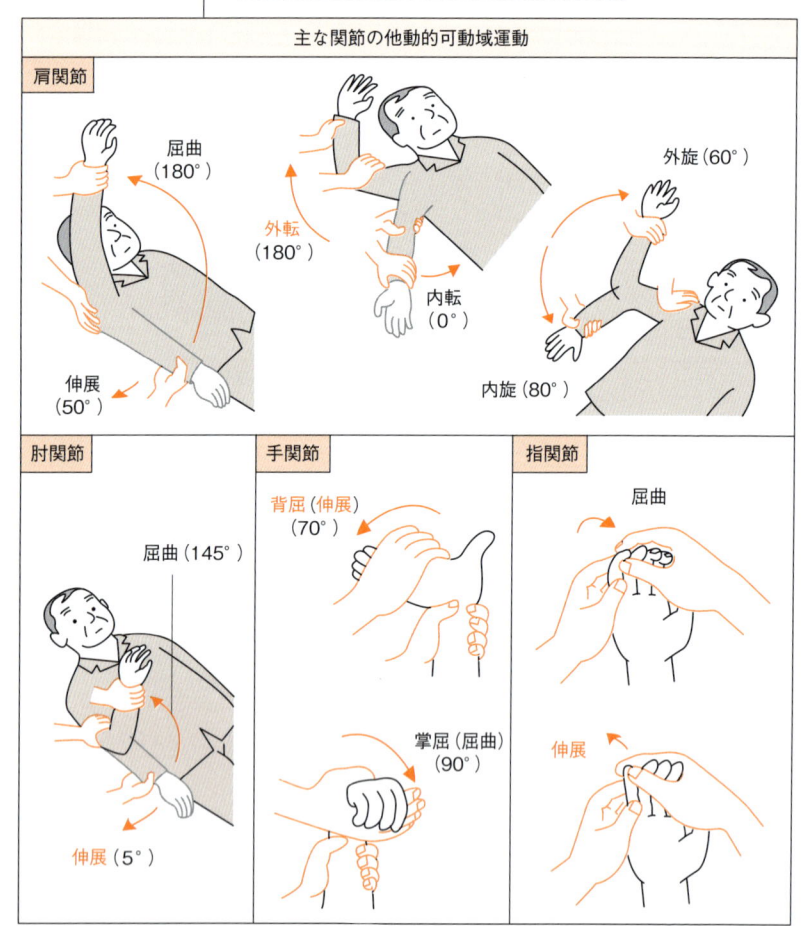

A

ROM訓練
他動運動 / 自動介助運動 / 自動運動
2〜3回/日，1回10往復程度行う

主な関節の他動的可動域運動

肩関節
- 屈曲（180°）
- 伸展（50°）
- 外転（180°）
- 内転（0°）
- 外旋（60°）
- 内旋（80°）

肘関節
- 屈曲（145°）
- 伸展（5°）

手関節
- 背屈（伸展）（70°）
- 掌屈（屈曲）（90°）

指関節
- 屈曲
- 伸展

2. 運動・感覚障害とリハビリテーション

股関節

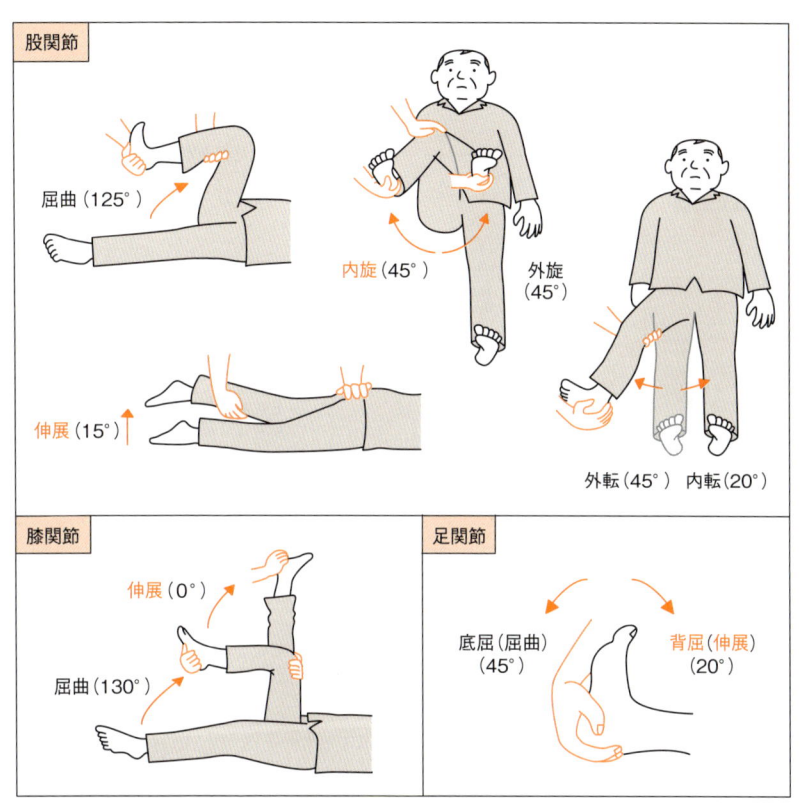

屈曲（125°）
内旋（45°）
外旋（45°）
伸展（15°）
外転（45°）　内転（20°）

膝関節

伸展（0°）
屈曲（130°）

足関節

底屈（屈曲）（45°）
背屈（伸展）（20°）

※色文字の運動は拘縮予防にとくに重要
　（数字）は参考可動域角度

- ROM訓練は，関節を可動域に沿って，ゆっくり曲げる，伸ばすを繰り返す訓練である．
- 他動運動（治療者が動かす），自動介助運動（助けてもらって自分で動かす），自動運動（自分で動かす）を，2～3回/日，1回10往復程度行う．
- 痛みを伴う場合は，訓練前に物理療法（ホットパック療法など）を行うと効率がよい．
- 上肢のROM訓練はOT（作業療法士），下肢のROM訓練はPT（理学療法士）が行うことが多い．看護師も知識・技術を身につけておくことが勧められる．
- 関節を無理に動かすと骨折することもありうるので，関節がどの方向に，どのくらい動くのかを把握しておくこと，ゆっくり慎重に行うことが必要である．
- ここでは，主な関節の他動的可動域運動を示す．

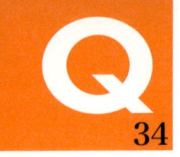

Q34 基本動作訓練にはどんなものがあるの

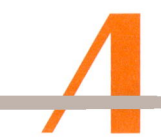

坐位（ギャッチアップ）訓練

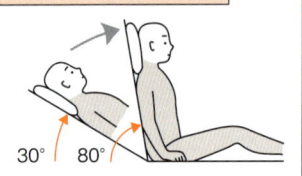

- ギャッチアップの前後で血圧を測定する
- 角度は30°くらいから始め，徐々に80°くらいまで増加する
- 初回は5〜10分程度とし，徐々に30分くらいまで延長する

■：麻痺側

ベッド上移動訓練

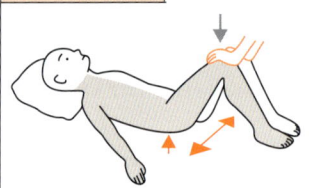

- 両膝を立て，殿部を浮かせてベッド上を左右に移動する
- 介助者は，両手で患者の両膝を押さえる

寝返り・起き上がり訓練

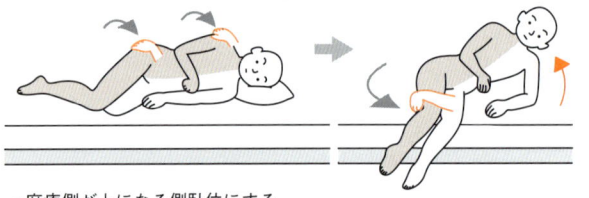

介助する場合

- 麻痺側が上になる側臥位にする
- 介助者は，両膝裏に手を入れ，下腿をベッドから下ろす
- 患者は，健側の肘をベッドにつき，上体を起こす

自力で行う場合

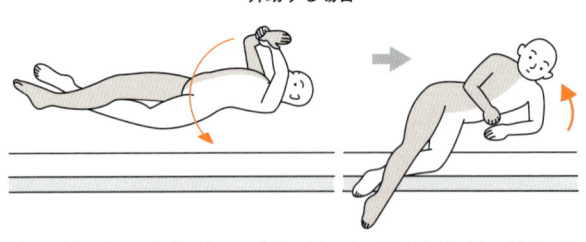

- 肘を屈曲させた麻痺側上肢を健側上肢で支え，麻痺側下肢を健側下肢で下から支えて頸部を持ち上げ，頭部からゆっくり身体を回旋して寝返りする
- 下肢をベッドから下ろし，健側の肘でベッドを押して，てこの原理で上体を起こす

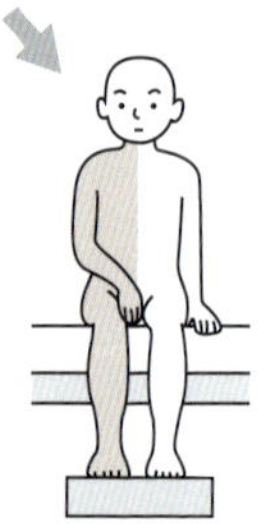

- 端坐位になったら，足を床につけて安定させる

坐位バランス訓練

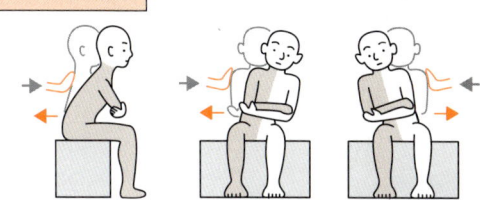

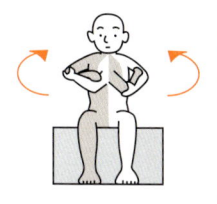

- 足を床につけて安定した端坐位で，麻痺側上肢を健側上肢で支える
- 介助者から加えられる体幹への後方，左右からの軽い押しに対して，立ち直り反射による殿部での体重移動を体感する

介助する場合

- 正面を向いたまま，体幹を左右に回旋する

自力で行う場合

起立訓練

介助する場合　　**自力で行う場合**

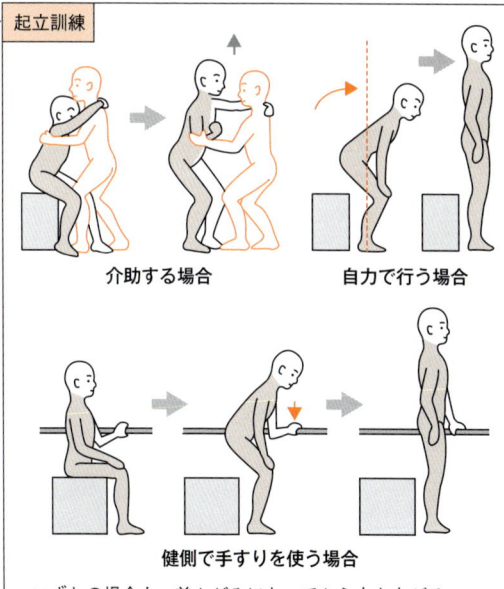

健側で手すりを使う場合

- いずれの場合も，前かがみになってから立ち上がる
- できるだけ麻痺側下肢にも体重をかけるようにする
- 手すりは，引っ張るのではなく，押し下げるように用いる
- 起立性低血圧に注意する

立位バランス訓練

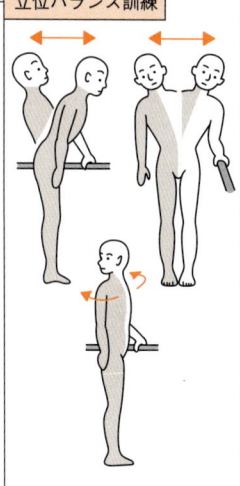

- 健側で手すりを使った立位で，上体を前後左右に動かしたり，回旋する
- 麻痺側にも荷重をかけ，重心移動を獲得する
- 下肢の関節拘縮の予防にもなる

● 介助・自力により，坐位，ベッド上移動，寝返り・起き上がり，坐位バランスの訓練を行い，坐位バランスが獲得できたら起立訓練，立位バランス訓練へと進む．

Q35 車椅子移乗はどう行うの

A

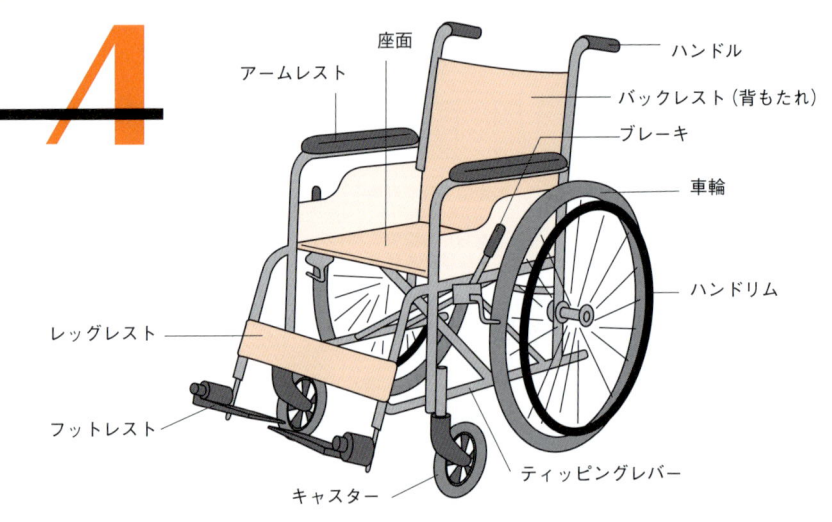

車椅子の構造

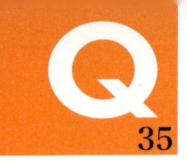

- 座面
- アームレスト
- ハンドル
- バックレスト（背もたれ）
- ブレーキ
- 車輪
- ハンドリム
- レッグレスト
- フットレスト
- キャスター
- ティッピングレバー

：麻痺側

介助による車椅子移乗（ベッド→車椅子）の方法

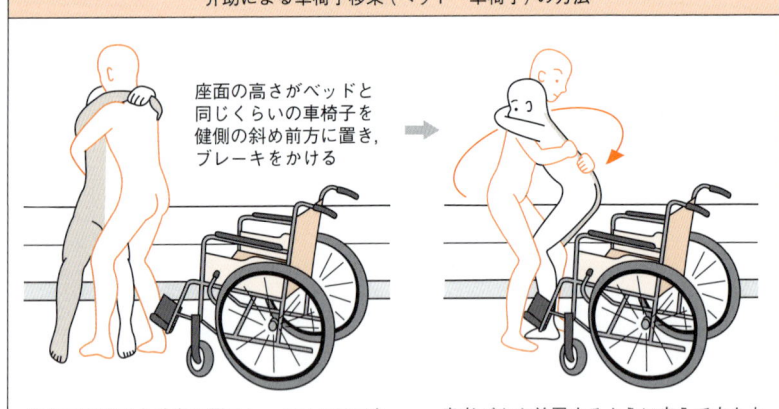

座面の高さがベッドと同じくらいの車椅子を健側の斜め前方に置き，ブレーキをかける

患者の両腕を介助者の肩にしっかりかけてもらい，患者の腱側の膝下を両足でしっかり挟む

患者がやや前屈するように支えて立ち上がり，患者の腰が車椅子のほうにくるように向きを変え，ゆっくり座らせる

58　2. 運動・感覚障害とリハビリテーション

自力での車椅子移乗（ベッド→車椅子，車椅子→ベッド）の方法

ベッド→車椅子

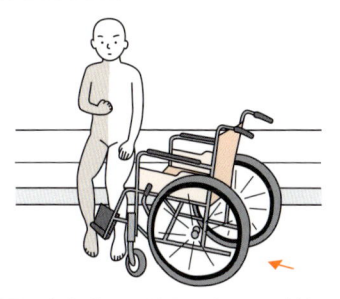

座面の高さがベッドと同じくらいの車椅子を健側の斜め前方に置き，ブレーキをかける

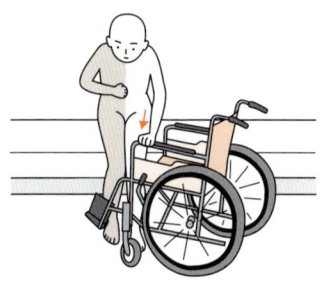

健側の手で車椅子のアームレスト（遠いほう）を持ち，立ち上がる

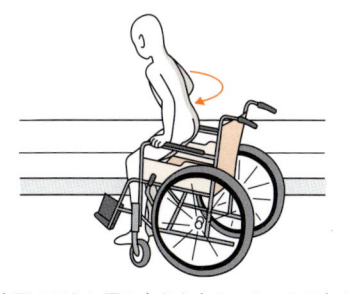

座面のほうに腰の向きを変え，ゆっくり座る

車椅子→ベッド

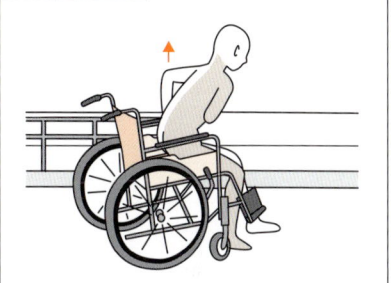

健側の手でベッド柵を持ち，立ち上がる

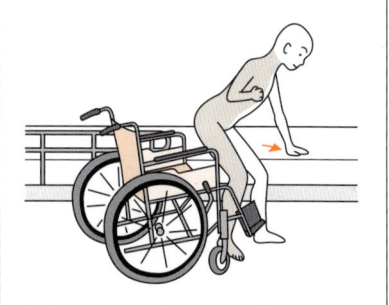

健側の手をベッド柵からベッドに移す

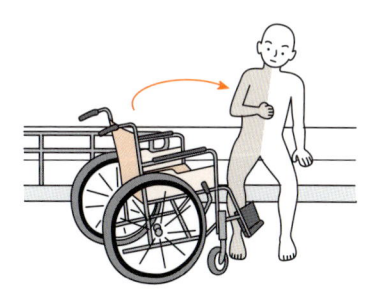

ベッドのほうに腰の向きを変え，ゆっくり座る

- 介助による車椅子移乗と，自力での車椅子移乗の方法を示す．

Q36 歩行訓練はどう行うの

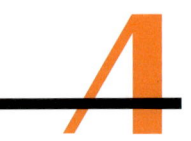

A

脳卒中発症
↓
*発症約1か月後のステージを目安とする

ブルンストローム・ステージ*と歩行訓練内容

1, 2	（自力歩行は困難） ・車椅子（p.58参照）操作訓練 ・長下肢装具（p.62参照）使用の起立訓練
3	（歩行ができるかどうかの境界） ・長下肢装具使用の起立訓練 ・歩行訓練 ・車椅子操作訓練
4, 5	・短下肢装具（p.62参照）使用の歩行訓練
6	・簡易装具使用・不使用の応用歩行訓練

脳卒中発症
↓
介入 ・歩行訓練
・歩行補助具の使用

：麻痺側

典型的脳卒中歩行

- 骨盤挙上
- 股関節外転・外旋
- 膝関節伸展
- 内反尖足

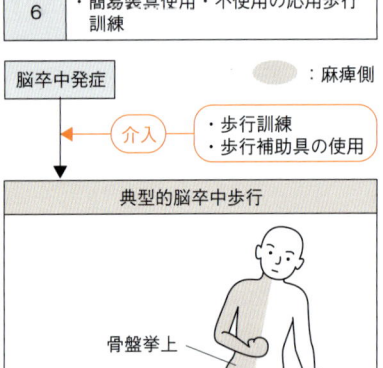

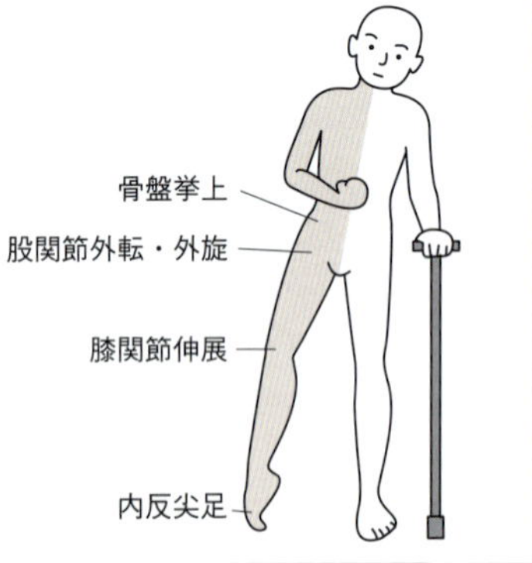

平行棒内の歩行訓練

足踏み訓練

しゃがみ立ち訓練

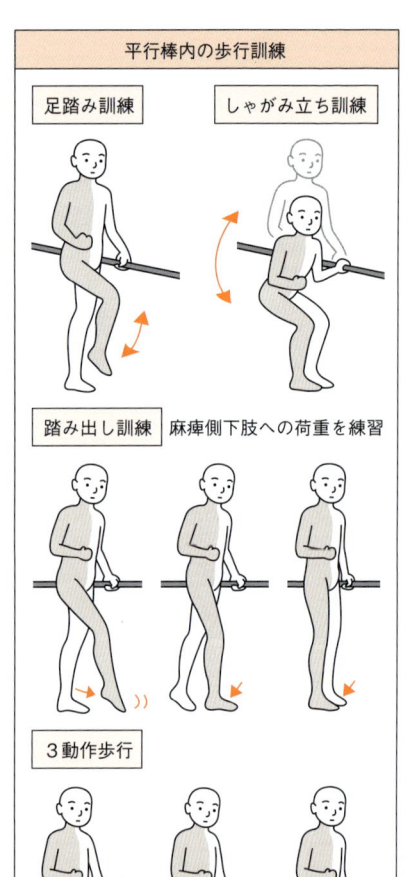

踏み出し訓練 麻痺側下肢への荷重を練習

3動作歩行

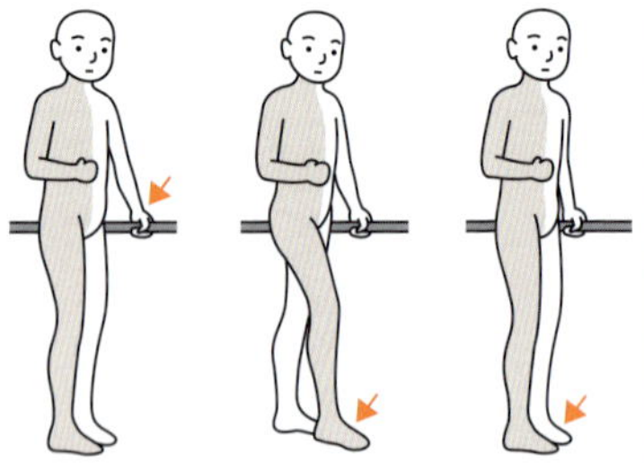

① 健側で手すり前方を握る
② 麻痺側の足を出す
③ 健側の足をそろえる

平行棒外の訓練（応用歩行の開始）

杖歩行 ３動作歩行

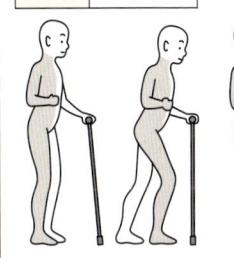

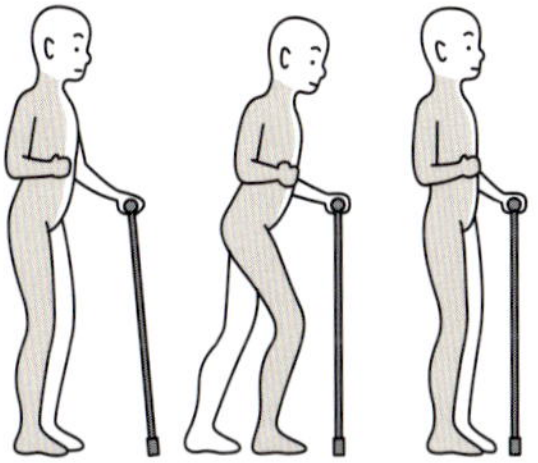

①杖→②麻痺側の足→③健側の足の順で前方に出し，これを繰り返しながら進んでいく

杖歩行 ２動作歩行

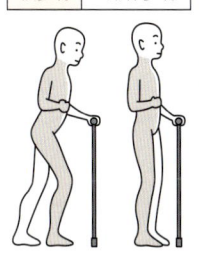

①杖と麻痺側の足→②健側の足の順で前方に出し，これを繰り返しながら進んでいく

階段昇降 杖を使用

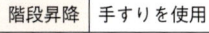

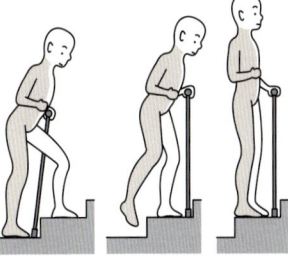

＜昇る＞
①健側の足→②杖→③麻痺側の足の順で１段ずつ上げ，これを繰り返しながら昇っていく

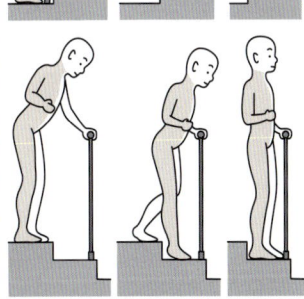

＜降りる＞
①杖→②麻痺側の足→③健側の足の順で１段ずつ下ろし，これを繰り返しながら降りていく

階段昇降 手すりを使用

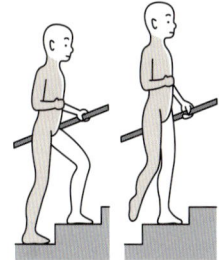

＜昇る＞
①健側の足→②麻痺側の足の順で１段ずつ上げ，これを繰り返しながら昇っていく

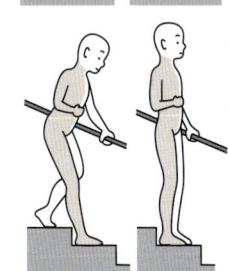

＜降りる＞
①麻痺側の足→②健側の足の順で１段ずつ下ろし，これを繰り返しながら降りていく

- 歩行訓練の開始条件は，離床し，坐位が自力で可能になったときである．
- 歩行のリハビリテーションは，歩行そのものの訓練によって最もその効果が現れる．
- どのような歩行訓練を実施できるかは，脳卒中発症後１か月程度のブルンストローム・ステージ(p.43)を参考にする．
- 歩行訓練や歩行補助具の使用が不適切であると，下肢の拘縮予防・改善がはかられず，杖歩行ができても典型的脳卒中歩行を残す可能性がある．

☕ 歩行補助具にはどんなものがあるの

- 杖，歩行器，下肢装具は，歩行時の支持性を上げ，活動性を高める．
- 下肢装具を使用する場合，看護師は，痛みはないか，正しく装着しているか，皮膚の変化はないかなどを観察し，異常を早期に発見して，医師，PTに伝える．

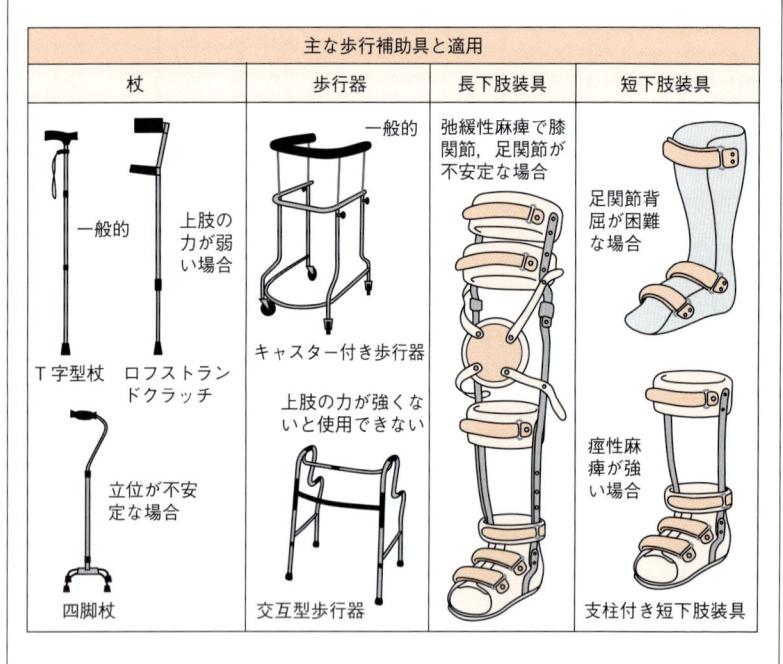

主な歩行補助具と適用			
杖	歩行器	長下肢装具	短下肢装具
一般的：T字型杖 上肢の力が弱い場合：ロフストランドクラッチ 立位が不安定な場合：四脚杖	一般的：キャスター付き歩行器 上肢の力が強くないと使用できない：交互型歩行器	弛緩性麻痺で膝関節，足関節が不安定な場合	足関節背屈が困難な場合 痙性麻痺が強い場合：支柱付き短下肢装具

☕ 歩行訓練用のロボットってあるの

- 歩行障害が重度で立位保持ができない，下肢の振り出しが困難で支えが必要な例に対し，歩行支援ロボットが試行されている．
- ロボットには，患者の歩行障害を分析し，正確に同じ動作を多数回反復できるという利点がある．正確な動作の反復訓練は，脳の可塑性に対して正の影響を与えると考えられている．ただし，まだ研究段階である．

Q37 歩行援助時の注意点は

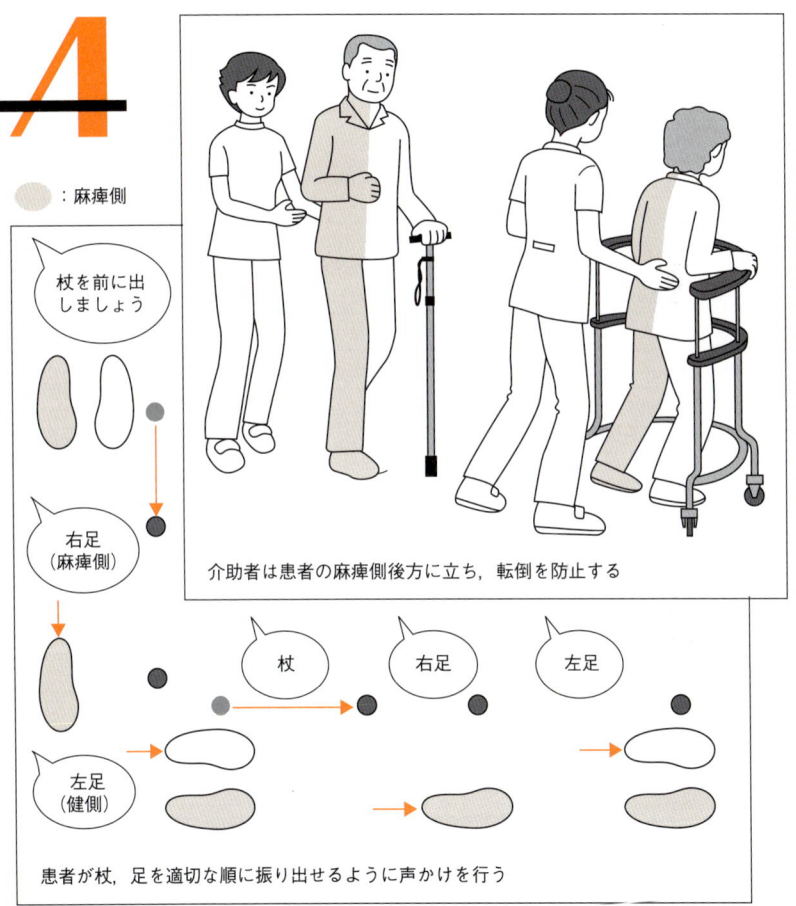

：麻痺側

杖を前に出しましょう

右足（麻痺側）

左足（健側）

介助者は患者の麻痺側後方に立ち，転倒を防止する

杖　右足　左足

患者が杖，足を適切な順に振り出せるように声かけを行う

- 片麻痺患者の歩行の特徴を把握し，転倒など起こりうることを予測し，安全をはかる．
- 杖，歩行器を使用している場合，後方への転倒が多いので，介助者は患者の麻痺側の後方に立ち，腰に手を添えるようにする．
- 杖歩行援助時には，患者が杖→麻痺側の足→健側の足と適切な順に振り出せるように，リズミカルに声かけを行う．

Q38 ADLはどう評価するの

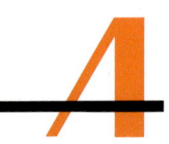

> ADL評価には,バーセル・インデックス,FIMが一般的に用いられている
> 腕や指先の動きの評価法としてSTEFがある

バーセル・インデックス(Barthel Index)			
食事	10点	自立	自助具を用いてもよい.妥当な時間内に終える
	5点	部分介助	食事をきざむなどなんらかの介助が必要
車椅子から ベッドへ の移乗	15点	自立	車椅子の寄せ,ブレーキやフットレストの操作などができる
	10点	部分介助	最小限の介助が必要
	5点	ほぼ全介助	坐位保持は可能であるが,移乗は全介助
整容	5点	自立	洗面,洗髪,歯みがき,ひげ剃り,化粧ができる
トイレ動作	10点	自立	衣服操作,後始末ができる.便器使用の場合は洗浄管理ができる
	5点	部分介助	身体の支え,衣服操作,後始末に部分介助が必要
入浴	5点	自立	浴槽への出入り,シャワーの使用,身体を洗うことができる
歩行	15点	自立	45m以上歩ける.装具,杖を使用してもよい(歩行器,車椅子は不可)
	10点	部分介助	介助により45m以上歩ける.歩行器使用を含む
	5点	車椅子使用	45m以上の自力で操作できる
階段昇降	10点	自立	手すり,杖を使用してもよい
	5点	部分介助	介助や監視が必要
更衣	10点	自立	衣類,靴,装具の着脱ができる
	5点	部分介助	若干の介助を要するが,妥当な時間内に終了する
排便コントロール	10点	自立	失禁がない.坐薬や浣腸の使用もできる
	5点	部分介助	ときどき失禁する.坐薬や浣腸の使用に介助を要する
排尿コントロール	10点	自立	失禁がない.尿器の使用もできる
	5点	部分介助	ときどき失禁する.尿器の使用に介助を要する

・100点満点で,100点はADLがほぼ自立している状態である
・全介助の場合は0点とする
・簡便であるが,その患者の改善点などは点数に現れにくい.転院するときなどに,大まかな状態を知る手段となる

機能的自立度評価表（FIM: Fuctional Independence Measure）			
運動項目	セルフケア	食事	認知項目	コミュニケーション	理解
		整容			表出
		入浴		社会的認知	社会的交流
		更衣・上半身			問題解決
		更衣・下半身			記憶
		トイレ動作	<採点基準>
	排泄コントロール	排尿コントロール	・7点：完全自立
		排便コントロール	・6点：修正自立（補装具，自助具使用）
	移乗	ベッド・椅子・車椅子	・5点：監視
		トイレ	・4点：最小介助（75％以上自立）
		浴槽・シャワー	・3点：中等度介助（50％以上，75％未満自立）
	移動	歩行・車椅子	・2点：最大介助（25％以上，50％未満自立）
		階段	・1点：全介助（自立25％未満）
			※総得点：18〜126点 ・運動項目：13〜91点 ・認知項目：5〜35点

・18項目について7段階で評価し，できる項目ではなく，いま現在している項目を点数化する
・ADLをより細かく，経時的に評価することが可能である

簡易上肢機能検査（STEF：Simple Test for Evaluation Hand Function）

・大きさや形状の異なる物品をつかみ，指示に従って決められた場所に移動させて離す時間を測定することで，腕や指先などの上肢機能を簡単に評価する
・10品目を点数化（1品目10点満点）して評価する
・点数が高いほど，上肢機能は保たれている

- ADL（日常生活動作）訓練は，主にOTが行う．トイレ動作，階段昇降，入浴などが含まれ，家で応用できることを目的とするため，家屋調査も重要な仕事である．
  ・IADL（日常生活関連動作）訓練は，買い物，料理，洗濯，金銭管理など，より複雑な生活にかかわる活動の訓練である．
- 利き手の麻痺はADLの能力と直結している．利き手が実用的に使えるようになるのは，発症1か月程度のブルンストローム・ステージ（p.43）が5以上のときである．
  ・上肢や手のブルンストローム・ステージが3以下では，訓練しても実用的な効果を得られることは少ないので，利き手交換を考慮する．しかしROM訓練は継続する．
- ADLの難易度は，食事，排便コントロール，整容，排尿コントロール，移乗，トイレ動作，更衣，歩行，階段昇降，入浴の順に難しくなる．
- 高次脳機能障害もADLに影響を与えるので，評価を行う．

Q39 更衣訓練時の介助のポイントは

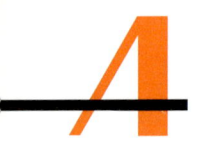

> 上着,ズボンとも,着るときは麻痺側から,脱ぐときは健側から行う

●:麻痺側

上着の着用方法

前開きシャツの場合

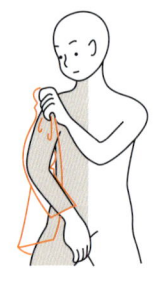

① 麻痺側の腕を袖に通し,肩まで引き上げる

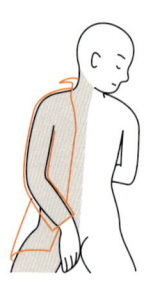

② 健側の腕を背中側に回して袖に通す

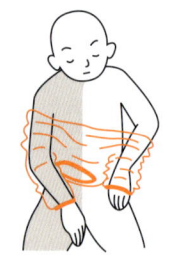

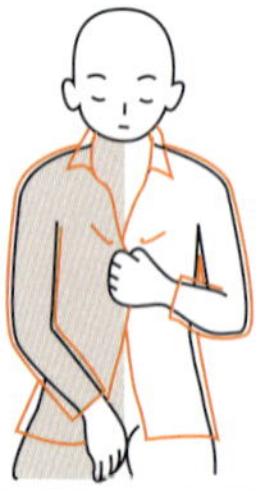

③ ボタンをはめる

丸首シャツの場合

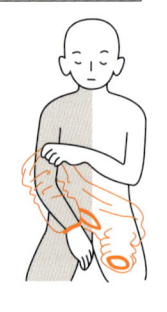

① 麻痺側の腕を袖に通す

② 健側の腕を袖に通す

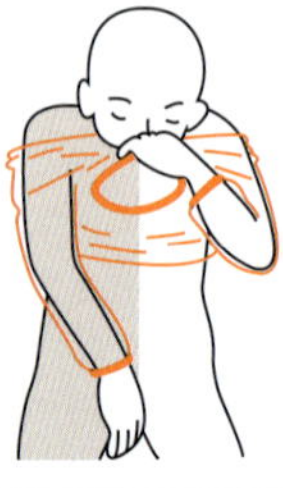

③ 健側の手で背中側のえりを持って頭部を通す

2. 運動・感覚障害とリハビリテーション

ズボンの着用方法

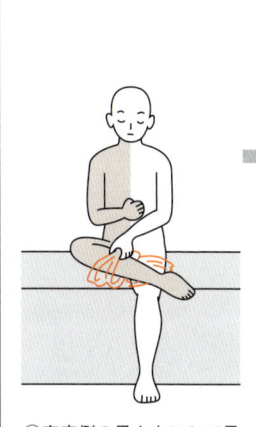

① 麻痺側の足を上にして足を組み（または麻痺側の足を足台に乗せ），麻痺側の足をズボンに通して膝まで引き上げる

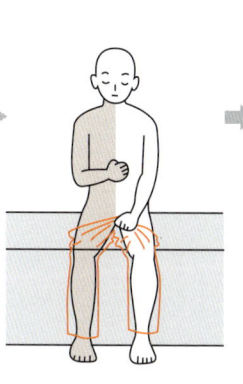

② 健側の足をズボンに通して膝上までたくし上げておく

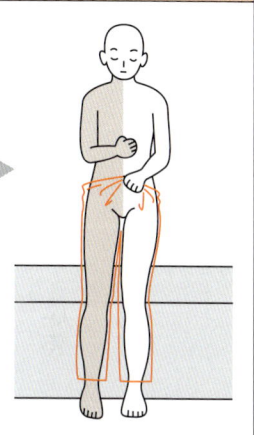

③ 立ち上がり，健側の手でズボンを腰まで引き上げる

立位で引き上げる場合

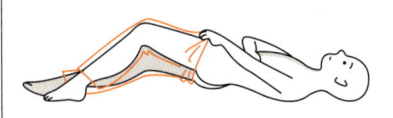

③' 立位になれない場合は，仰臥位になり，健側の足で踏ん張って腰を上げ，健側の手でズボンを腰まで引き上げる

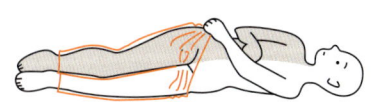

③" 腰を上げることができない場合は，健側を下に横向きになり，健側の手でズボンを腰まで引き上げる

臥位で引き上げる場合

- 更衣は，上着，ズボンとも，着るときは麻痺側から，脱ぐときは健側から行う．
- 介助者は，着用前に袖やズボンの裾をたぐり，上肢や下肢を通しやすくしておく．
- ズボン着用で患者が立ち上がったときは，介助者は患者が転倒しないように注意し，転倒しそうになったら健側を支える．
- 衣服は着脱しやすいものを選ぶ．
  ・上着は，前開きでえりぐりが広いものが着脱しやすい．
  ・ボタンがはめにくい場合は，マジックテープを用いる．
  ・ズボンは，ウエストにゴムを通したものが，ずり落ちにくい．

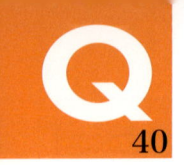

Q40 入浴訓練時の介助のポイントは

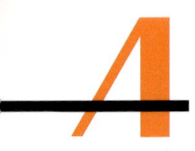

A

```
          入浴介助のポイント
   ┌───────┬─────────┬───────┬──────────┐
 体調観察  浴室・脱衣所の保温  転倒防止  入浴動作の介助・声かけ
```

浴槽へ入るときの介助法

① 浴槽に浴槽ボードをわたし，なるべくそれと同じ高さの椅子を横に並べ，座ってもらう

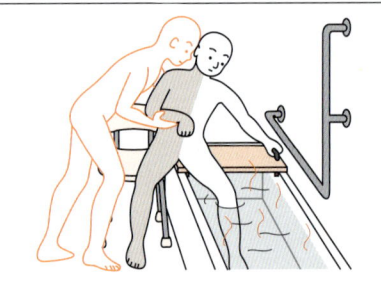

② 健側の足を浴槽に入れ，殿部を椅子から浴槽ボードのほうに移動する

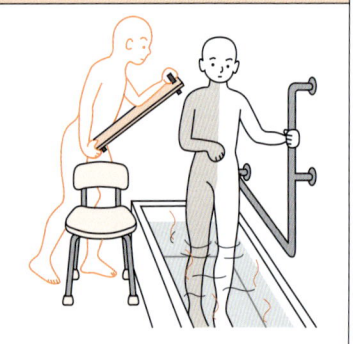

③ 患側の足を健側の手で持ち上げて浴槽のへりを乗り越える

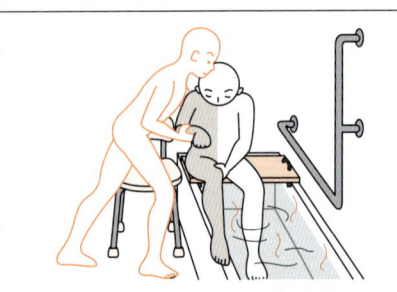

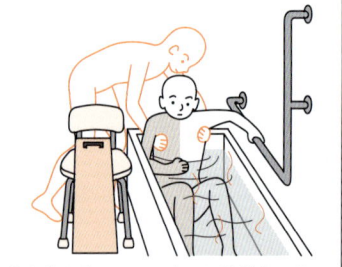

④ 健側で手すりをつかんで立ち上がってもらったら，浴槽ボードをはずす

⑤ 上体を支え，ゆっくりと浴槽内に座ってもらう

- 入浴すると血圧の変動を生じやすいため，体調の変化に注意する．
- 冬期には，前もって浴室や脱衣所を暖めておく．
- 浴室，浴槽内は滑りやすいので，転倒しないように，慎重に介助する．
- 身体を患者自身が洗うときは，洗い残しやすすぎ残しがないように声かけを行う．

Q41 ADLに有用な福祉用具にはどんなものがあるの

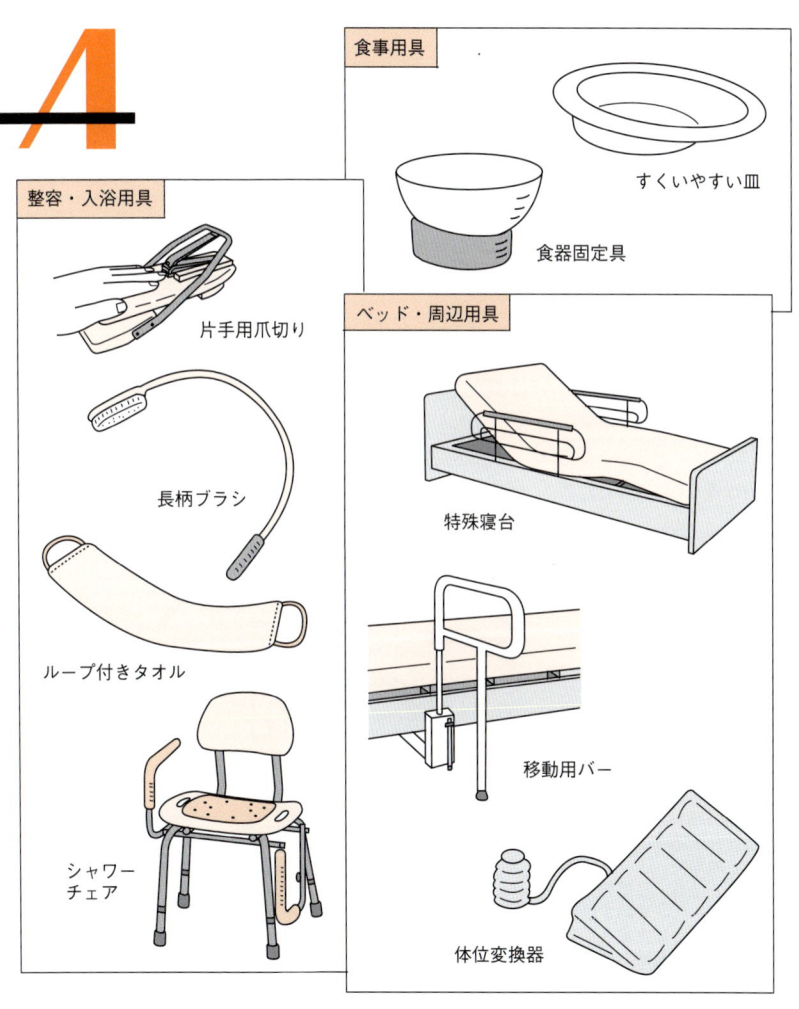

A

食事用具

すくいやすい皿

食器固定具

整容・入浴用具

片手用爪切り

長柄ブラシ

ループ付きタオル

シャワーチェア

ベッド・周辺用具

特殊寝台

移動用バー

体位変換器

ADLに有用な福祉用具の例

- 片麻痺患者に有用な福祉用具の例を示す.

Q42 機能的作業療法はどんなことを行うの

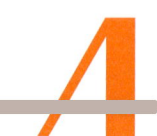

A

```
              機能的作業療法
        ┌─────────┼─────────┐
      身体面       精神面        社会面
```

身体面
- 上肢の筋力増強
- 関節可動域の増加
- 巧緻性や協調性の改善

精神面
- 気分転換
- 達成感
- 意欲の向上
- 抑うつ気分の軽減

社会面
- 社交性,協調性,計画性の向上

主な機能的作業療法

サンディング
- 健側の筋の収縮が麻痺筋の収縮を促通することを利用して,麻痺側の筋力を改善することを目的とする
- 肩関節の可動域や姿勢も併せて改善する
- 傾斜のついた台の上を器具でヤスリがけする要領の運動を行う
- 台の角度や器具の重さで難易度を決定できる

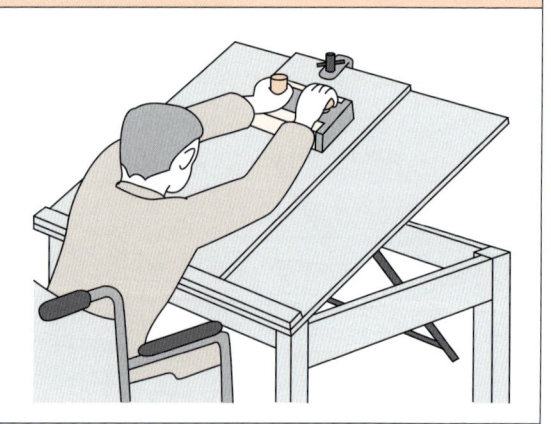

ペグボード
- 上肢の巧緻性の改善を目的とする
- ペグを持ち,目標の位置に運び,ペグを離す過程を経ることで,目と手の協調性や計画性も養う
- 大きいものや小さいものがあり,サイズで難易度を決定できる

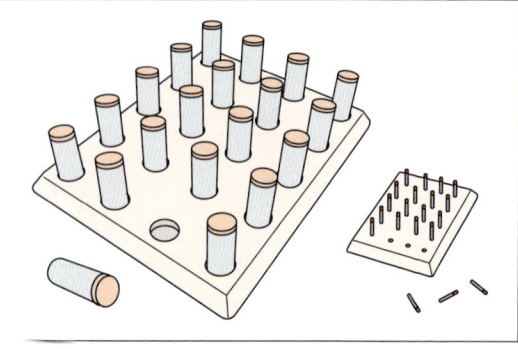

輪入れ

- 上肢の粗大運動の改善を目的とする
- 上肢の協調性，肩関節や肘関節の可動域を改善し，体幹，下肢の耐久性，平衡感覚も併せて改善する

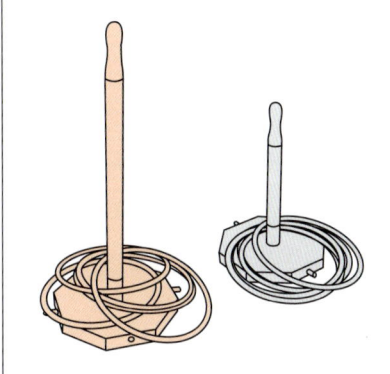

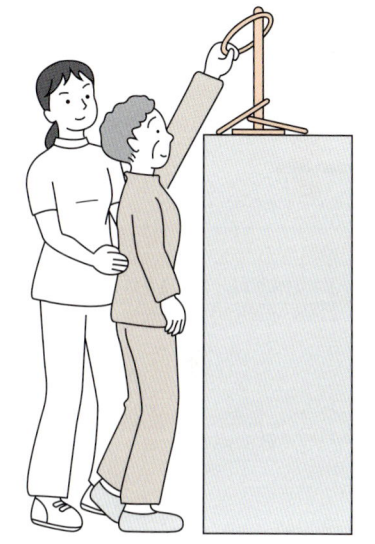

その他

- ジグソーパズル
- 藤細工
- 皮細工
- 折り紙

など

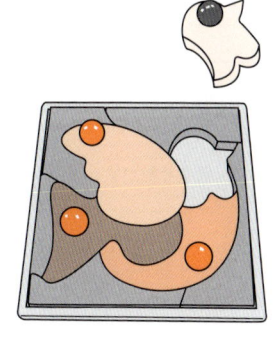

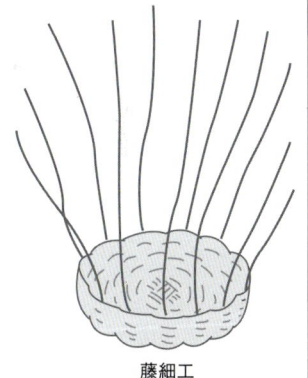

ジクソーパズル（持ち手付き）　　　藤細工

- 機能的作業療法では，1つの訓練にさまざまな要素が組み込まれている．①身体面では，上肢の筋力増強，関節可動域の増加，巧緻性や協調運動の改善を，②精神面では，気分転換，達成感，意欲の向上，抑うつ気分の軽減を，③社会面では，社交性，協調性，計画性の向上をめざす．
- 訓練は，ボード，遊具などを用いた作業やゲーム，工芸などの創作活動をとおして行う．

Q43 より専門的なリハビリテーションアプローチにはどんなものがあるの

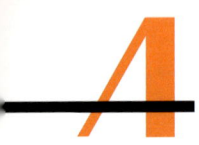

A
より専門的なリハビリテーションアプローチは，改善しにくい上肢の運動麻痺の改善にも有効性が示されている

より専門的なリハビリテーションアプローチ

固有受容器性神経・筋促通手技（PNF：Proprioceptive Neuromuscular Facilitation）

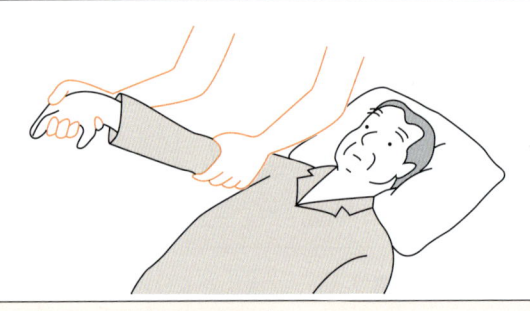

関節包，靭帯，筋・腱紡錘にある，位置，動き，力の固有受容器を，牽引，抵抗，ストレッチなどの方法で刺激し，神経，筋の反応を引き出し，回復をはかる

ミラーセラピー（Mirror Therapy）

麻痺側を動かしていると脳に錯覚させる

鏡に映った健側の動き

健側を動かす

側面を開放し，PT，OTによる麻痺側の他動運動を行う

鏡に映し出された健側上肢の動きを，麻痺側上肢のものと錯覚させて，脳に運動イメージを生成させ，麻痺の回復をはかる

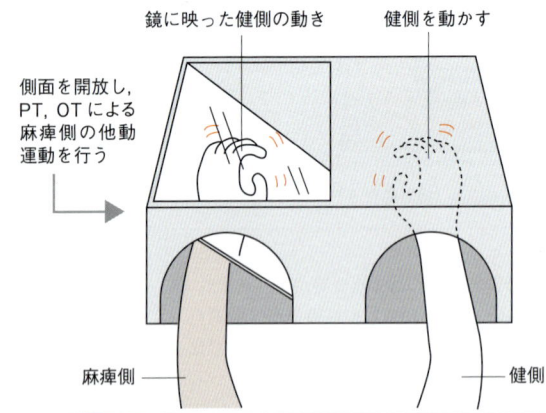

麻痺側　健側

機能的電気刺激（FES：Functional Electrical Stimulation）

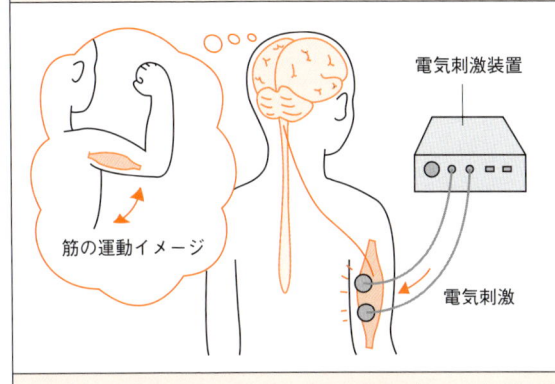

筋の運動イメージ／電気刺激装置／電気刺激

麻痺側の筋にパッドを当て，低周波で15〜30分刺激する．その際，その筋の運動をイメージするように教示する

CI療法（Constraint Induced Movement Therapy）

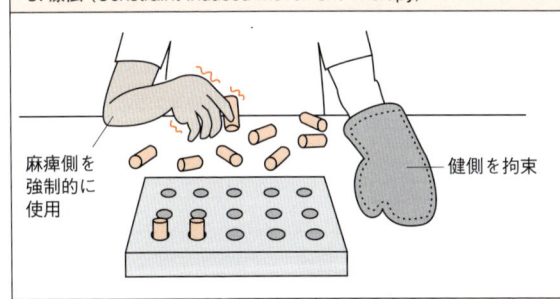

麻痺側を強制的に使用／健側を拘束

健側上肢を三角巾，手袋などで拘束して使用できないようにし，麻痺側上肢を強制的に使用するように仕向け，脳の可塑性を促す
※適応基準あり

課題指向性アプローチ（Task-oriented Approach）

患者の現在の機能と生活環境を有機的に結びつける具体的な課題をみつけ，それに対して訓練を行う

運動再学習プログラム（MRP：Motor Relearning Program）

麻痺側上肢に不適切な運動をしないように，ステップを踏んで，適切に運動を再学習する．まず，その動作ができない原因を分析し，次にできない動作の要素を練習し，さらにその一連の動作を練習し，最後にその動作を日常生活で応用できるように訓練する

- 上肢の運動麻痺は，下肢の運動麻痺と比較して改善しにくい．上肢の運動麻痺を改善させるため，新しい運動理論，生体力学理論に基づいたリハビリテーションアプローチが開発されてきている．
- ここでは開発順に，より専門的なアプローチを示す．それぞれに有効性が示されつつあるが，固有受容器性神経・筋促通手技（PNF）以外は，実施している施設は限られている．

Q44 リハビリテーション中は，どんな危険に注意したらいいの

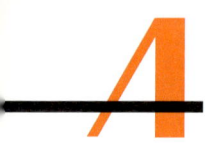

A
とくに回復期に，さまざまな危険がひそんでいる

リハビリテーション中の主な危険	
原疾患（脳卒中）の悪化	偶発的合併症（がんなどの悪性疾患）
・原疾患の定期的な経過観察（画像検査など）を行う	・貧血の持続，食思不振，体重減少などがあったら，すみやかに精査する
合併症（誤嚥性肺炎，感染症，痙攣など）	転倒・転落による損傷
・予防，早期発見・対処に努める	慢性硬膜下血腫／脊椎圧迫骨折／大腿骨頸部骨折 **とくに重大な損傷** ・とくに移乗時に起こりやすいので注意する

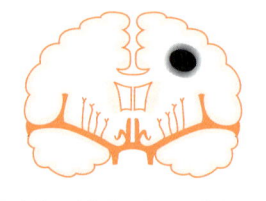

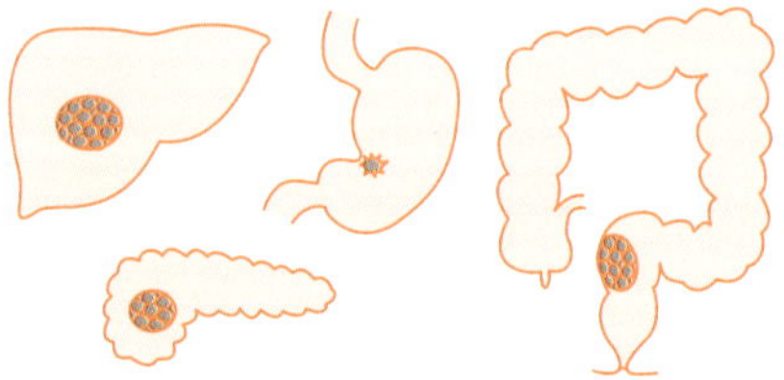

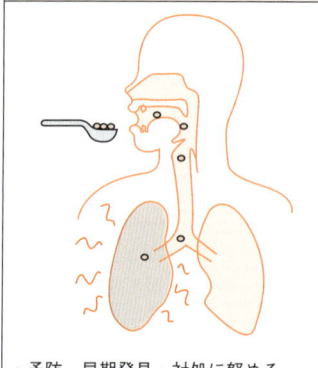

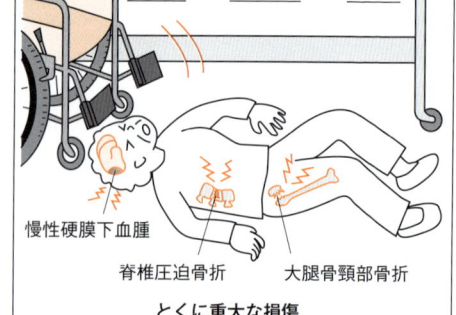

- とくに回復期では，患者は麻痺が徐々に改善してきて自分の能力を過信しやすく，また，医療従事者は病状が安定していると思い込みやすい．このような状況のなかには，さまざまな危険がひそんでいる．
- 危険には，原疾患の悪化，合併症，偶発的合併症，転倒・転落による損傷などがある．

リハビリテーションを中止したほうがいい基準ってあるの

- 患者の状態は日々変化しており，看護師は，患者の毎日の状態を把握し，PT，OT，STと密に連絡をとり，事故が起こらないように努める．
- リハビリテーションを中止したほうがいいのは，脈拍が120回/分以上の頻脈のとき，収縮期血圧が200mmHg以上あるとき，動作時に胸痛があるとき，安静時にも呼吸困難があるときなどである．
- 発熱時にも中止してしまうことが多いが，医師，PT，OT，STと相談し，訓練室への移動ができなくてもベッドサイドでROM訓練などができれば実施してもらう．

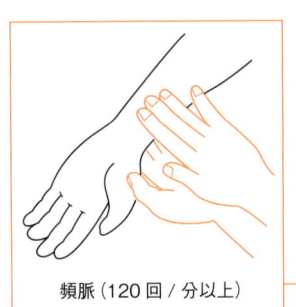

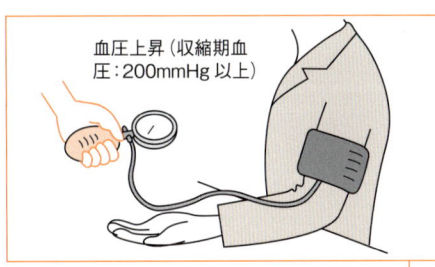

頻脈（120回/分以上）

血圧上昇（収縮期血圧：200mmHg以上）

リハビリテーションを中止したほうがいい場合

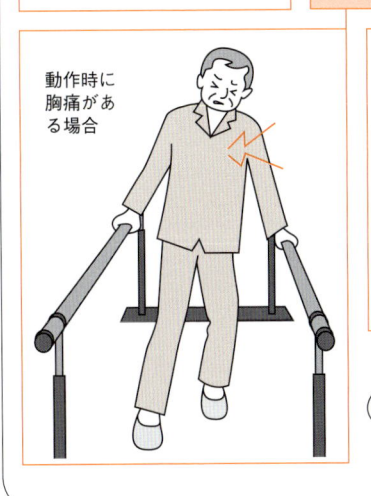

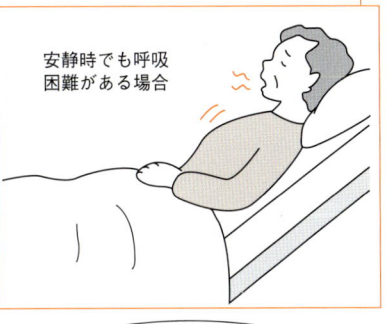

動作時に胸痛がある場合

安静時でも呼吸困難がある場合

発熱時は，医師，PT，OT，STと相談のうえ，ベッドサイドで実施する場合がある

高次脳機能障害とリハビリテーション

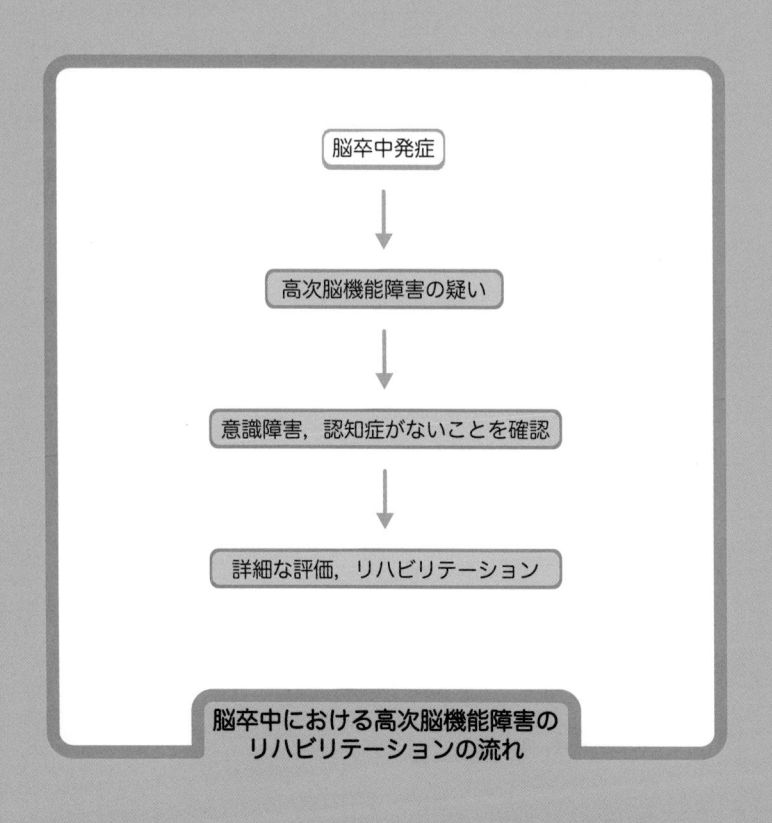

3

脳卒中発症

↓

高次脳機能障害の疑い

↓

意識障害,認知症がないことを確認

↓

詳細な評価,リハビリテーション

**脳卒中における高次脳機能障害の
リハビリテーションの流れ**

Q45 高次脳機能障害って何

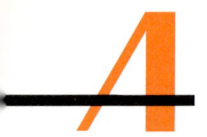

脳卒中 →	高次脳機能障害	高次脳機能
	失語症，失行症，視覚失認，聴覚失認，半側空間無視，遂行機能障害，注意障害など	言語，行為，視覚認知，聴覚認知，空間認知，遂行機能，注意機能など

大脳の主な機能局在

前頭葉 運動機能，言語，感情，判断，創造など，重要な高次脳機能を営む

①	中心前回	運動の中枢
②	ブローカ野	運動性言語中枢（優位半球）
③	前頭前野	・背外側部損傷では遂行機能障害を引き起こす ・眼窩部損傷では人格変化，脱抑制，反社会的行動を引き起こす

頭頂葉 感覚の中枢と，視空間の認知，優位側では読み書きの中枢がある

④	中心後回	体性感覚の中枢
⑤	縁上回，角回	さまざまな感覚情報を統合する

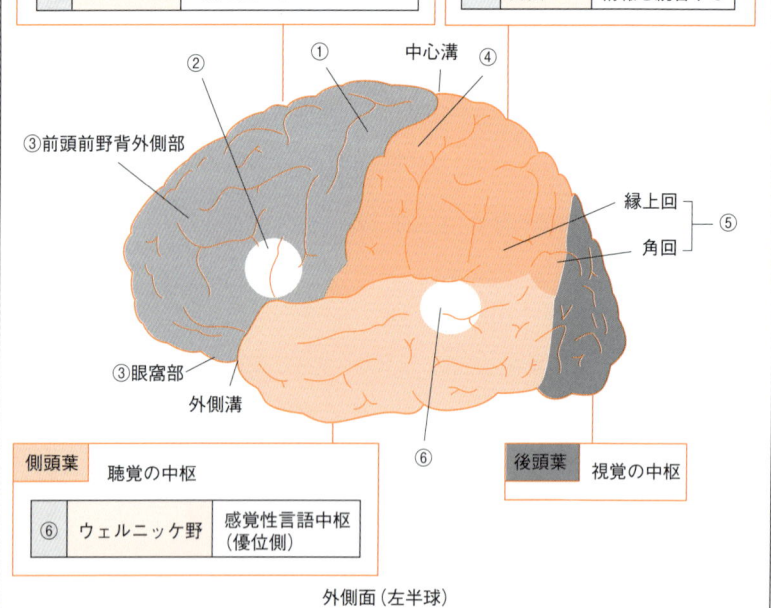

- ① 中心溝
- ②
- ③ 前頭前野背外側部
- ④
- ⑤ 縁上回／角回
- ③ 眼窩部
- 外側溝
- ⑥

側頭葉 聴覚の中枢

⑥	ウェルニッケ野	感覚性言語中枢（優位側）

後頭葉 視覚の中枢

外側面（左半球）

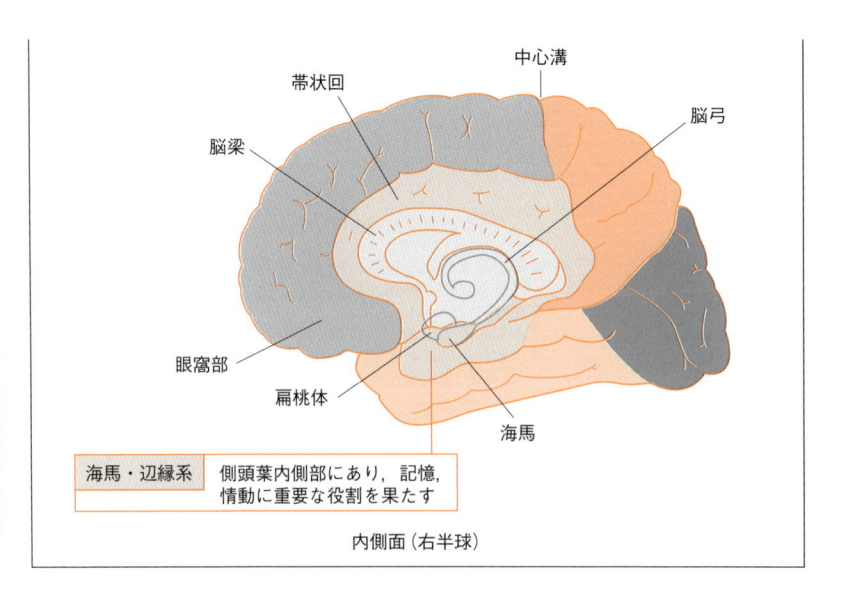

図中ラベル: 帯状回／中心溝／脳弓／脳梁／眼窩部／扁桃体／海馬

| 海馬・辺縁系 | 側頭葉内側部にあり、記憶、情動に重要な役割を果たす |

内側面（右半球）

- 脳は、五感（視覚、聴覚、体性感覚など）を通じて外界の情報を知覚し、それを認識し、情報を処理して、適切な行動をとるなどのはたらきをもつ。これらの脳のはたらきを高次脳機能とよぶ。
- 高次脳機能には、言語、行為、視覚認知、聴覚認知、空間認知、遂行、記憶、注意などがある。脳卒中で障害される部位により、失語症、失行症、視覚失認、聴覚失認、半側空間無視、遂行機能障害、記憶障害、注意障害など、さまざまな高次脳機能障害を生じる。

優位半球って何

- 言語機能を担当している大脳半球を優位半球とよぶ。
- 言語機能は、右利きの場合は99％が左半球で営まれ、左利きの場合は60％が左半球、40％が右半球あるいは両半球で営まれている。

Q46 高次脳機能障害の問題点って何

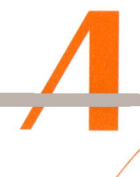

A

高次脳機能障害の主な問題点

- コミュニケーションや行動が障害されるが、一見するとその障害が目立たず、他人に気づかれにくい
- 複合的な環境におかれると、病前と同じ行動がとれないことが判明することがある

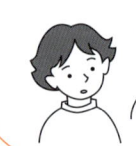

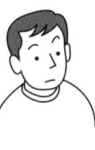

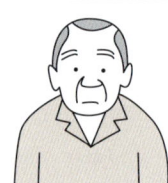

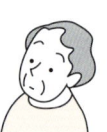

- 高次脳機能障害は、コミュニケーションや行動が障害されるなど、日常生活、社会生活を困難にするが、一見するとその障害の存在が目立たず、他人に気づかれにくいという側面をもつ。入院中の単調な生活のなかではその障害に気づかれなかった患者が、家庭に戻り複合的な環境におかれると、病前と同じ行動がとれないことが判明する場合がある。患者も家族(介護者)も、麻痺など目に見える障害がないのに、なぜ病前と同じように行動できないのか、その原因が高次脳機能障害であることに思い当たらず、戸惑う場合も多い。
- リハビリテーションにおいては、コミュニケーションがとりにくかったり、指示どおりの適切な行動がとれないため、訓練が困難になったり、進まないことが問題となる。
- リハビリテーション従事者は、その症状はもしかしたら高次脳機能障害ではないかという視点と、脳卒中の病巣を確認し、その病巣で生じやすい高次脳機能障害が潜んでいないかという視点で患者の状態を観察し、その病態の特徴を知り、リハビリテーションに生かさなければならない。また、病棟生活のなかで患者のいちばん身近にいる看護師は、生活場面を十分に観察し、高次脳機能障害の発見に鋭敏にならなければならない。
- 作業療法士は、患者の生活の質を向上させるリハビリテーションを行う職種であり、高次脳機能障害の評価とリハビリテーションに主要な役割を果たす。移乗、整容、排泄などの生活場面での介助法などについて、看護師は作業療法士とこまめに意見交換し、看護に生かす。

Q47 高次脳機能障害患者にはどう接したらいいの

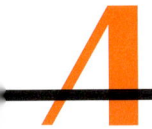

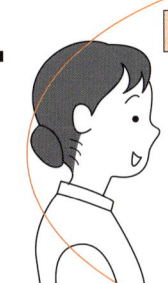

A

高次脳機能障害患者への接し方のポイント

- 障害を的確に理解し，ゆったりした態度で向き合う
- 表情豊かに，視線を合わせ，言葉ははっきりと，内容は簡単に伝達する
- 反応をゆっくり待つ
- できなかったことができたときは褒め，患者の意欲を引き出す
- 子ども扱いしない
- 失語症の場合は，失語症ノートなど言語以外の手段を用いて，コミュニケーションをはかる

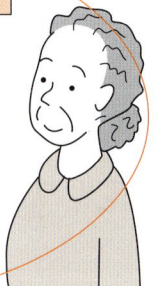

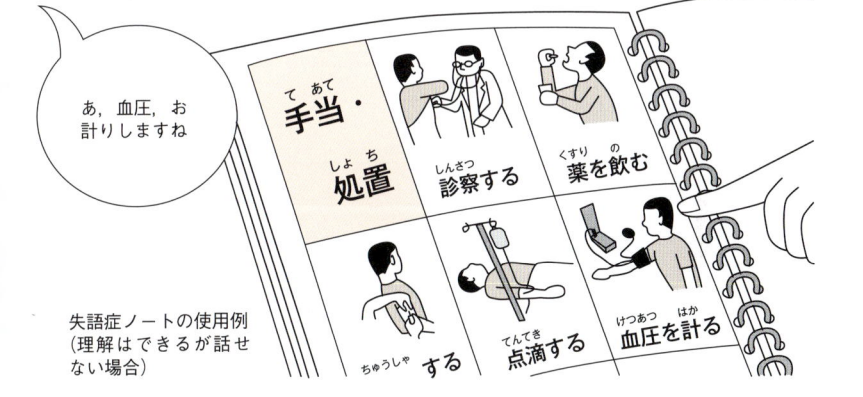

あ，血圧，お計りしますね

失語症ノートの使用例
（理解はできるが話せない場合）

- さまざまな高次脳機能障害のそれぞれの特徴を的確に理解し，ゆったりした態度で向き合う．表情豊かに，視線を合わせて，言葉をはっきりと，内容は簡単に伝達し，反応をゆっくり待つ．
- いままでできなかったことができたときには笑顔で褒め（ただし子ども扱いはしない），患者の意欲を引き出すようにする．
- とくに失語症があると，自分の感情を言葉で表現できないため，悩みに気づかれにくく，本人がコミュニケーションを諦めてしまうことがある．言語以外のコミュニケーション（失語症ノート，ジェスチャー，アイコンタクトなど）を用いて，コミュニケーションをとろうという態度を根気よく示していく．

Q48 失語症ってどんな病態なの

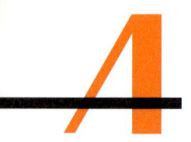

A

主な失語症

復唱ができないタイプ

ある程度理解できる	ブローカ失語 **非流暢**	・とつとつとしかしゃべれない
	伝導失語 **流暢**	・言い間違いが頻発し，思うように話せない
理解障害が重い	全失語 **非流暢**	・ほとんど話せない ・認知症と区別するのが難しいこともある
	ウェルニッケ失語 **流暢**	・とうとうと話すが，疎通性がない ・統合失調症と間違われることがある

復唱はできるタイプ

超皮質性失語

- 相手の言ったことをオウム返しに復唱することが特徴である
- 理解の障害度合いによって，さらに分類される

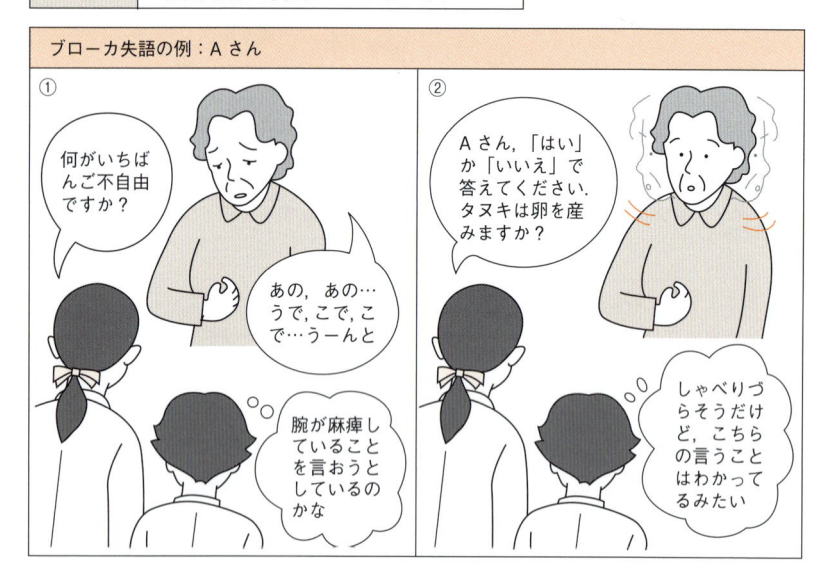

ブローカ失語の例：Aさん

① 何がいちばんご不自由ですか？
　　あの，あの…で，こで，こで…うーんと
　　（腕が麻痺していることを言おうとしているのかな）

② Aさん，「はい」か「いいえ」で答えてください．タヌキは卵を産みますか？
　　（しゃべりづらそうだけど，こちらの言うことはわかってるみたい）

ウェルニッケ失語の例：Bさん

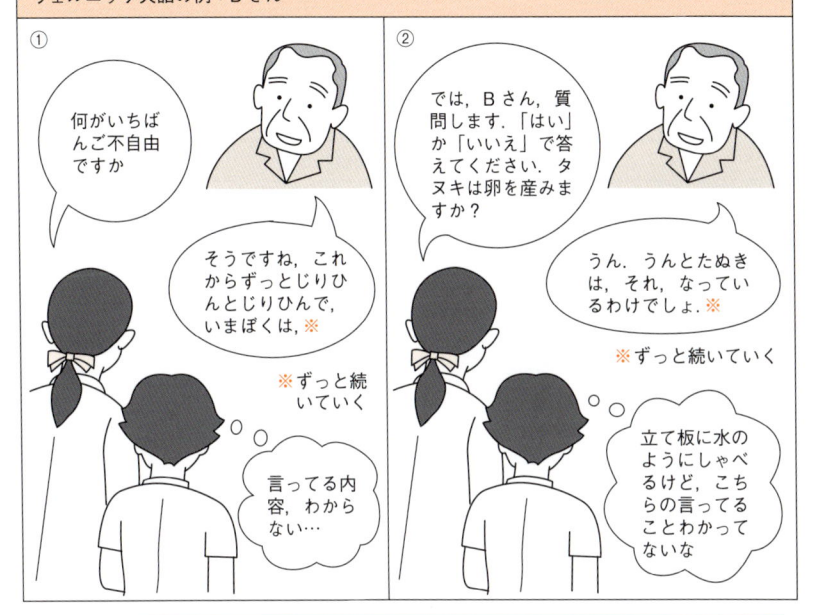

①
何がいちばんご不自由ですか

そうですね，これからずっとじりひんとじりひんで，いまぼくは，※

※ずっと続いていく

言ってる内容，わからない…

②
では，Bさん，質問します．「はい」か「いいえ」で答えてください．タヌキは卵を産みますか？

うん．うんとたぬきは，それ，なっているわけでしょ．※

※ずっと続いていく

立て板に水のようにしゃべるけど，こちらの言ってることわかってないな

対応のポイント

- 患者によって有効な代替コミュニケーション手段（イラスト，実物，ジェスチャー，文字［仮名，漢字］）など）が異なる．リハビリテーションカンファレンスで言語聴覚士からその患者に有効なコミュニケーション手段の情報を得て，スタッフの対応を一貫させる
- 表出面において困難がある場合は，聞き手側が何を言いたいかを察して確認する
- 理解面において困難がある場合は，当初は対応が難しいこともあるが，根気よく接するうちに，この手段ならなんとか通じる，ということがみえてくる
- 失語症の患者は，痛みなど身体の症状を言葉で訴えられないことがある．表出面に困難がある患者では苦痛のある表情，理解面に困難がある患者では機嫌の悪さや不穏ぎみな行動などが，その訴えであることがあり，十分な観察と勘を働かせる力が要求される

- 失語症は，言葉の表出面（話す，書く，読む［音読］），理解面（聞く，読む［黙読］）のすべてが，程度の差はあれ障害された状態である．
- 失語症における共通の特徴は，"物の名前を言えない"ことである．復唱（言われた言葉をそのまま繰り返す）ができるかどうか，理解がどの程度か，話す言葉の流暢さ（とつとつとしかしゃべれないか，とうとうとしゃべるか）で失語症は分類される．
  - 失語症の症状は患者によって千差万別であるが，あえて分類するのは，リハビリテーション従事者が，患者の大まかな障害の特徴を共有するためである．

失語症の用語にはどんなものがあるの

● 失語症の用語にはさまざまなものがある．主なものを示す．

失語症の主な用語	
呼称	物品や絵を見せて，その名前を答える
語想起	「動物」の種類や，「か」のつく言葉をたくさんあげる
喚語困難	なかなか言葉が出てこない．「あれ」「それ」を多用する 娘さん，きょうは早めに帰られたんですね ええ，…「あれ」が…「あれ」…があるから
迂言	言いたい単語をそのものずばりに思い出して言えず，遠回しな表現を使って言う そこの…字を書くもの（鉛筆）を取ってくれ

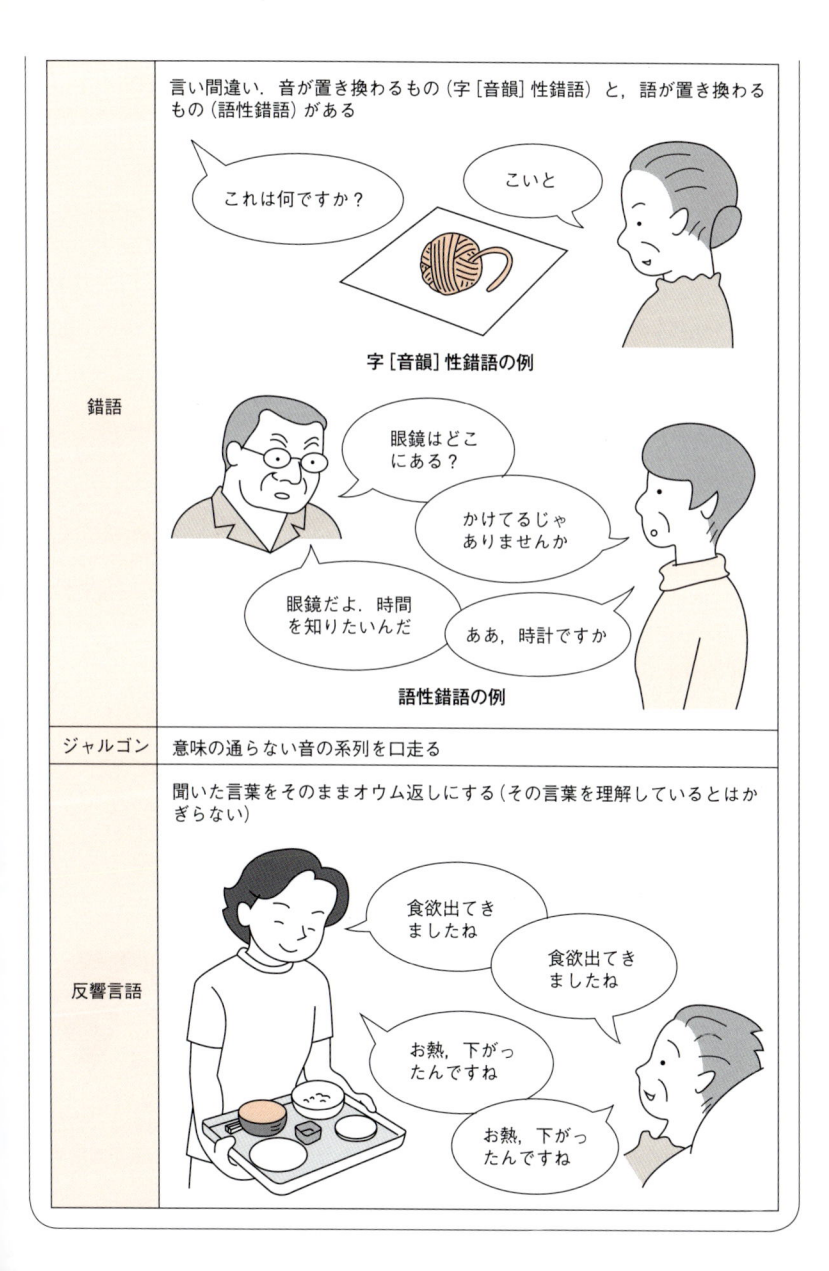

錯語	言い間違い．音が置き換わるもの（字[音韻]性錯語）と，語が置き換わるもの（語性錯語）がある **字[音韻]性錯語の例**（「これは何ですか？」「こいと」） **語性錯語の例**（「眼鏡はどこにある？」「かけてるじゃありませんか」「眼鏡だよ，時間を知りたいんだ」「ああ，時計ですか」）
ジャルゴン	意味の通らない音の系列を口走る
反響言語	聞いた言葉をそのままオウム返しにする（その言葉を理解しているとはかぎらない） （「食欲出てきましたね」「食欲出てきましたね」／「お熱，下がったんですね」「お熱，下がったんですね」）

Q49 構音障害は失語症とどう違うの

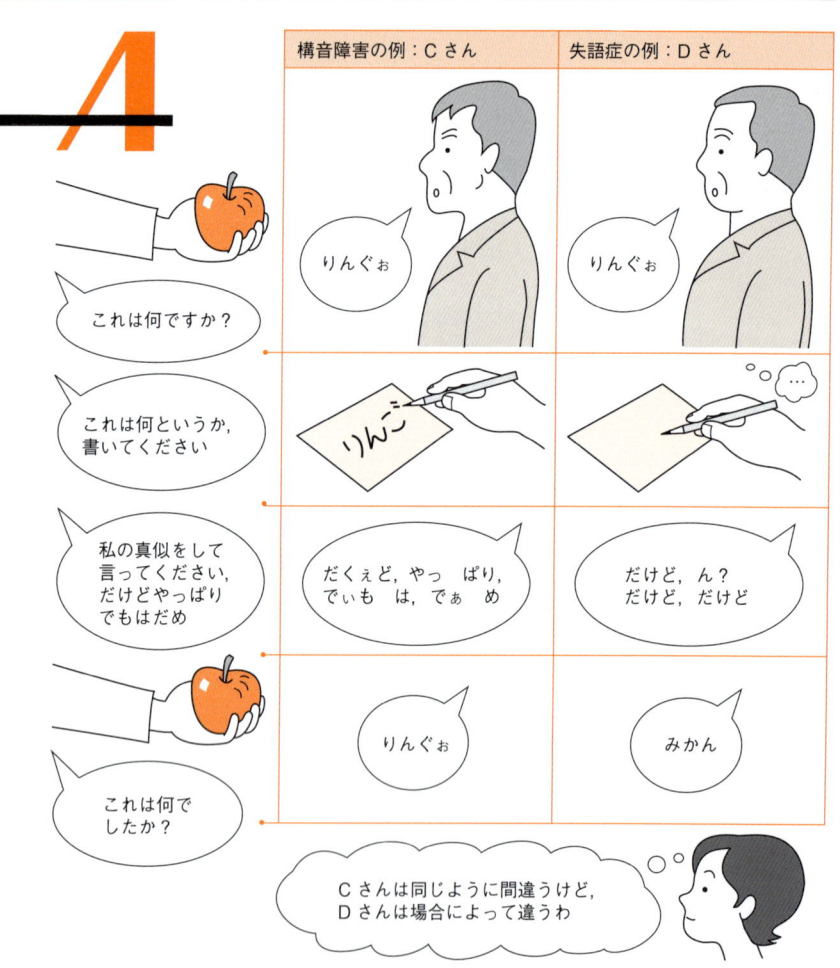

A

	構音障害の例：Cさん	失語症の例：Dさん
これは何ですか？（りんごを見せる）	りんぐぉ	りんぐぉ
これは何というか，書いてください	りんご（と書く）	（書けない）
私の真似をして言ってください，だけどやっぱりでもはだめ	だくぇど，やっぱり，でぃも　は，でぁめ	だけど，ん？だけど，だけど
これは何でしたか？（りんごを再度見せる）	りんぐぉ	みかん

Cさんは同じように間違うけど，Dさんは場合によって違うわ

- 構音障害，失語症とも，言葉がもつれて聞き取りが困難となるが，構音障害は，言葉を発する咽喉や舌の筋肉が麻痺してうまく働かないために起こるもので，言葉を理解することや，手の麻痺がなければ文字を書くことができる．
- 構音障害は，言語機能そのものは障害されていない点が失語症とは異なる．

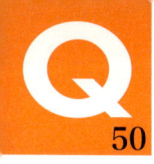

Q50 失語症が認知症と間違えられやすいわけは

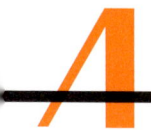

A

認知症と間違えやすい失語症の例：Eさん

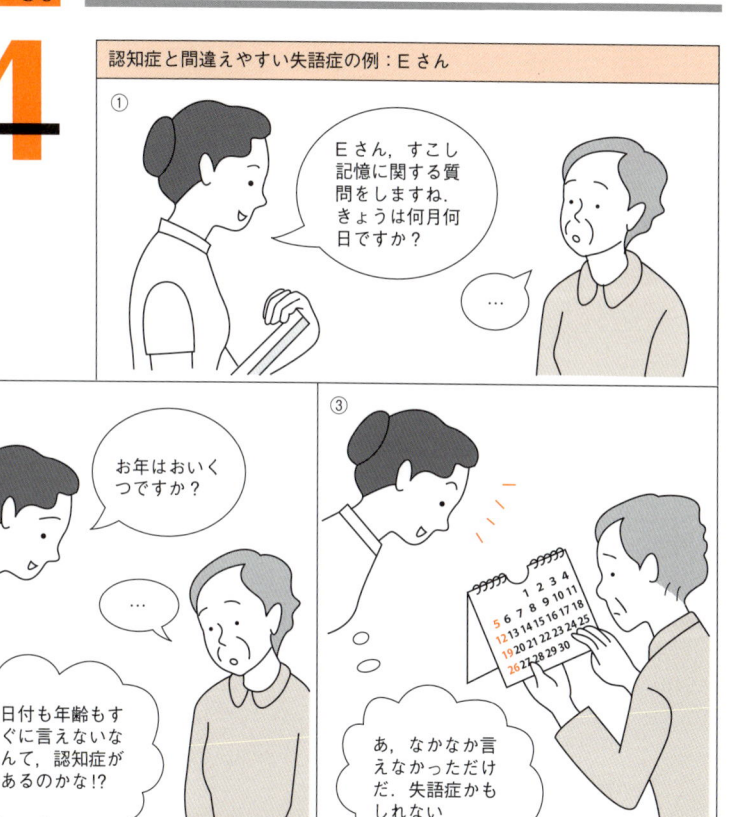

① Eさん，すこし記憶に関する質問をしますね．きょうは何月何日ですか？
…

② お年はおいくつですか？
…
日付も年齢もすぐに言えないなんて，認知症があるのかな！？

③ あ，なかなか言えなかっただけだ．失語症かもしれない

- 認知症は，記憶障害を中心に多彩な認知機能障害を生じ，日常生活に支障をきたすもので，日付や場所が言えない（見当識障害），物の名前を言えないことがある．そのため，失語症の患者が認知症と間違われることがある．
- 失語症は，失語以外の認知機能は保たれることが多いので，場面を理解したり，状況に合わせて行動が可能であるが，認知症ではできない．
- 失語症は，鉛筆を「えんぴつ」と言えないが，鉛筆が書く道具であることはわかっている．認知症では，鉛筆が何であるかもわからなくなっている．

Q51 文字を読めない，書けないだけの障害ってあるの

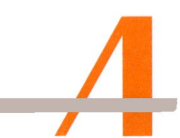

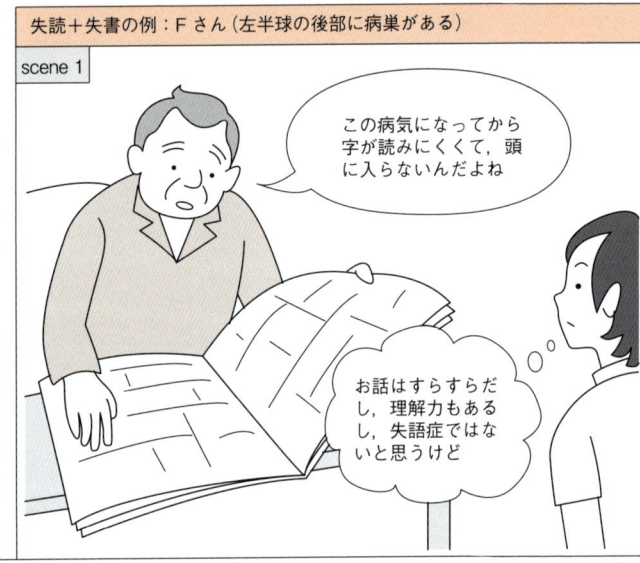

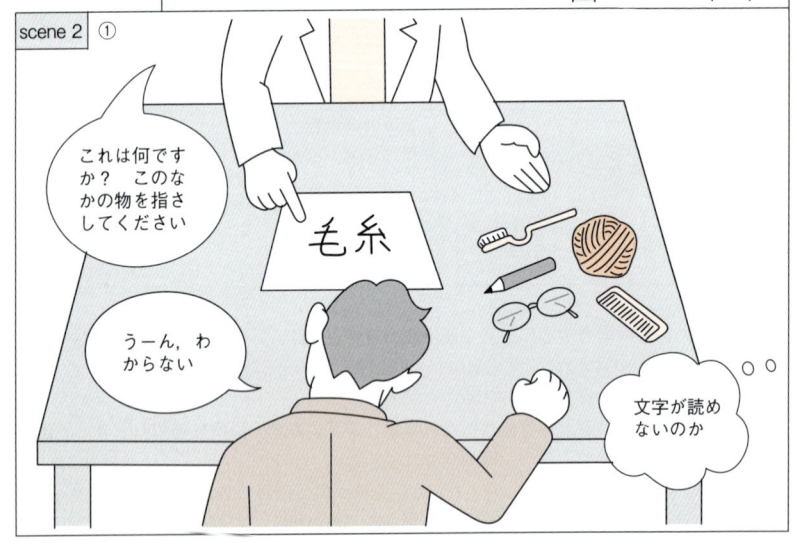

A

失読＋失書の例：Fさん（左半球の後部に病巣がある）

scene 1

この病気になってから字が読みにくくて，頭に入らないんだよね

お話はすらすらだし，理解力もあるし，失語症ではないと思うけど

scene 2 ①

これは何ですか？このなかの物を指さしてください

毛糸

うーん，わからない

文字が読めないのか

3. 高次脳機能障害とリハビリテーション

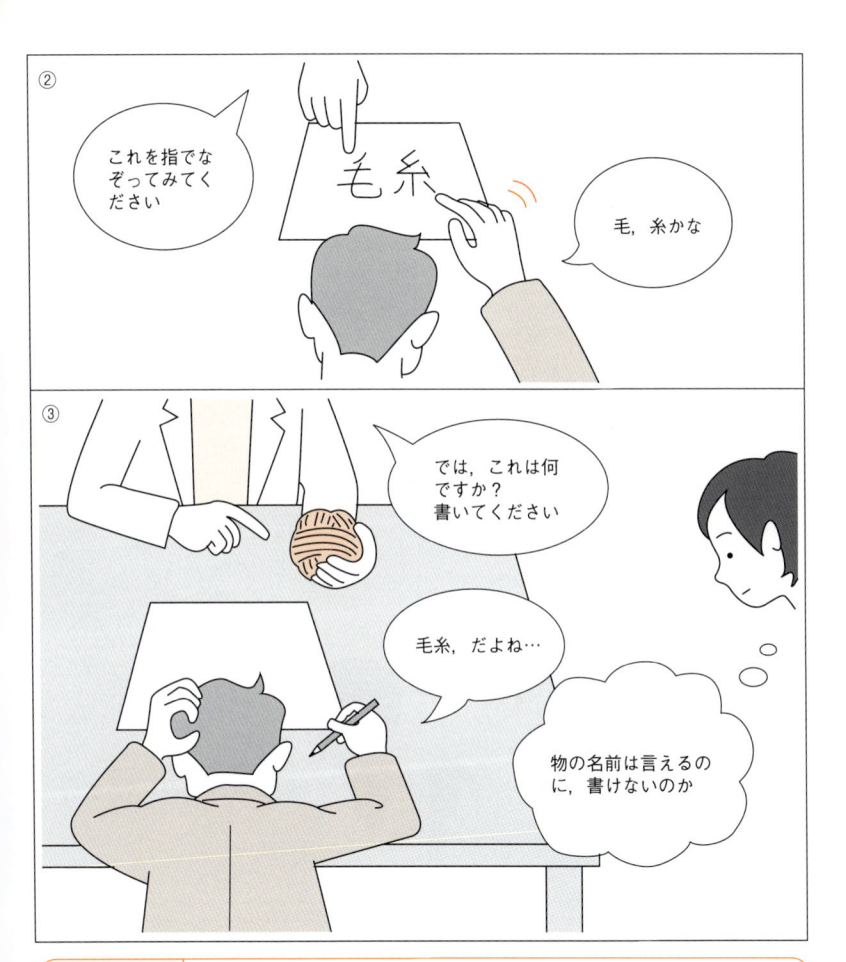

> 対応のポイント
>
> ・純粋失読では，文字を指でなぞりながら読むと読めることが多い
> ・失読，失書の患者には，筆談は無効である．音声言語でのコミュニケーションを行う

- 話すことや，聞いて理解するという音声言語については障害がないのに，読む，書くという文字言語だけが選択的に障害されることがある．
- 左半球の病変で生じることが多い．
- 読む面だけの障害を純粋失読，書く面だけの障害を純粋失書という．

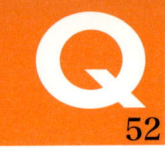

Q52 失行症ってどんな病態なの

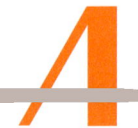

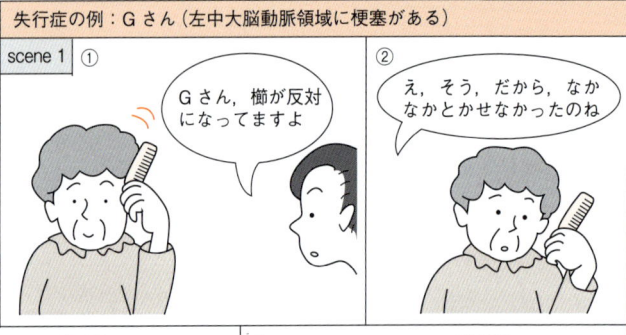

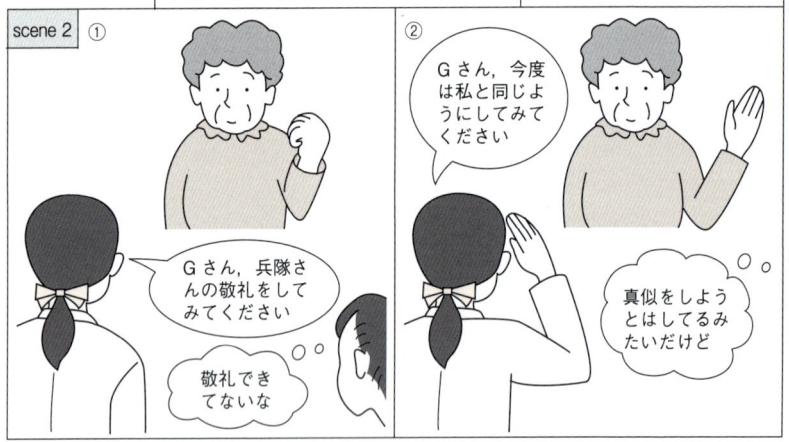

A

失行症の例：G さん（左中大脳動脈領域に梗塞がある）

scene 1 ①
Gさん、櫛が反対になってますよ

② え、そう、だから、なかなかとかせなかったのね

scene 2 ①
Gさん、兵隊さんの敬礼をしてみてください
敬礼できてないな

② Gさん、今度は私と同じようにしてみてください
真似をしようとはしてるみたいだけど

対応のポイント

- 道具を誤って用いたときは、やんわりと指摘し、正しい使用法を示し、一緒にやってみる
- この症状が脳卒中によるものであることを患者・家族（介護者）に理解してもらう

- 失行症とは、動作の真似ができない、道具を誤って用いる、系列動作（タバコを持ってマッチで火をつけるなど）ができなくなる症状である．運動麻痺や感覚障害があっても、それだけで説明できない病態である．
- 左半球の病変で生じ、失語症を伴うことが多い．失行症のあることを自覚していないことも多い．

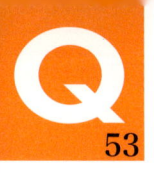

Q53 着衣失行ってどんな病態なの

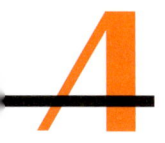

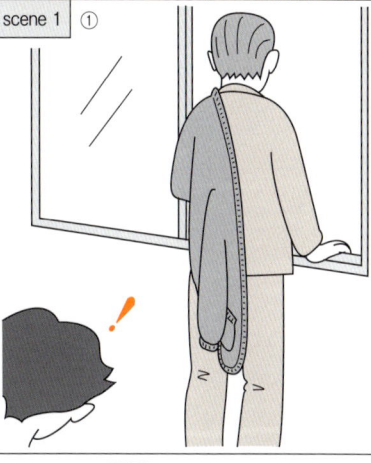

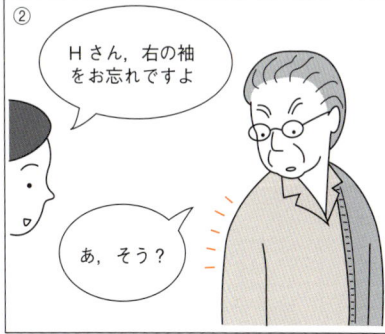

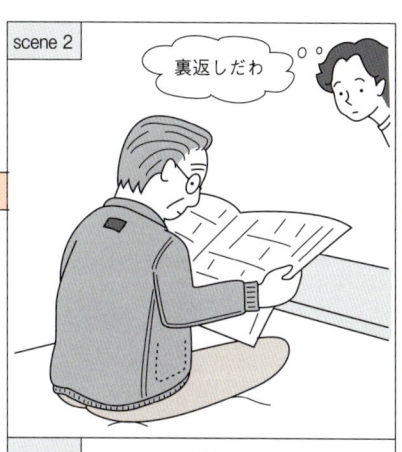

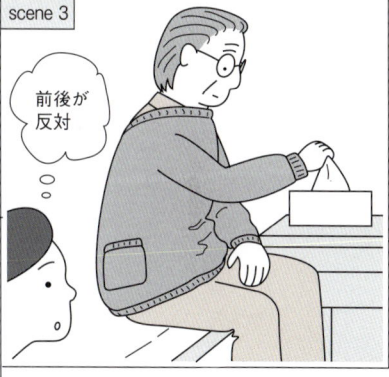

着衣失行の例：Hさん

scene 1
①
② Hさん，右の袖をお忘れですよ
あ，そう？

scene 2
裏返しだわ

scene 3
前後が反対

対応のポイント

- 枕の置いてある方向に衣服の頭の方向を合わせて置く
- 衣服の前後，上下に印をつけてわかりやすくする

- 麻痺などが軽いのに，衣服を正しく着られない．上下，左右，表裏を間違えてしまう．
- 右半球の脳卒中で生じやすい．

Q54 半側空間無視ってどんな病態なの

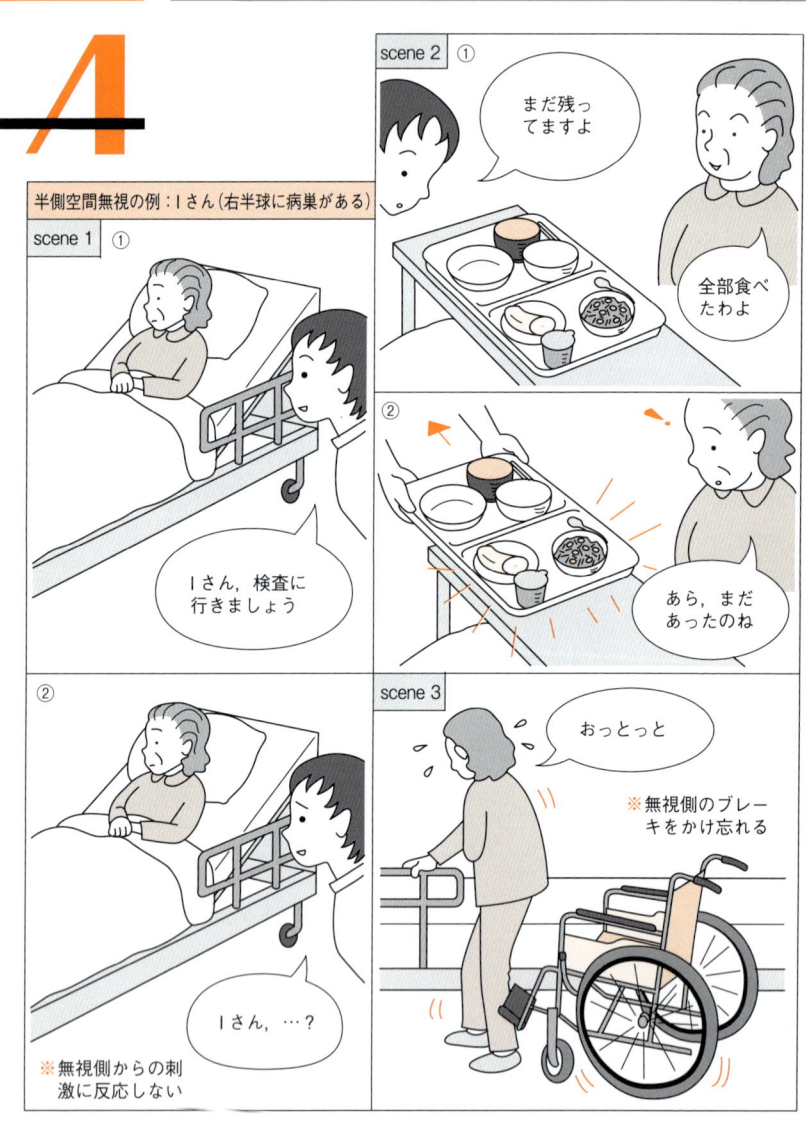

A

半側空間無視の例：Iさん（右半球に病巣がある）

scene 1

① Iさん，検査に行きましょう

② Iさん，…？
※無視側からの刺激に反応しない

scene 2

① まだ残ってますよ / 全部食べたわよ

② あら，まだあったのね

scene 3

おっとっと
※無視側のブレーキをかけ忘れる

92　3. 高次脳機能障害とリハビリテーション

> 対応のポイント
>
> ・最初のうちは，無視のない側からアプローチを行い，徐々に無視側の空間へ注意を向けるように促す
> ＜主なアプローチ＞
> ・食事は未非の位置に配置する
> ・無視のない側に立って声かけをする
> ・車椅子は，無視側のブレーキに目印をつける（目立つ色のテープを巻いたり，大きめのカバーをつけるなど）
> ・行動の一つひとつに際して，左右を指さし，確認する習慣をつける
> ・写字を行い，無視側への注意を促す
> ・無視側上肢に感覚刺激を与える（ブラシでこするなど）
>
> ブレーキにつける目印の例

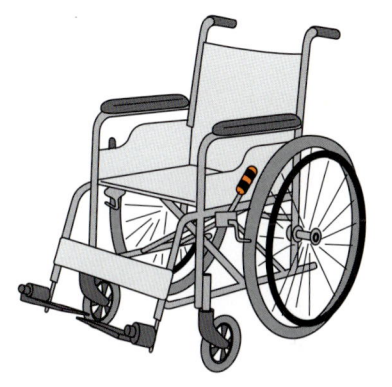

- 自分を中心とした空間（周囲の環境）において，正面を向いた自分の左側（右に病巣がある場合）の刺激に反応できない状態である．単に左側が見えないというわけではない．
- 右半球損傷では，急性期に30～50％と高率に出現する．
- 半側空間無視があると，麻痺側に体重をかけてしまい，坐位でも麻痺側後方に倒れこんでしまうため基本動作訓練が進まなかったり，麻痺は軽度なのに歩行が自立しないなど，リハビリテーションの重大な阻害因子となる．

Q55 視覚失認ってどんな病態なの

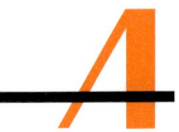

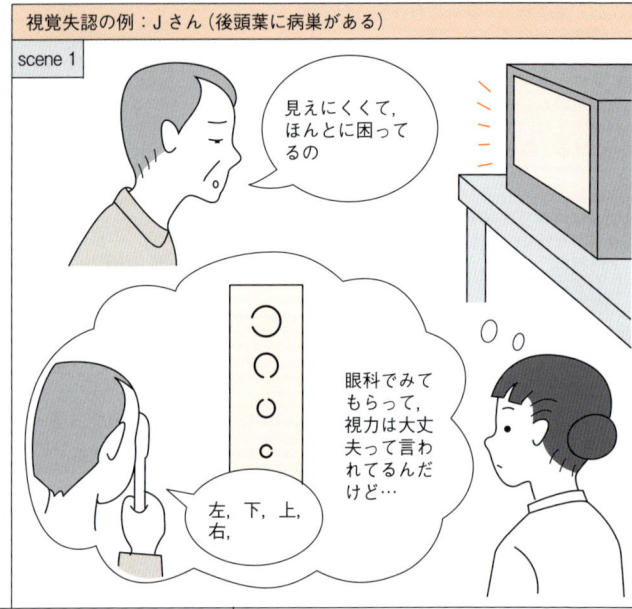

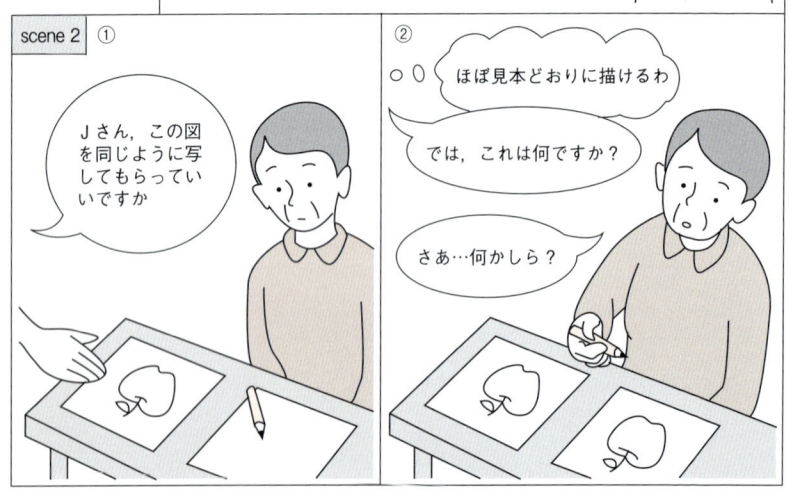

scene 3 ①

これは何ですか？

うーん，何かしら，よく見えないから…

② 触ったらどうですか？

ああ，これは歯ブラシね

対応のポイント

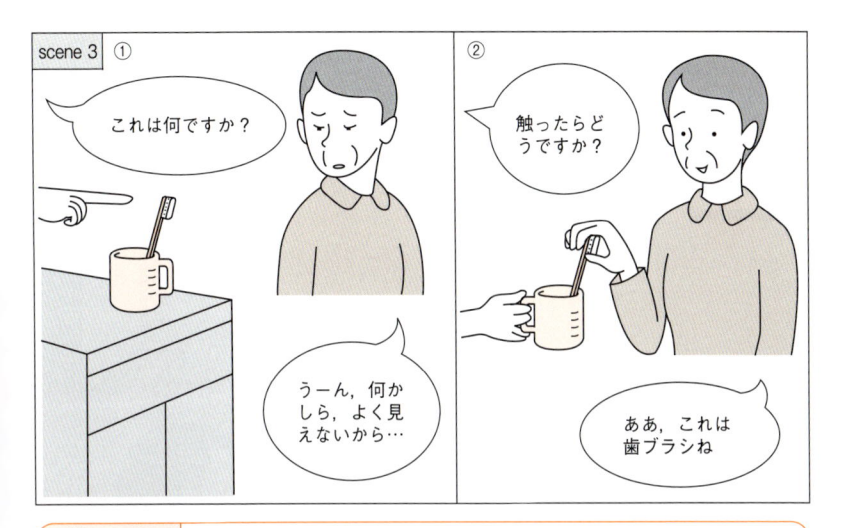

・視覚失認そのものをよくする方法は，いまのところ確立されたものはない
・視覚失認が重度であると，視覚障害者と同様の対応が必要となることもある

- 視力は正常であるのに，物を見てもそれが何であるかわからない状態である．見た物をひとまとまりの形として把握できないために，それが何であるかわからない場合と，ひとまとまりの物としては把握できるが，自分のなかに蓄えられている情報と結びつかない場合がある．
- 後頭葉に病巣があると生じる．
- 失語症でも，物を見てそれが何であるかを言えないが，視覚失認では触れば答えられる（失語症では触っても答えられない）．

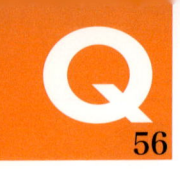

Q56 聴覚失認ってどんな病態なの

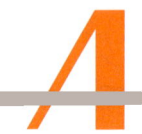

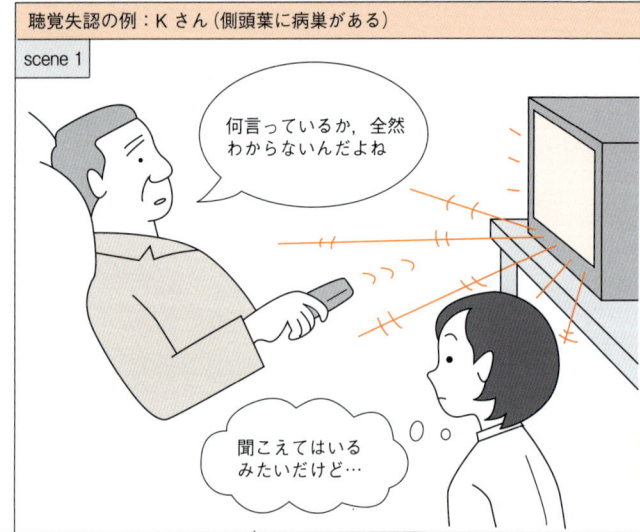

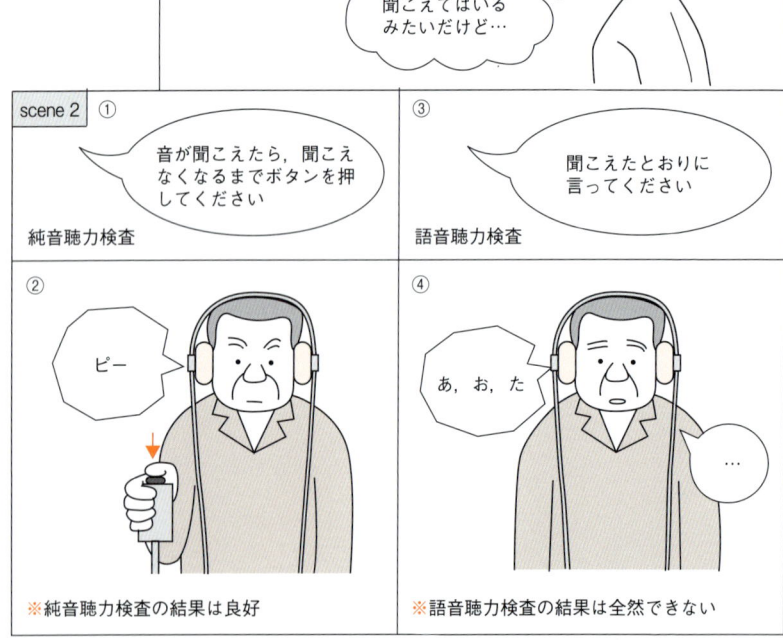

聴覚失認の例：K さん（側頭葉に病巣がある）

scene 1

何言っているか，全然わからないんだよね

聞こえてはいるみたいだけど…

scene 2

① 純音聴力検査

音が聞こえたら，聞こえなくなるまでボタンを押してください

③ 語音聴力検査

聞こえたとおりに言ってください

② ピー

※純音聴力検査の結果は良好

④ あ，お，た　…

※語音聴力検査の結果は全然できない

scene 3 ①

Kさん，右手で左の耳を触ってください

よく聞こえなかった，もう1回言って

※結局できない

②

右手で左の耳を触ってください

あ，これならわかるよ

対応のポイント

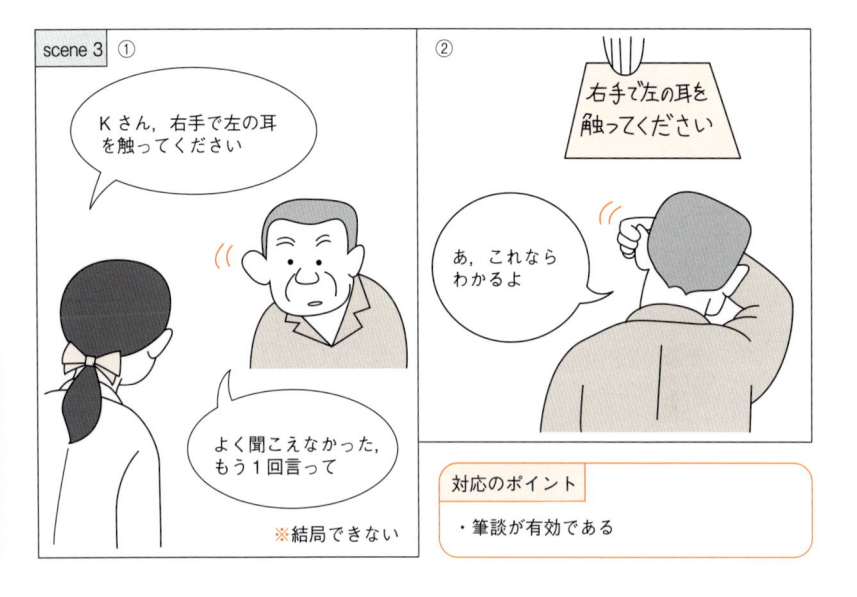

・筆談が有効である

- 聴力は障害されていないのに，音をひとまとまり（たとえば言葉の音[語音]）として認識できない症状である．失語症ではない．
- 側頭葉の脳卒中で生じる．

Q57 相貌失認ってどんな病態なの

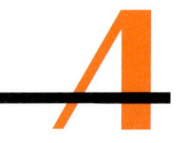

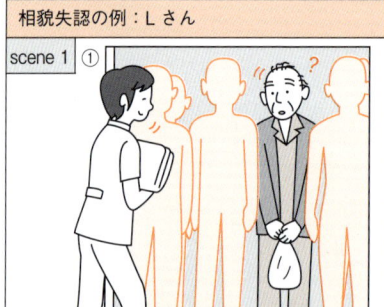

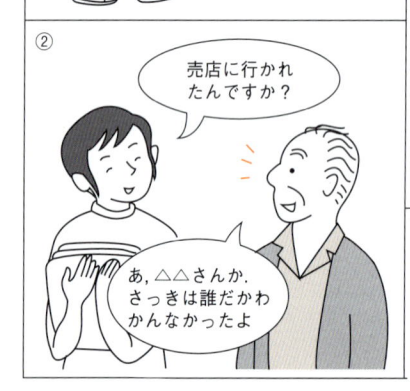

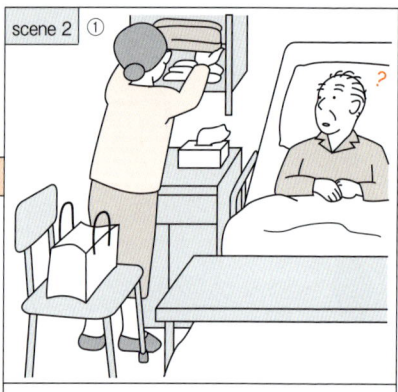

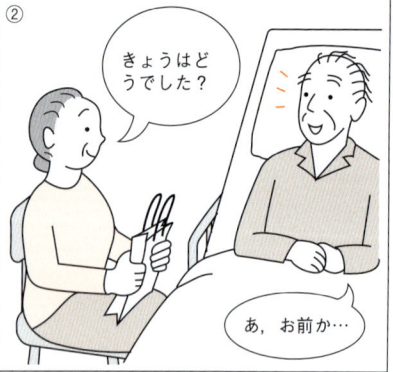

A

相貌失認の例：Lさん

scene 1 ①
scene 1 ② 「売店に行かれたんですか？」「あ、△△さんか．さっきは誰だかわかんなかったよ」

scene 2 ①
scene 2 ② 「きょうはどうでした？」「あ，お前か…」

対応のポイント
- 家族や知人の写真と名前を記したカードをペアで覚えてもらい，顔を見たら名前が思い浮かぶようにする

- 視力は正常であるが，家族，知人など見慣れた顔を見ても，見ただけではそれが誰であるかわからない．また，脳卒中のあと知り合いとなった医師や看護師の顔も覚えられない．声を聞けば誰であるかわかる．
- 後頭葉に脳卒中が生じたときに起こる．認知症や記憶障害で起こるわけではない．

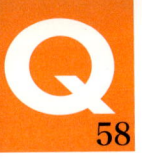

Q58 病態失認ってどんな病態なの

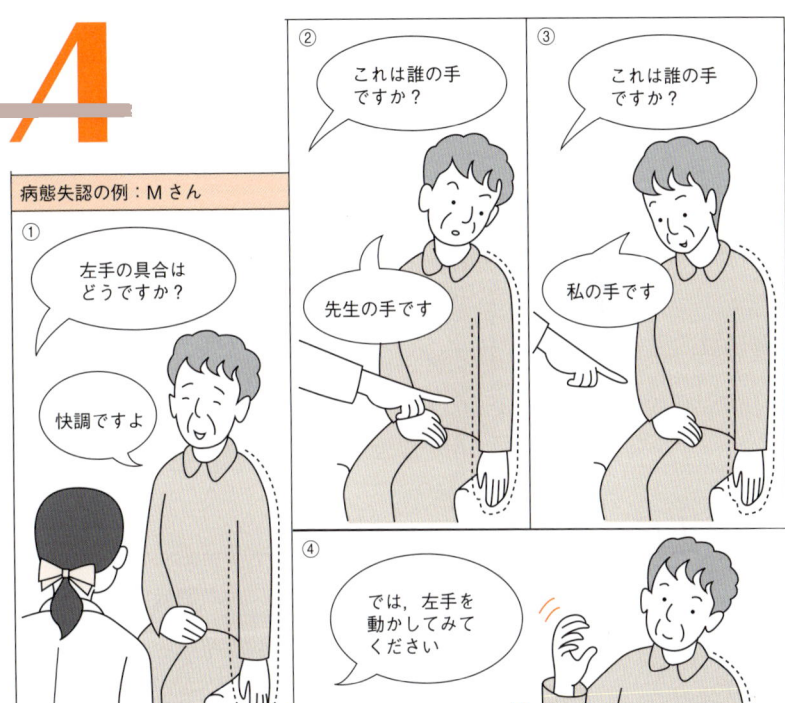

病態失認の例：Mさん

① 左手の具合はどうですか？ — 快調ですよ（麻痺）

② これは誰の手ですか？ — 先生の手です

③ これは誰の手ですか？ — 私の手です

④ では，左手を動かしてみてください

対応のポイント

- 病態失認の患者に対しては，率直に麻痺を指摘する（指摘したのち，気分が落ち込むことがあるので，心理的な支えを十分に行う）
- 日常生活をビデオに撮って一緒に見て，病識を高める

- 手足の麻痺がはっきりとあるのに，患者がそれを認めないか，あるいは気づかない．
- 右半球の脳卒中で発症早期に現れやすい．
- 重度の感覚障害や半側空間無視を合併することがある．
- 患者が麻痺を認めないので，リハビリテーションを導入しにくい．

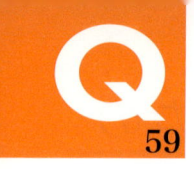

Q59 地誌的障害ってどんな病態なの

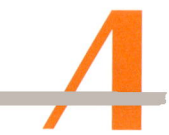

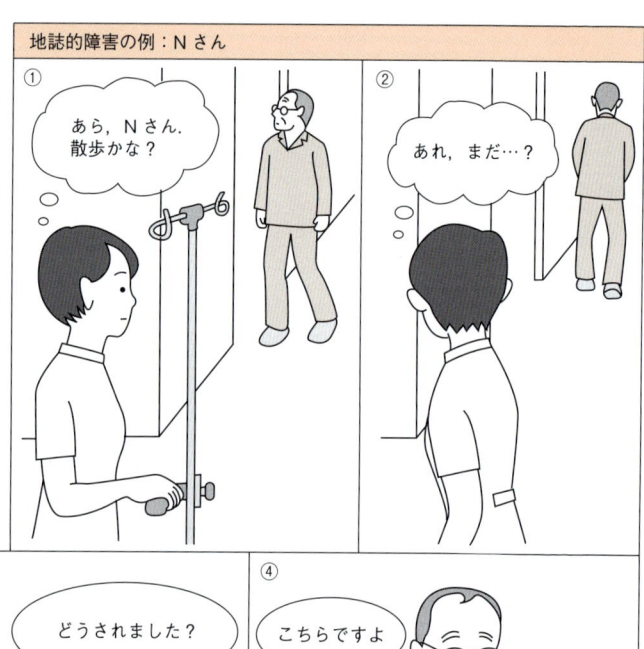

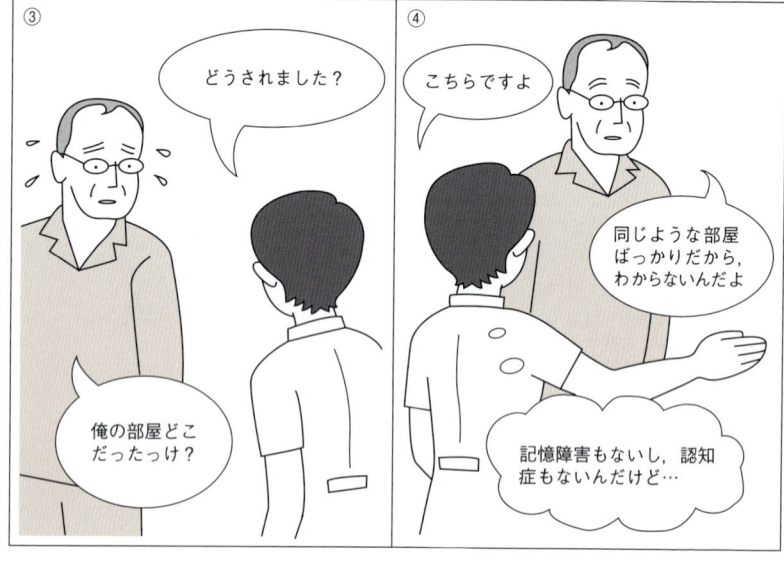

A

地誌的障害の例：Nさん

① あら，Nさん．散歩かな？

② あれ，まだ…？

③ どうされました？
俺の部屋どこだったっけ？

④ こちらですよ
同じような部屋ばっかりだから，わからないんだよ
記憶障害もないし，認知症もないんだけど…

対応のポイント

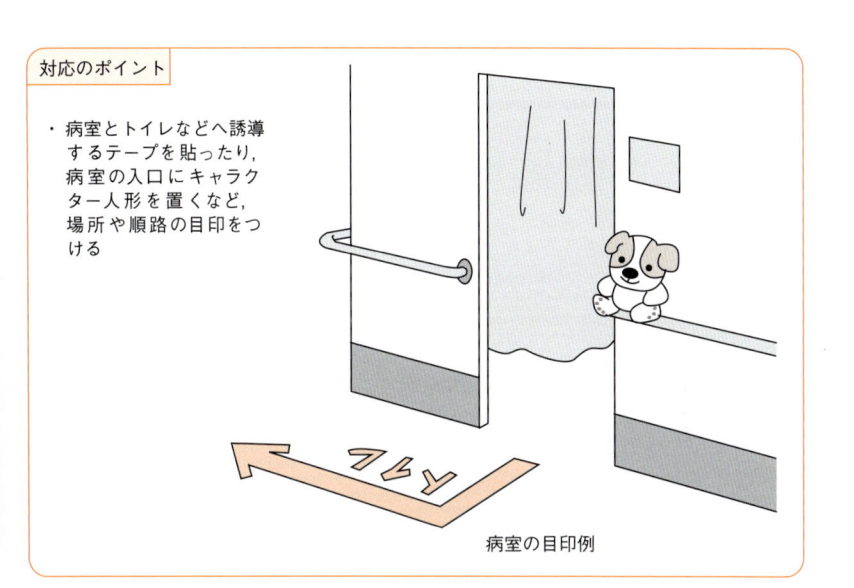

・病室とトイレなどへ誘導するテープを貼ったり，病室の入口にキャラクター人形を置くなど，場所や順路の目印をつける

病室の目印例

- 地誌的障害とは，場所にかかわる認知の障害である．記憶障害により場所を覚えられないために道に迷うのとは異なる．
- 右の後部の脳卒中で生じることが多い．

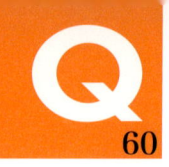

Q60 遂行機能障害ってどんな病態なの

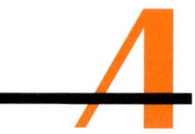

A

遂行機能障害の例：Oさん（前頭葉に病巣がある）

①
- あら，洗濯物たまってきましたね．地下にコインランドリーがありますよ
- そろそろしようかと思ってたの．地下ですね．行ってみます

②

③
- コインがないわ．洗剤もない

④
- コインランドリー満杯でした？
- いいえ，また今度にしますよ．コインしか使えないから不便ね．洗剤もないしね

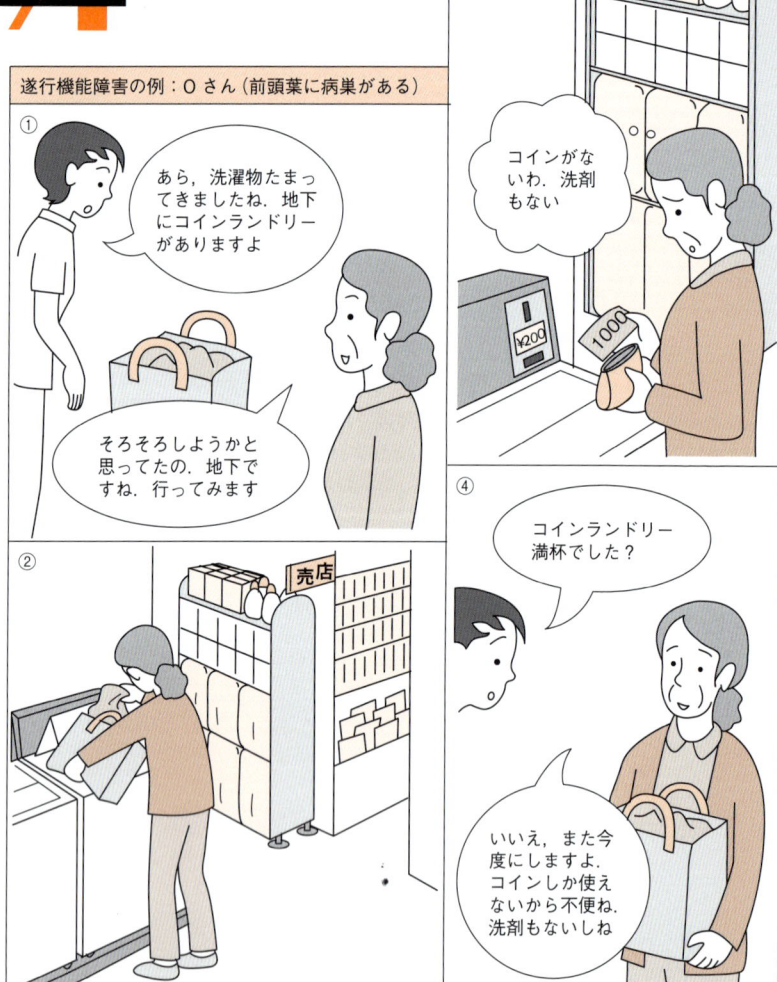

⑤

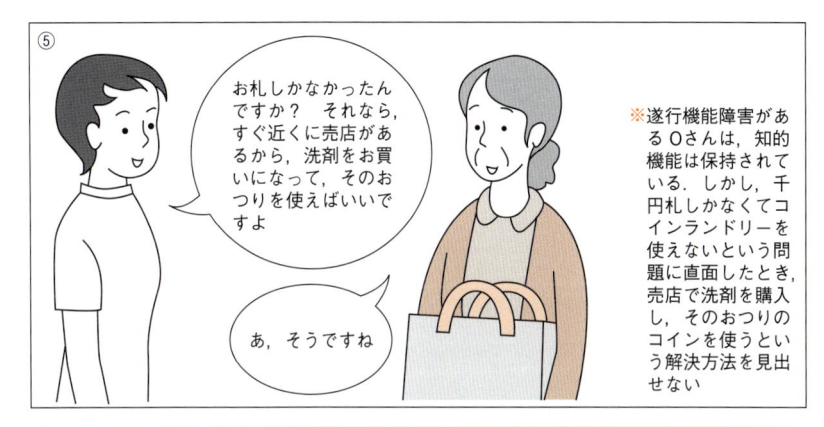

「お札しかなかったんですか? それなら,すぐ近くに売店があるから,洗剤をお買いになって,そのおつりを使えばいいですよ」

「あ,そうですね」

※遂行機能障害があるOさんは,知的機能は保持されている.しかし,千円札しかなくてコインランドリーを使えないという問題に直面したとき,売店で洗剤を購入し,そのおつりのコインを使うという解決方法を見出せない

対応のポイント

・行動を開始するときに,OT,PT,STまたは家族(介護者)が声かけをし,目的,手順をまず患者本人に言ってもらってから実行する,ということを繰り返す

- 遂行機能とは,目標を設定し,それを達成するための予定を立てて実行していく能力である.前頭葉の中核的な機能であるとされる.
- 遂行機能障害になると,知的能力は保持されているようにみえるのに,状況を判断したり,それに適合した行動をとれなくなる.実際には,思いつきの行動,繰り返しの行動,場を読まない行動などがみられる.
- 遂行機能障害は,問題行動がなければ見過ごされがちであるが,もっともらしい言動に行動が伴っていないことなどが,発見の糸口になることもある.
- 入院中の単調な生活では障害が明らかにならず,退院後,多様な環境におかれると,家庭で留守番ができない,職場に復帰しても仕事がもとどおりにできない,などが明らかになることがある.

病変部位により遂行機能障害の現れ方に違いがあるの

- 遂行機能には,脳のさまざまな部位が関与するが,前頭葉,とくに前頭前野が中心的な役割を果たす.前頭前野のうち,背外側部は問題解決に直接かかわる機能を,眼窩部は行動的側面,情動的側面を介して遂行機能を果たしていると考えられている.
- 眼窩部が損傷されると,反社会的行動,脱抑制が現れるとされる.

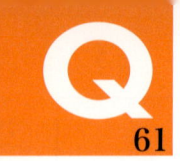

Q61 記憶障害ってどんな病態なの

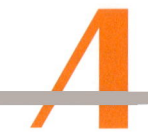

A

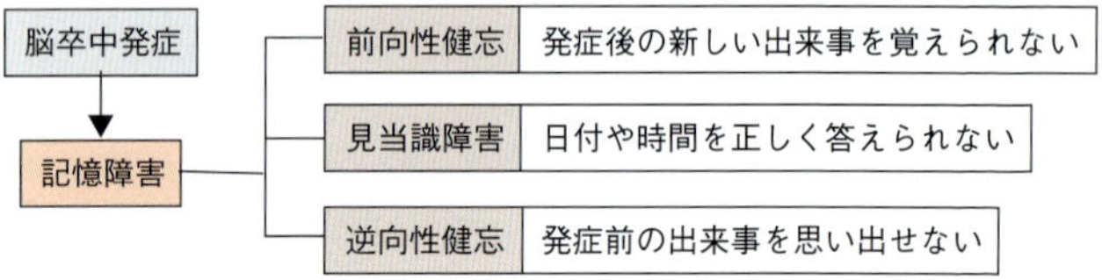

脳卒中発症 → 記憶障害
- 前向性健忘：発症後の新しい出来事を覚えられない
- 見当識障害：日付や時間を正しく答えられない
- 逆向性健忘：発症前の出来事を思い出せない

記憶障害の例：Pさん（側頭葉に病巣がある）

①
- 「Pさん、おはようございます。きょうのご気分はいかがですか？」
- 「あ、初めまして．Pです．よろしくお願いします」
- 「昨日も『初めまして』って言ってたな」

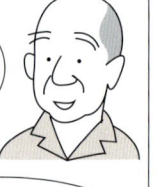

②
- 「いえいえ、昨日もお会いしましたよ」
- 「あ、そうでしたか」
- 「入院してから、主治医や看護師の名前を覚えられないみたい」

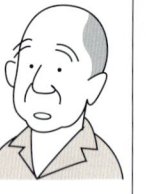

③
- 「では、検査をします、これから言う言葉、覚えてくださいね．緑色、飛行機、名古屋城」
- 「緑色、飛行機、名古屋城」

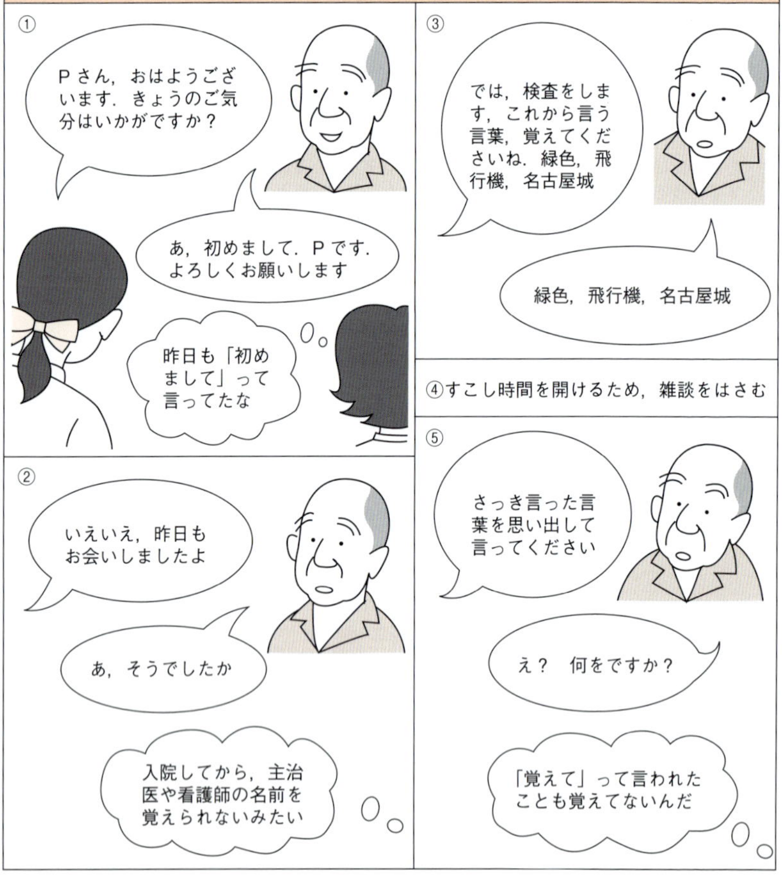

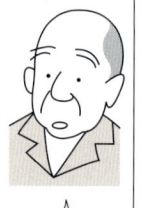

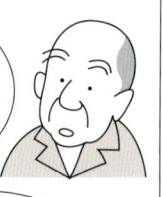

④ すこし時間を開けるため、雑談をはさむ

⑤
- 「さっき言った言葉を思い出して言ってください」
- 「え？ 何をですか？」
- 「『覚えて』って言われたことも覚えてないんだ」

> **対応のポイント**
>
> ・カレンダーや時計を設置し，見回り時に一緒に確認する
> ・ノートなどに担当者の写真と名前を貼っておき，いつでも見られるようにする
> ・脳に正しい情報が貯蔵されるような「誤りなし学習」を繰り返し行うことで，記憶強化をはかる

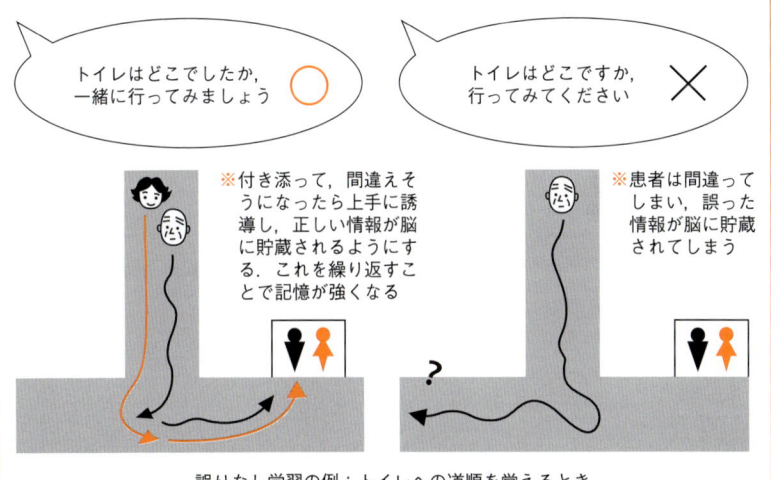

「トイレはどこでしたか，一緒に行ってみましょう」 ○

「トイレはどこですか，行ってみてください」 ×

※付き添って，間違えそうになったら上手に誘導し，正しい情報が脳に貯蔵されるようにする．これを繰り返すことで記憶が強くなる

※患者は間違ってしまい，誤った情報が脳に貯蔵されてしまう

誤りなし学習の例：トイレへの道順を覚えるとき

- 記憶障害は，①脳卒中発症後の新しい出来事を覚えられない（前向性健忘），②日付や時間を正しく答えられない（見当識障害），③発症前の出来事を思い出せない（逆向性健忘）障害である．認知症と異なり，記憶以外の高次脳機能に問題はない．
- 通常，最近のことは思い出せず，昔のことは比較的思い出しやすい．

☕ クモ膜下出血で起こりやすい特徴的な記憶障害って何

- 前交通動脈破裂後のクモ膜下出血では，作話が目立つ記憶障害を生じる．
- 入院中であるのに，「私は昨日100万円を持って北海道まで歩いて行ってきました」など，聞き手には嘘だとわかる内容を話すが，患者はそれを真実だと思っている．
- 作話は，記憶の時間的つながりや内容の連携が，記憶障害のために希薄になることが誘因とされる．

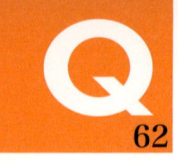

Q62 注意障害ってどんな病態なの

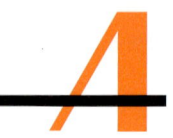

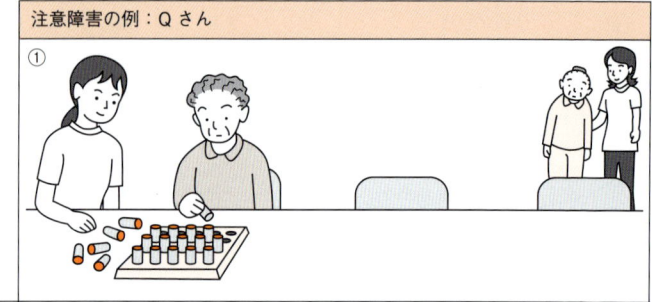

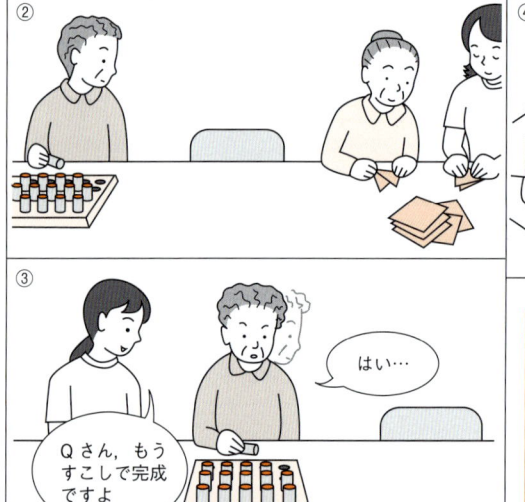

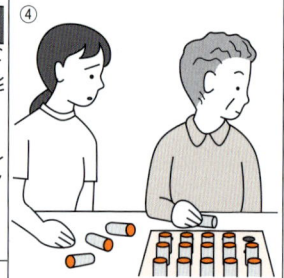

A

注意障害の例：Qさん

① （イラスト）
② （イラスト）
③ 「Qさん，もうすこしで完成ですよ」「はい…」
④ （イラスト）

対応のポイント

- 疲れを生じないようなスケジュールの設定をする
- 集中が途切れないような環境をつくる
- 不注意に陥りやすいことをメモにし，目につきやすいところに掲示する

- 注意とは，自分を取り巻く環境のなかで必要な刺激を選択し，それに意識を集中して持続させる過程であり，注意は，高次脳機能のなかで基本的な機能である．
- 注意障害では，同時に複数のことを処理できなくなったり，集中力が低下したり，行動や言動に一貫性がなくなったりする．一見すると，ただ怠けているだけととらえられてしまうこともある．
- 右半球病巣で出現しやすいといわれるが，どの領域が障害されても起こりうる．

Q63 高次脳機能障害を評価する検査にはどんなものがあるの

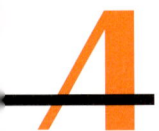

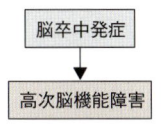

A

```
脳卒中発症
   ↓
高次脳機能障害
```

高次脳機能障害を評価する主な神経心理学的検査	
言語機能検査	標準失語症検査（SLTA：Standard Language Test of Aphasia）
	・聞く，読む，話す，書く，計算する，を段階的に評価する
	WAB失語症検査（Western Aphasia Battery）
	・失語指数を算出できる．失行，失計算，構成も含まれる
半側空間無視をみる検査	行動性無視検査（BIT：Behavioural Inattention Test）
	・日常生活に即した場面での半側空間無視を評価できる
高次視覚機能検査	標準高次視知覚検査（VPTA：Visual Perception Test for Agnosia）
	・視覚失認，相貌失認，地誌的障害など，高次視知覚に関する障害を評価できる
遂行機能検査	遂行機能障害症候群の行動評価 （BADS：Behavioural Assessment of the Dysexecutive Syndrome）
	・遂行機能障害を総合的に評価する
記憶検査	ウェクスラー記憶検査（WMS-R：Wechsler Memory Scale-Revised）
	・記憶のさまざまな側面を評価し，記憶指数を算出できる
	リバーミード行動記憶検査（RBMT：The Rivermead Behavioral Memory Test）
	・日常生活上で記憶機能を評価し，重症度がわかる
注意機能検査	D-CAT注意機能スクリーニング検査
	・簡単に注意機能障害を検出できる
知能検査	WAIS-Ⅲ成人知能検査（Wechsler Adult Intelligence Scale-third edition）
	・WAIS-R成人知能検査（Wechsler Adult Intelligence Scale-Revised）が改訂され，WAIS-Ⅲとなった ・言語性，動作性，全IQを算出する
	レーブン色彩マトリックス検査（RCPM：Raven's Colored Progressive Matrices）
	・失語症でも評価できる知能検査

●主な神経心理学的検査を示す．

Q64 高次脳機能障害にリハビリテーションは有効なの

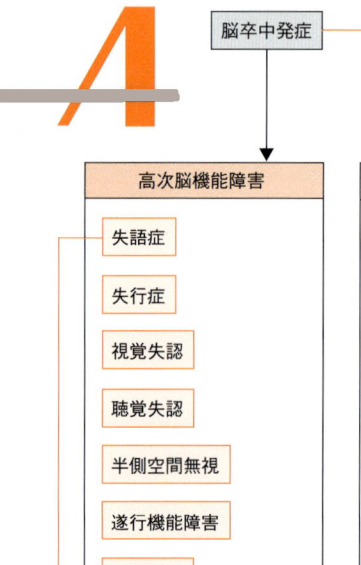

A

脳卒中発症 → ・急性期を過ぎ，意識が清明
・坐位を30分ほどとっても疲れない状態

開始 ↓

高次脳機能障害
- 失語症
- 失行症
- 視覚失認
- 聴覚失認
- 半側空間無視
- 遂行機能障害
- 記憶障害
- 注意障害

リハビリテーション
- 何ができなくて，何ができるかをしっかり把握したうえで，有効であるリハビリテーションを探っていく
- 高次脳機能のすべてが解明されたわけではないので，方法論の確立はまだこれからである

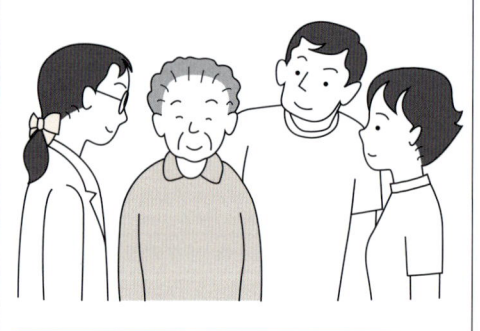

言語聴覚士による集中的リハビリテーションの有効性が示されている

- 意識障害があると，全体的に脳機能が低下するので，あたかも高次脳機能障害があるようにみえる．そのため，高次脳機能障害のリハビリテーションは，急性期を過ぎ，患者の意識が清明となって，坐位を30分ほどとっても疲れない状態になってから開始される．
- 高次脳機能障害は，病巣部位によりさまざまな病態を呈するが，その患者は何ができなくて，何ができるかをしっかり把握したうえで，有効であるリハビリテーションを探っていく．この評価には時間を要する．高次脳機能のすべてが解明されたわけではないので，運動・感覚障害のリハビリテーションと比較すると，方法論の確立はまだこれからである．
- 失語症に関しては，言語聴覚士が集中的にリハビリテーションを行うことの有効性を示すエビデンスが示されている．

失語症のリハビリテーションにはどんなものがあるの

- 失語症の主なリハビリテーションを示す．

失語症の主なリハビリテーション

刺激法

- 耳や目から反復して刺激を与え，なんらかの反応を引き出す
- たとえば，「りんご」という言葉を言ってもらおうとするとき，患者に「りんご」と文字で書いたカードと，りんごの絵が描いてあるカードを見せながら，言語聴覚士が「りんご，りんご，りんご」と3回ほど繰り返して言い，そのあと患者に言ってもらう
- 間違っていても矯正しない

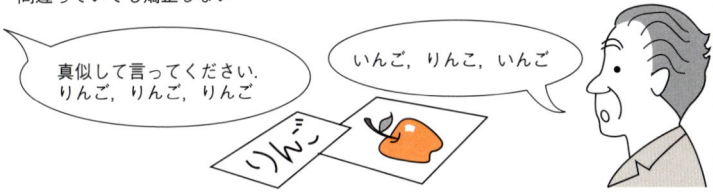

> 真似して言ってください．
> りんご，りんご，りんご

> いんご，りんこ，いんご

機能再編成法

- 病巣部位が担っていた機能をほかの部位に再編成させるという考え方に基づき，ある言語機能の障害を，通常では使用しない手段により改善させようとする方法である
- たとえば，仮名を書けない患者に対する仮名文字訓練として，「か」という文字を書くのに，①漢字で表記できる「柿」をキーワードとして設定，②「か」という音から「柿」を想起，③「柿」を書字，④「柿」という字を見ながら「か」を書字，⑤「か」という音から「か」を書字，という段階を経る漢字キーワード法などがある[1]

実用コミュニケーションの促進法
(PACE：Promoting Aphasics' Communicative Effectiveness)

- 実際のコミュニケーション場面に近い状態を設定し，患者と言語聴覚士とのあいだで，なんらかのやりとりを行うことでコミュニケーション能力を向上させる
- たとえば，患者と言語聴覚士のどちらかがカードをめくり（カードの内容は相手は知らない），それに書いてある単語の情報を相手になんらかの手段（ジェスチャー，パントマイム，描画，物体を指差すなど）で伝える
- この訓練は重症の患者でも行うことが可能である

認知心理学的方法

- 脳のなかで起きていることについてのモデルを作成し，患者がそのモデルのどこに障害があるかを見極めて，その部分を集中的に訓練する

右半球機能を賦活させる方法 (MIT：Melodic Intonation Therapy)

- 短い語句を音楽パターンにのせて，歌うように発話させる

4

摂食・嚥下障害とリハビリテーション

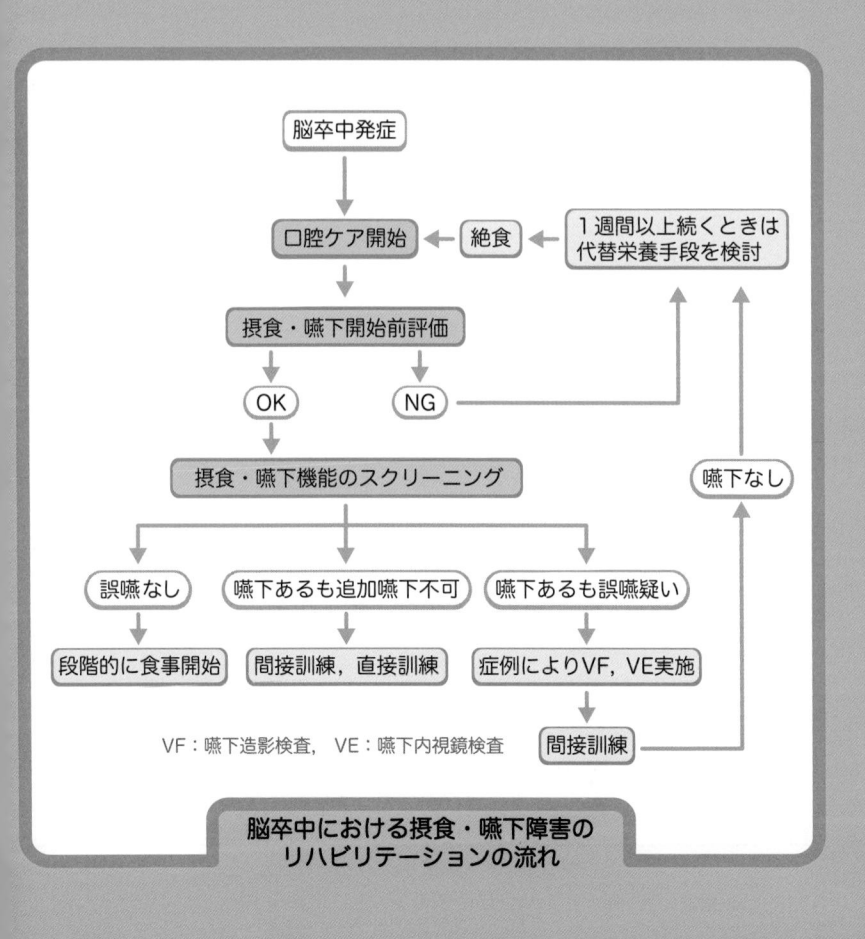

```
                    脳卒中発症
                       ↓
            口腔ケア開始 ← 絶食 ← 1週間以上続くときは
                       ↓              代替栄養手段を検討
              摂食・嚥下開始前評価
                   ↓      ↓
                  OK     NG
                   ↓
            摂食・嚥下機能のスクリーニング
            ↓          ↓           ↓
         誤嚥なし  嚥下あるも   嚥下あるも誤嚥疑い    嚥下なし
                 追加嚥下不可
            ↓          ↓           ↓
      段階的に食事開始  間接訓練,直接訓練  症例によりVF, VE実施
                                         ↓
                                      間接訓練

         VF:嚥下造影検査, VE:嚥下内視鏡検査
```

**脳卒中における摂食・嚥下障害の
リハビリテーションの流れ**

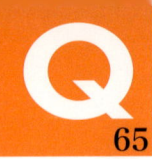

Q65 摂食と嚥下はどんな過程をたどるの

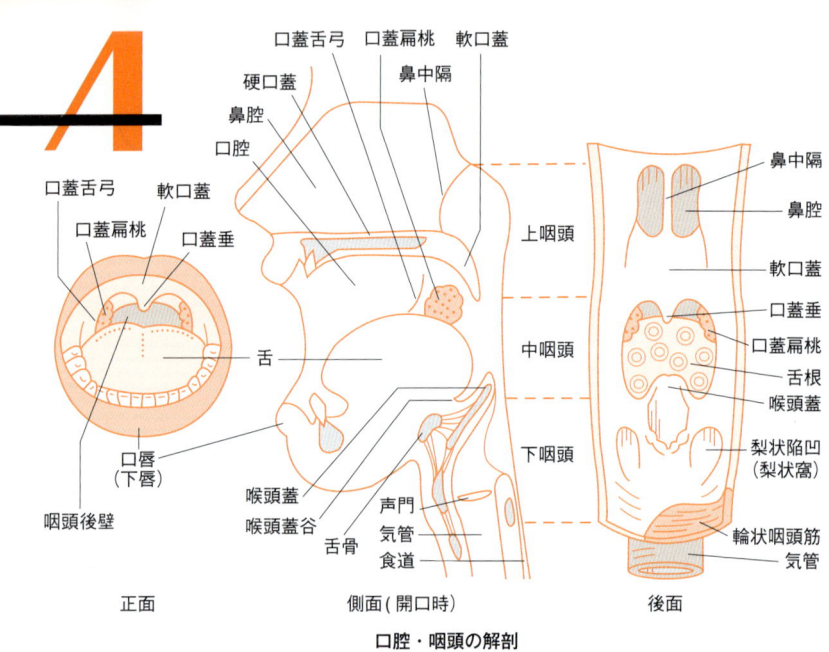

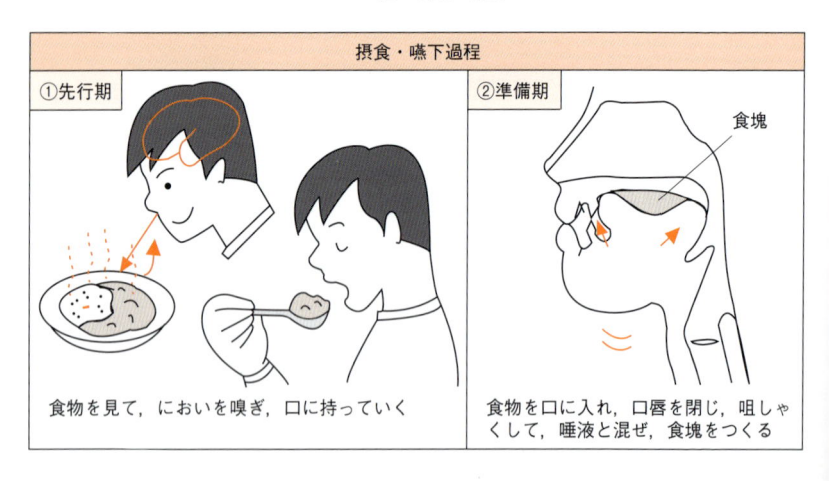

口腔・咽頭の解剖

正面：口蓋舌弓、口蓋扁桃、軟口蓋、口蓋垂、舌、口唇（下唇）、咽頭後壁

側面（開口時）：硬口蓋、鼻腔、口腔、口蓋舌弓、口蓋扁桃、軟口蓋、鼻中隔、上咽頭、中咽頭、下咽頭、舌、喉頭蓋、喉頭蓋谷、舌骨、声門、気管、食道

後面：鼻中隔、鼻腔、軟口蓋、口蓋垂、口蓋扁桃、舌根、喉頭蓋、梨状陥凹（梨状窩）、輪状咽頭筋、気管

摂食・嚥下過程

①先行期
食物を見て，においを嗅ぎ，口に持っていく

②準備期
食塊

食物を口に入れ，口唇を閉じ，咀しゃくして，唾液と混ぜ，食塊をつくる

4. 摂食・嚥下障害とリハビリテーション

③口腔期（嚥下第1期）

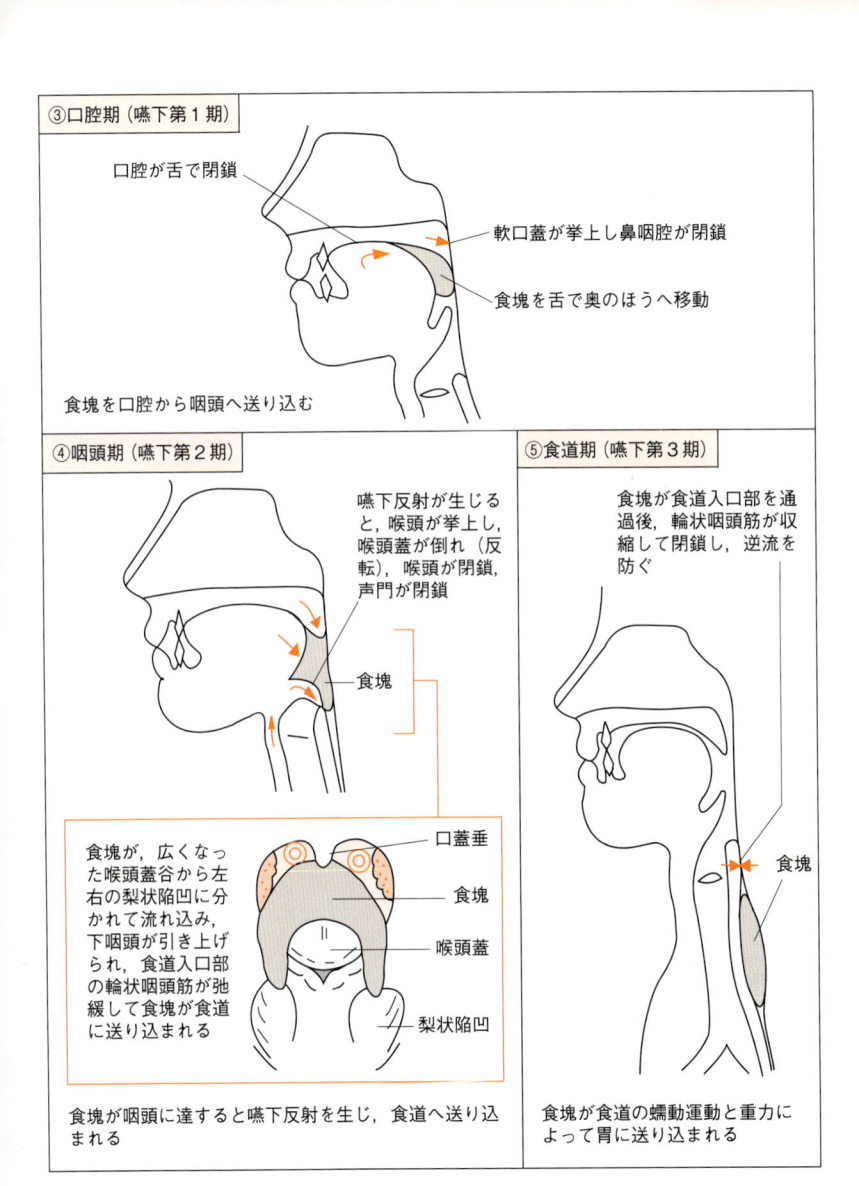

口腔が舌で閉鎖

軟口蓋が挙上し鼻咽腔が閉鎖

食塊を舌で奥のほうへ移動

食塊を口腔から咽頭へ送り込む

④咽頭期（嚥下第2期）

嚥下反射が生じると、喉頭が挙上し、喉頭蓋が倒れ（反転）、喉頭が閉鎖、声門が閉鎖

食塊

食塊が、広くなった喉頭蓋谷から左右の梨状陥凹に分かれて流れ込み、下咽頭が引き上げられ、食道入口部の輪状咽頭筋が弛緩して食塊が食道に送り込まれる

口蓋垂
食塊
喉頭蓋
梨状陥凹

食塊が咽頭に達すると嚥下反射を生じ、食道へ送り込まれる

⑤食道期（嚥下第3期）

食塊が食道入口部を通過後、輪状咽頭筋が収縮して閉鎖し、逆流を防ぐ

食塊

食塊が食道の蠕動運動と重力によって胃に送り込まれる

- 食物は、先行期→準備期→口腔期（嚥下第1期）→咽頭期（嚥下第2期）→食道期（嚥下第3期）を経て、胃に送り込まれる．

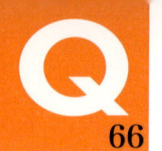

Q66 摂食・嚥下障害はどこの病変で起こるの

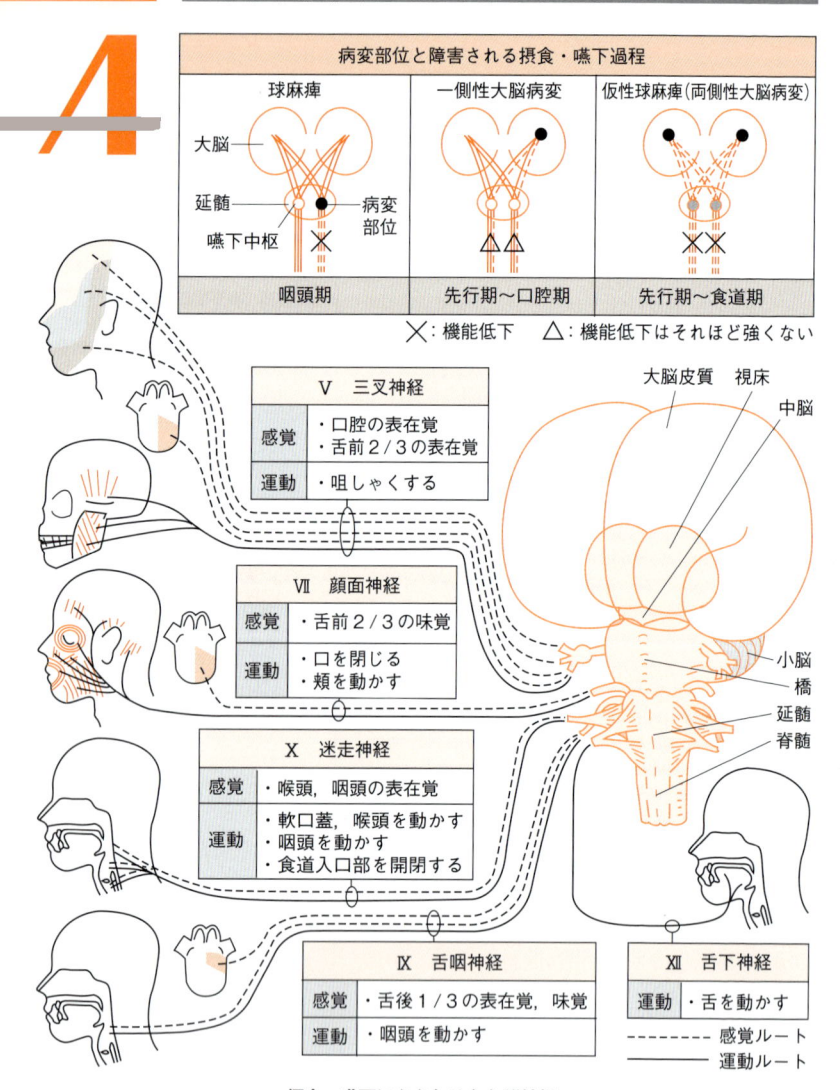

A

病変部位と障害される摂食・嚥下過程

球麻痺	一側性大脳病変	仮性球麻痺（両側性大脳病変）
咽頭期	先行期～口腔期	先行期～食道期

×：機能低下　△：機能低下はそれほど強くない

Ⅴ 三叉神経

感覚	・口腔の表在覚 ・舌前2/3の表在覚
運動	・咀しゃくする

Ⅶ 顔面神経

感覚	・舌前2/3の味覚
運動	・口を閉じる ・頬を動かす

Ⅹ 迷走神経

感覚	・喉頭，咽頭の表在覚
運動	・軟口蓋，喉頭を動かす ・咽頭を動かす ・食道入口部を開閉する

Ⅸ 舌咽神経

感覚	・舌後1/3の表在覚，味覚
運動	・咽頭を動かす

Ⅻ 舌下神経

運動	・舌を動かす

------　感覚ルート
―――　運動ルート

摂食・嚥下にかかわる主な脳神経

摂食・嚥下にかかわる各脳神経のフィジカルアセスメント	
三叉神経	迷走・舌咽神経
・顔面の感覚に異常はないか ・噛めるか	・カーテン徴候の有無 ・gag reflex（p.116 参照）誘発の有無
顔面神経	カーテン徴候 「アー」と発音してもらうと，口蓋垂が健側に偏位 口蓋垂 麻痺側　　健側
・鼻唇溝消失の有無 ・口角下垂の有無 ・眼を閉じられるか ・口を閉じられるか ・頬を膨らますことができるか	
鼻唇溝消失 口角下垂 麻痺側　　健側	舌下神経
	・舌を前に出せるか ・舌を出して左右に動かせるか ・舌尖音（たちつてと）を発声できるか ・奥舌音（かきくけこ）を発声できるか

- 摂食・嚥下障害は，脳血管障害の急性期で約30％に認められ，慢性期で約10％に残存するといわれている．
- 摂食・嚥下障害は，①球麻痺，②一側性大脳病変，③仮性球麻痺（両側性大脳病変）により引き起こされる．

［球麻痺］
- 球とは延髄のことである（延髄の形が球に似ていることから命名された）．延髄には嚥下中枢（左右）があり，これが障害されると，摂食・嚥下過程の主に咽頭期に障害が現れる．ワレンベルグ症候群で生じる．

［一側性大脳病変］
- 延髄よりも上位の片側に病変がある場合，病側と反対側の摂食・嚥下にかかわる感覚，運動に障害が現れる．
- 摂食・嚥下過程の先行期から口腔期に障害が現れることが多い．

［仮性球麻痺（両側性大脳病変）］
- 球麻痺と症状が似ているが，病巣が違うので仮性（あるいは偽性）とよぶ．
- 延髄よりも上位の両側性の病変で生じる．
- 摂食・嚥下過程の主に先行期から食道期にかけて障害が現れる．

- 脳卒中患者は多種類の薬を服用していることが多い．抗コリン薬，抗ヒスタミン薬，抗精神病薬，抗てんかん薬は摂食・嚥下障害を増悪させる原因となる．

gag reflex って何

- 舌根部や咽頭後壁を機械的に刺激すると、咽頭筋の収縮を伴った「げっ」となる反射が起こる。咽頭反射、絞扼反射ともいう。反射経路は舌咽神経(求心路)→延髄→迷走神経(遠心路)をたどる。
- gag reflex は個人差が大きく、すこしの刺激で「げっ」となる人や、逆に誘発されない人もいる。左右差がある場合は、反射が誘発されないほうの障害が疑われる。
- gag reflex は嚥下運動が誘発される嚥下反射とは異なる。
  ・嚥下反射は、食物が嚥下反射誘発領域(軟口蓋、口蓋舌弓、舌根部、咽頭後壁など)に達すると、三叉神経、舌咽神経、迷走神経(求心路)→嚥下中枢(延髄)→迷走神経(遠心路)を介して嚥下運動が行われる。アイスマッサージは、この嚥下反射誘発領域を冷却刺激し、嚥下運動を生じさせる手技である。

ワレンベルグ症候群って何

- 延髄外側に病巣があり、球麻痺を引き起こす。
- 嚥下障害のほか、病巣側の顔面のしびれ、構音障害、小脳失調と対側の上下肢の温痛覚障害をきたす。
- 嚥下障害は長期にわたって残存することがある。

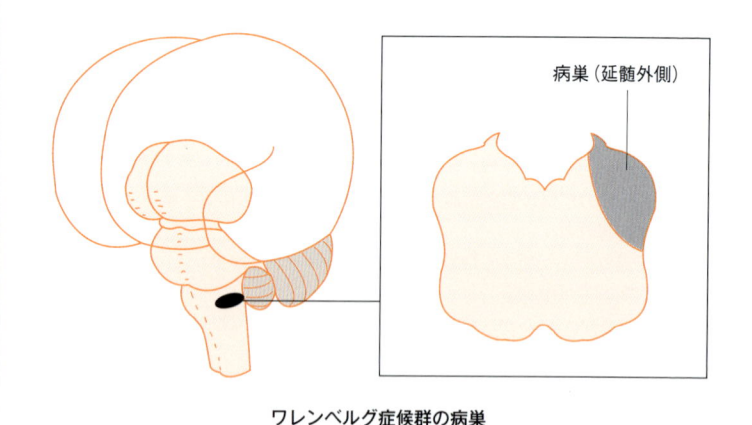

ワレンベルグ症候群の病巣

Q67 摂食・嚥下障害では各過程でどんな症状が出るの

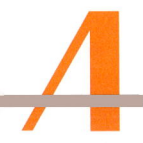

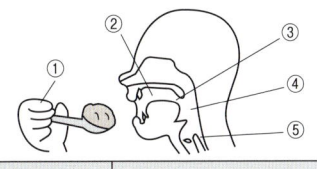

摂食・嚥下過程	障害時に出現する症状	主な理由
①先行期	食物を認識できない	認知障害
	食物を口に持っていけない	上肢の運動障害(麻痺,失調)
	姿勢を保持できない	頸部・体幹の失調,拘縮
②準備期	口から食物がこぼれる	口唇,頬筋の機能低下
	十分に咀しゃくできない	咀しゃく筋の機能低下
	食塊が形成できない	舌の運動機能低下
③口腔期	鼻から食物が出てくる	軟口蓋挙上不全による鼻咽腔閉鎖不全
	口の中に食物が残る	口腔内の感覚鈍麻 舌の運動機能低下
④咽頭期	飲み込む前にむせる(嚥下前の誤嚥)	嚥下反射の遅延
	飲み込んだ直後にむせる(嚥下中の誤嚥)	咽頭筋の麻痺により喉頭挙上が不十分,喉頭閉鎖が不十分
	飲み込んだあとにむせる(嚥下後の誤嚥)	咽頭筋の麻痺による喉頭蓋谷や梨状陥凹への食塊残留
⑤食道期	飲み込んでしばらくしてから,もどす	食道入口部の筋の弛緩が不十分

● 病変部位により,摂食・嚥下過程のどこかが障害され,それぞれの症状が出現する.

摂食・嚥下に影響を与える高次脳機能障害にはどんなものがあるの

- 注意障害,半側空間無視,感情失禁などの高次脳機能障害や認知症が摂食・嚥下に影響を与える.
  - 認知症があると,食物に反応しない,食べる方法がわからない,食物を詰め込む,口を開かない,噛まない,飲み込まない,吐き出すなど,主に先行期に影響が現れる.
  - 注意障害があると,食事に集中できない,食物を口に入れたままほかのところに意識が向いて誤嚥してしまう,食事時間が長くなることがある.
  - 半側空間無視があると,トレー上の片側にあるおかずを残す,また食物が麻痺側に誘導されて誤嚥することがある.
  - 感情失禁があると,食物を口に入れたまま泣いたり,笑ったりして誤嚥してしまうことがある.
- いずれの場合においても,食事の際の環境設定が大切である.好物を提供する,テレビを消す,適時声かけをする,一皿に盛りつける,など工夫する.口を開くことができない場合は,Kポイント(臼後三角後縁やや後方内側にある開口反射を起こすポイント)の刺激が有効なことがある.

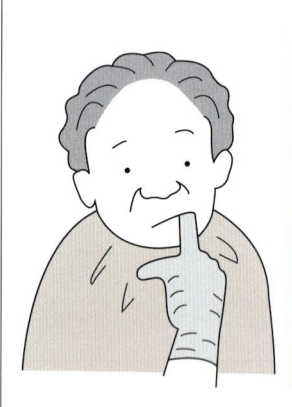

開口できない場合のKポイントの刺激

Kポイントの部位

Kポイント
臼後三角

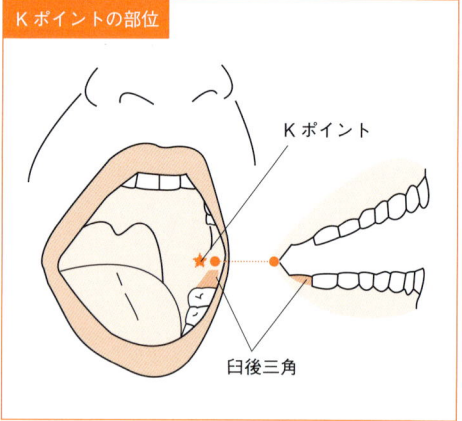

(Kojima C et al.: Jaw Opening and Swallow Triggering Method for Bilateral-Brain-Damaged Patients: K-Point Stimulation. Dysphagia, 17: 274, 2002)

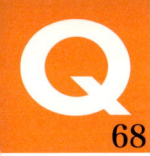

Q68 摂食・嚥下を開始する前に確認すべきことってどんなこと

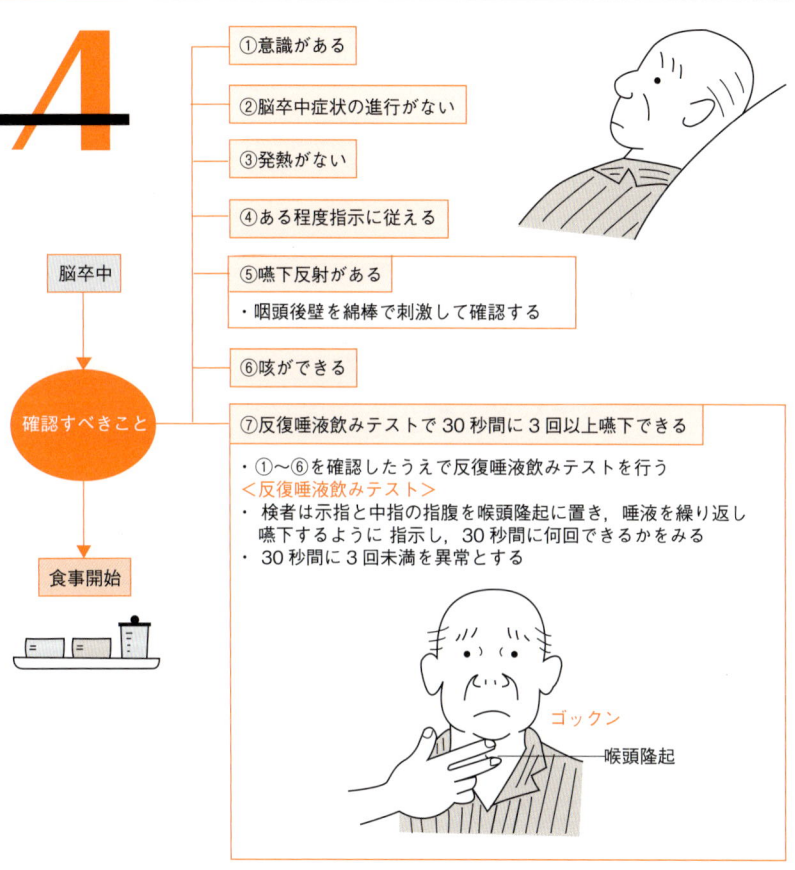

A

脳卒中 → 確認すべきこと → 食事開始

① 意識がある

② 脳卒中症状の進行がない

③ 発熱がない

④ ある程度指示に従える

⑤ 嚥下反射がある
- 咽頭後壁を綿棒で刺激して確認する

⑥ 咳ができる

⑦ 反復唾液飲みテストで30秒間に3回以上嚥下できる

- ①〜⑥を確認したうえで反復唾液飲みテストを行う
  <反復唾液飲みテスト>
- 検者は示指と中指の指腹を喉頭隆起に置き，唾液を繰り返し嚥下するように 指示し，30秒間に何回できるかをみる
- 30秒間に3回未満を異常とする

ゴックン
喉頭隆起

- 脳卒中急性期は，意識障害などにより誤嚥の危険があるため，絶食になることが多い．
- 摂食・嚥下障害があると，食物が食道ではなく気管に入り，誤嚥性肺炎を引き起こす．また，食物で窒息してしまうこともある．
- むせがある場合は嚥下障害に気づきやすいが，むせのない不顕性誤嚥もある．
- 脳卒中後に初めての食事を検討する際には，①意識がある，②脳卒中症状の進行がない，③発熱がない，④ある程度指示に従える，⑤嚥下反射がある，⑥咳ができる，⑦反復唾液飲みテストで30秒間に3回以上嚥下できることを確認する．

Q69 嚥下負荷テストってどう行うの

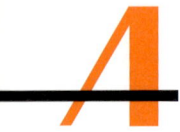

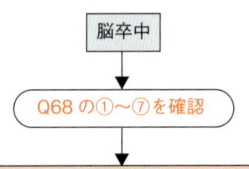

A

脳卒中
↓
Q68 の①〜⑦を確認

主な嚥下負荷テスト

改訂水飲みテスト

① 実施するにあたっては，まず患者・家族に目的と危険性について説明し，同意を得る
② 必要物品を準備する
③ 患者の体位は，ベッド上なら 30〜60°のリクライニング体位とし，車椅子上ならフットレストか地面に足をしっかり置く
④ 患者の指先にパルスオキシメータのプローブを装着し，検査中の SpO_2（経皮的動脈血酸素飽和度）をモニタリングする
⑤ 患者に水（冷水 3 mL）を嚥下してもらう（計 3 回行う）
⑥ 聴診器を気管部に当てて，ゴロゴロ音がないかを聞く．また，口腔内をペンライトで照らし，残留物がないかをみる
⑦ 誤嚥したらすみやかに吸引する
⑧ 判定結果に合わせて嚥下訓練を実施する

必要物品
- 冷水
- 吸引用具
- パルスオキシメータ
- 聴診器
- ペンライト

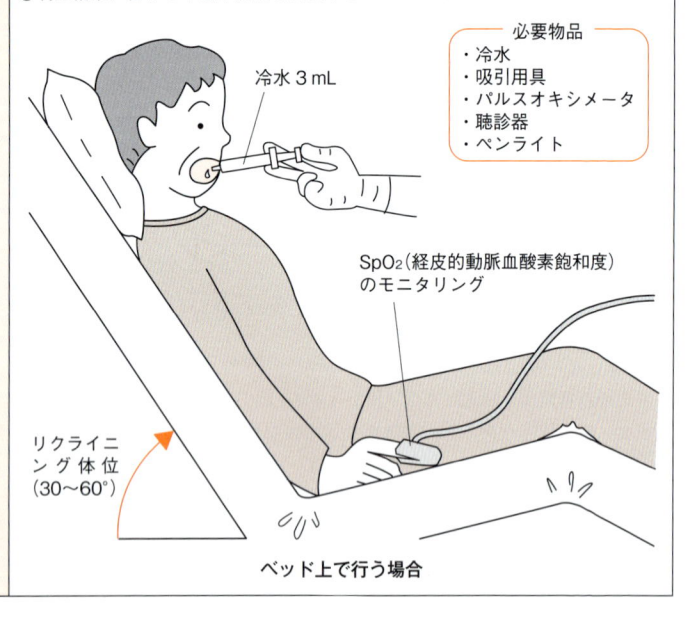

冷水 3 mL

SpO_2（経皮的動脈血酸素飽和度）のモニタリング

リクライニング体位（30〜60°）

ベッド上で行う場合

食物テスト	①〜④は改訂水飲みテストに準じる ⑤患者の舌にゼリー小さじ1杯をのせて嚥下してもらう（計3回行う） ⑥〜⑧は改訂水飲みテストに準じる

▼

嚥下機能を評価

嚥下負荷テスト（3回行う）の3回のなかで最も悪い嚥下を評価する

— 評価基準 —
① 嚥下なし
② 嚥下あり，むせないが呼吸変化（早く荒くなる）あり→不顕性誤嚥の疑いあり
③ 嚥下あり，むせる，または湿性嗄声（痰がからんだようながらがら声）あり
④ 嚥下あり，むせなし，湿性嗄声なし，追加嚥下2回不能
⑤ 嚥下あり，むせなし，湿性嗄声なし，追加嚥下2回可能

結果に合わせた摂食・嚥下訓練を実施

評価①の場合	・経口摂取は見合わせる ・間接訓練（食物を使わない摂食・嚥下訓練）を実施する
評価②〜④の場合	・経口摂取は，患者の状態に合わせて行う ・場合によっては嚥下造影検査や嚥下内視鏡検査を実施し，病態を把握してから経口摂取を行う ・間接訓練を継続して，再検討する
評価⑤の場合	・間接訓練と直接訓練（食物を使う摂食・嚥下訓練）を実施する ・経口摂取を段階的に開始する

- 脳卒中後の患者の状態について，Q68の①〜⑦を確認できたら，実際の摂食・嚥下機能を評価するために，スクリーニングテストとして嚥下負荷テストを行う．
- 嚥下負荷テストには，改訂水飲みテスト，食物テストなどがある．
- 嚥下負荷テストの結果に合わせて，摂食・嚥下訓練を実施する．

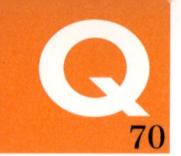

Q70 嚥下を評価する画像検査にはどんなものがあるの

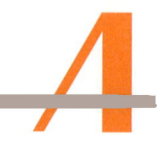

A

摂食・嚥下訓練に生かす

摂食・嚥下機能を評価する画像検査

嚥下造影検査（VF：Videofluorography）	嚥下内視鏡検査（VE：Videoendoscopy）
・バリウム，またはバリウムを混ぜた食品を経口摂取し，摂食・嚥下器官（口腔，咽頭，喉頭，食道）の動きとバリウムの流れをX線透視し，ビデオやDVDに記録して観察する	・内視鏡を鼻から咽頭まで挿入した状態でゼリーなどを摂取し，そのときの嚥下器官の動きを直接観察する

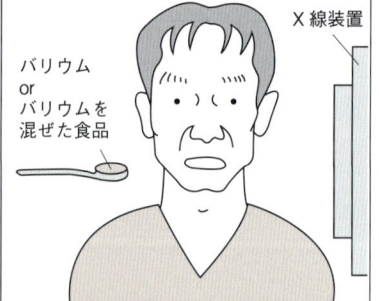

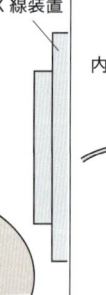

方法

VF側： バリウム or バリウムを混ぜた食品、X線装置、喉頭蓋谷への残留、梨状陥凹への残留

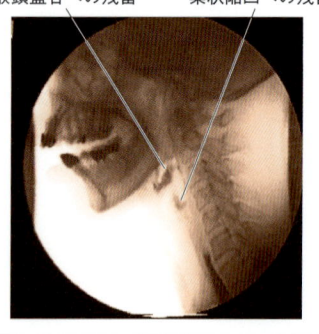

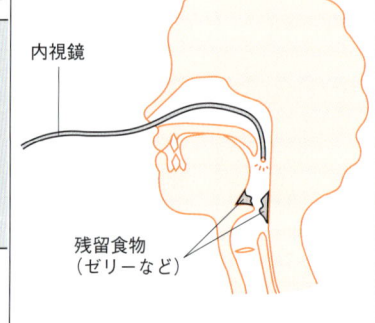

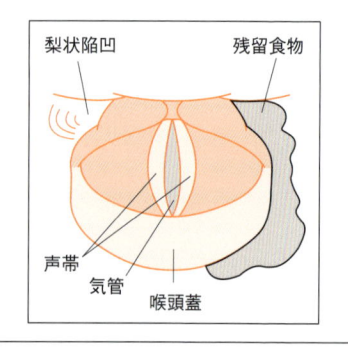

VE側： 内視鏡、残留食物（ゼリーなど）、梨状陥凹、残留食物、声帯、気管、喉頭蓋

122　4. 摂食・嚥下障害とリハビリテーション

長所	・摂食・嚥下過程の大きな流れがわかる	・ベッドサイドで実施が可能 ・何回でも実施が可能 ・実際の食事での評価が可能 ・咽頭残留の観察が可能
短所	・被曝あり ・頻回に実施できない ・唾液は見えない	・嚥下の瞬間が見えない

画像検査中の観察ポイント

- 口腔内保持
- 食塊形成
  - 口腔残留の有無
- 咽頭への送り込み
  - 口腔への逆流の有無
- 嚥下反射開始のタイミング
- 喉頭挙上
- 喉頭閉鎖
- 喉頭蓋の動き
- 咽頭収縮
  - 喉頭侵入（声門上の喉頭内に侵入）の有無
  - 誤嚥（声門を越えて気道に侵入）の有無
  - 咽頭への逆流の有無
  - 喉頭蓋谷残留の有無
  - 梨状陥凹残留の有無
- 食道入口の通過
  - 食道入口部の開大

※頸部の位置を変え，最も嚥下しやすい条件，および誤嚥しやすい条件をみつける

- ●外から見えない摂食・嚥下機能を見える形（画像）で評価し，訓練に生かすために，嚥下造影検査（VF）や嚥下内視鏡検査（VE）が行われる．
- ●検査後は，遅延性の誤嚥症状に気をつけて観察する．

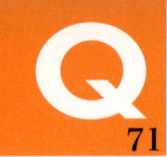

Q71 摂食・嚥下訓練に口腔ケアが重要なわけは

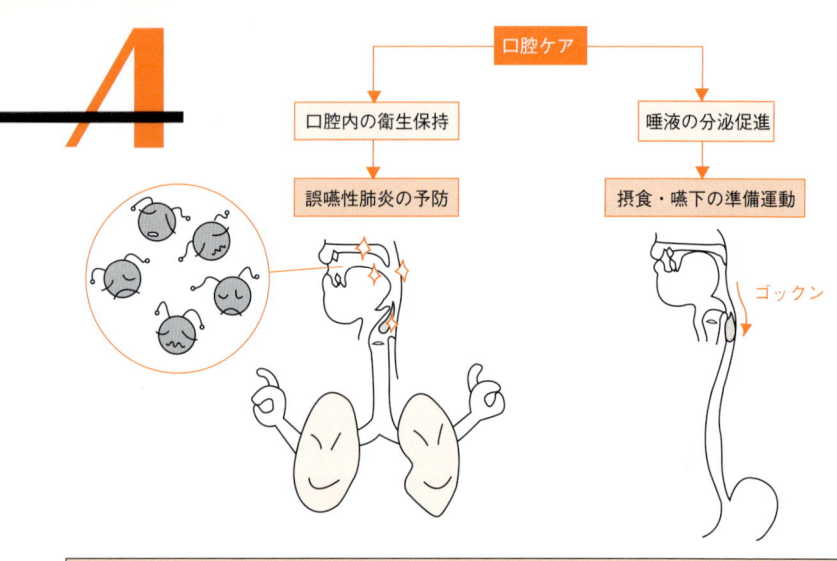

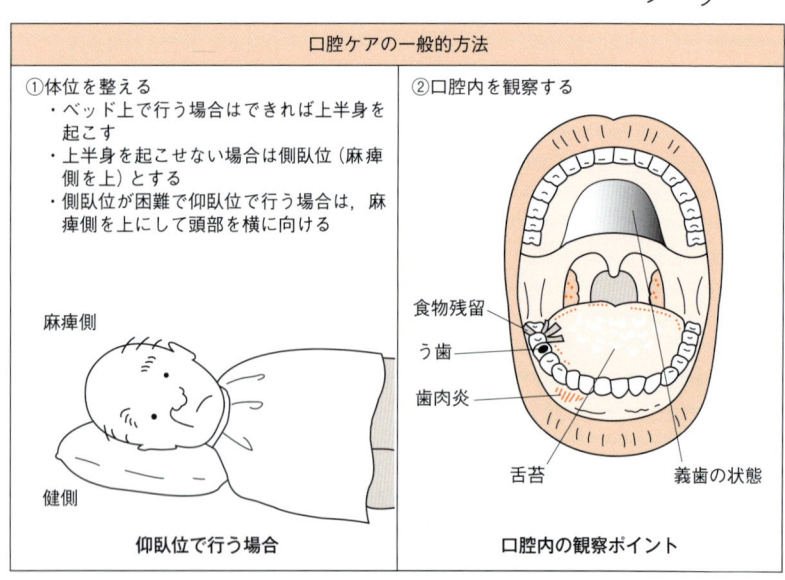

A

```
          口腔ケア
         ／      ＼
  口腔内の衛生保持    唾液の分泌促進
        ↓              ↓
  誤嚥性肺炎の予防    摂食・嚥下の準備運動
```

ゴックン

口腔ケアの一般的方法

①体位を整える
- ベッド上で行う場合はできれば上半身を起こす
- 上半身を起こせない場合は側臥位（麻痺側を上）とする
- 側臥位が困難で仰臥位で行う場合は，麻痺側を上にして頭部を横に向ける

麻痺側
健側

仰臥位で行う場合

②口腔内を観察する

- 食物残留
- う歯
- 歯肉炎
- 舌苔
- 義歯の状態

口腔内の観察ポイント

③うがいをする．または水に濡らしたスポンジブラシやガーゼで口腔清拭をする

スポンジブラシ

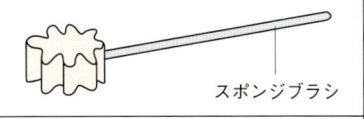

④歯間ブラシやデンタルフロスで歯間を掃除する

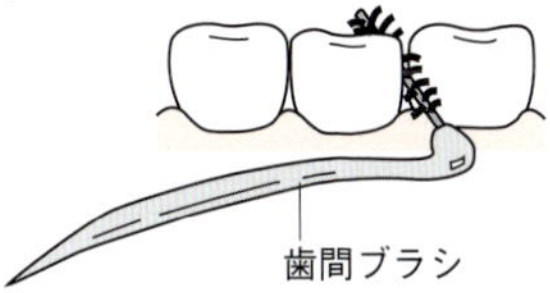

歯間ブラシ

⑤歯ブラシで全体の歯みがきを行う

⑥口腔粘膜清掃ブラシなどで歯肉，頬の内側，上顎をマッサージしながら汚れを拭き取る

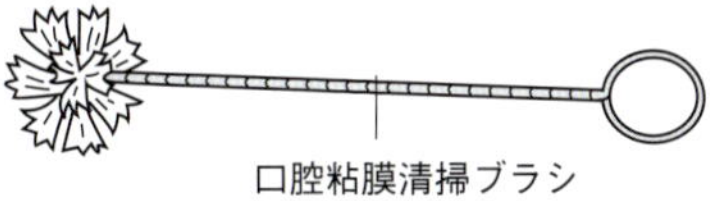

口腔粘膜清掃ブラシ

⑦舌ブラシで舌後方から前方へ清掃する
・終了したら舌を前後左右に動かしてもらう

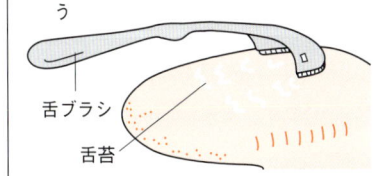

舌ブラシ
舌苔

⑧うがいをする．または水に濡らしたスポンジブラシやガーゼで口腔清拭をする

⑨顔面ストレッチ，唾液腺マッサージなどを行う

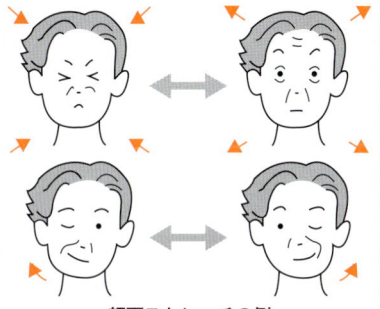

顔面ストレッチの例

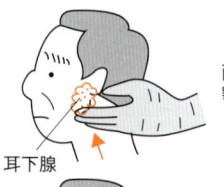

両側の耳下腺，顎下腺，舌下腺を5秒間押す

耳下腺

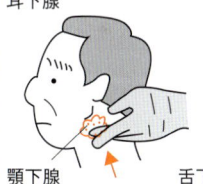

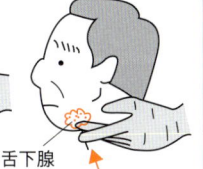

顎下腺　　舌下腺

唾液腺マッサージ

- 口腔ケアは，誤嚥性肺炎の予防と摂食・嚥下訓練の準備運動の2つの側面をもつ．摂食・嚥下にかかわる医療従事者はその重要性を認識しなくてはならない．
  - 口腔内には，細菌やその代謝物で構成された粘膜状のバイオフィルムが形成されている．プラーク（歯垢）はこの一種である．この中には，誤嚥性肺炎の原因となる菌が含まれている．これを口腔ケアによって機械的に除去し口腔内の衛生保持をはかることで，上気道感染や誤嚥性肺炎の発症を抑えることができる．
  - 口腔ケアにより唾液の分泌が促進され，摂食・嚥下の準備運動となる．
- 口腔ケアは経口摂取をしている患者だけでなく，経口摂取をできない患者にも積極的に行う．歯科衛生士がいる場合には，積極的に介入してもらう．

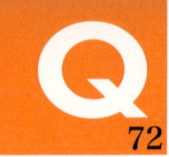

Q72 摂食・嚥下訓練法にはどんなものがあるの

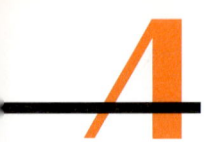

A

摂食・嚥下訓練法	
間接訓練	直接訓練
食物を使わない	食物を使う

＊：直接訓練

	病態	主な訓練法	
①先行期	上肢の運動障害	自助具の工夫，関節可動域訓練	
	頸部・体幹失調，拘縮	頸部のマッサージ，体位の調節	
②準備期	口唇，頬の機能低下	開口・閉口訓練	・口を閉じ，ぱっと大きく開く ・頬を膨らませ，へこませる
		構音訓練	・嚥下に関係する部位が構音に関与する ・ぱ行（口唇音），た行（舌尖音），か行（奥舌音）を大きく口を開けて発声する
	咀しゃく筋の機能低下	模擬食品の咀しゃく訓練	
	舌の機能低下	舌の運動訓練	舌を出し，引っ込める　舌尖を左右の口角につける 舌尖で上顎を押す　舌尖で左右の頬裏側を押す
③口腔期	軟口蓋挙上不全	軟口蓋挙上訓練	・「アー」と発声させながら，舌圧子を軟口蓋に当て他動的に挙上させる
	口腔内の感覚鈍麻	口腔内刺激訓練	・酸味をつけた（レモン汁などに浸す）綿棒で口腔内をマッサージする
	舌の機能低下	舌の運動訓練	・上記（準備期）参照

	嚥下反射の遅延	アイスマッサージ	・Q73参照
		嚥下の意識化*	・口腔内の食塊の位置を意識しながら，嚥下に集中する
④咽頭期	喉頭挙上困難	メンデルスゾーン手技*	食塊を飲み込んだ直後，甲状軟骨の下部分を母指と示指で押さえ，喉頭を挙上させたまま嚥下する
		シャキア訓練	仰臥位で両肩を床につけたまま，爪先を見るように頭部を挙上する
	喉頭閉鎖不全	息こらえ嚥下	・空嚥下前に軽く息を吸って止め，唾液を飲み込む．その直後息を吐く
		声門内転訓練	両手を壁に押しつけたまま，「エーッ」と長く発声する
	喉頭蓋谷や梨状陥凹に残留	複数嚥下*	・1回の飲み込みのあと，何回か嚥下を促す
		交互嚥下*	・食事とゼリーを交互に飲み込み，残留を防ぐ
⑤食道期	食道開大不全	バルン拡張法	・バルンカテーテルを口から飲み，食道入口部でバルン部分を膨らませたり，しぼませたりを繰り返す

※その他：呼吸訓練（腹式呼吸，胸郭可動域訓練），体位排痰法

- 障害された嚥下機能は，嚥下運動を繰り返して行うことにより最も訓練される．
- 訓練法には，間接訓練（食物を使わない）と直接訓練（食物を使う）がある．
  - 直接訓練は，嚥下造影検査（VF）や嚥下内視鏡検査（VE）の結果に基づき，①食べるときの体位，②食物の形態，③食物の1回量，④代償的嚥下法を調整し，ゼリー食→ペースト食（ミキサー食）→軟菜食（とろみ食，刻み食）→普通食へと段階的に訓練していく．
- 主な摂食・嚥下訓練法を示す．

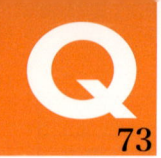

Q73 嚥下機能回復にアイスマッサージが有効なわけは

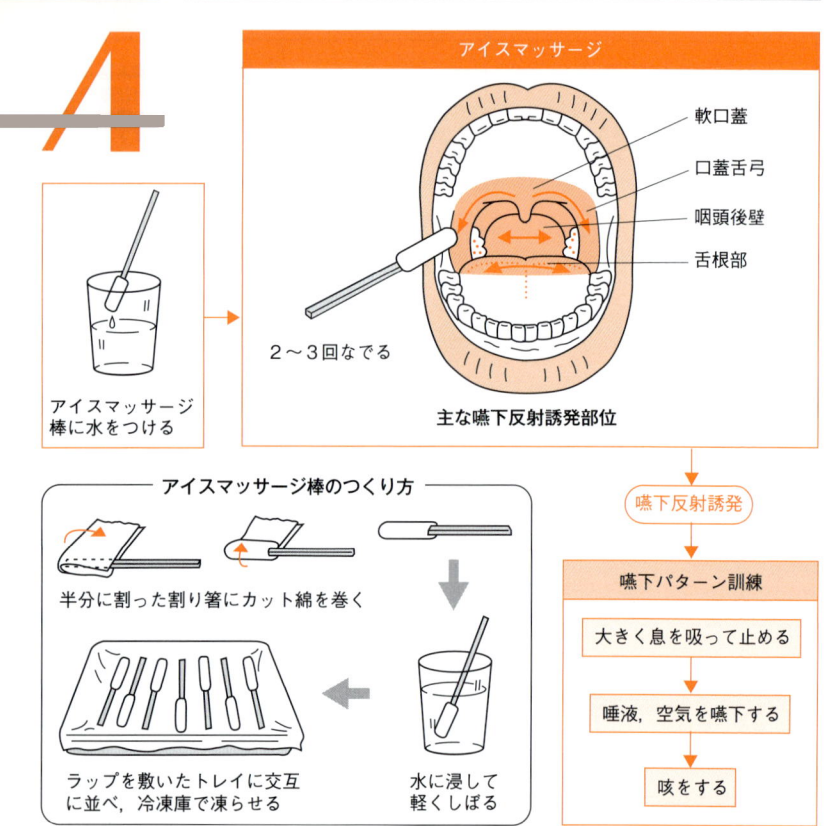

A

アイスマッサージ

- 軟口蓋
- 口蓋舌弓
- 咽頭後壁
- 舌根部

2〜3回なでる

主な嚥下反射誘発部位

アイスマッサージ棒に水をつける

アイスマッサージ棒のつくり方

半分に割った割り箸にカット綿を巻く

水に浸して軽くしぼる

ラップを敷いたトレイに交互に並べ、冷凍庫で凍らせる

嚥下反射誘発

嚥下パターン訓練

大きく息を吸って止める

↓

唾液、空気を嚥下する

↓

咳をする

- アイスマッサージは、嚥下反射を誘発する方法である。冷刺激により嚥下反射を誘発したら、すかさず空嚥下(からえんげ)を行う。これが嚥下訓練となる。
- アイスマッサージは意識障害があったり、指示に従えない患者にも実施可能である。

<アイスマッサージの方法>

①アイスマッサージ棒に水をつけ、軟口蓋、口蓋舌弓、咽頭後壁、舌根部などでgag reflexが起こらない部位を2〜3回なでる(あるいは軽く押す).
②刺激後、嚥下パターン訓練(大きく息を吸って止めたら、唾液、空気を嚥下し、その後咳をする)を行う.

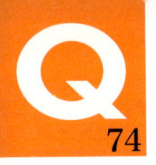

Q74 誤嚥しにくい体位ってあるの

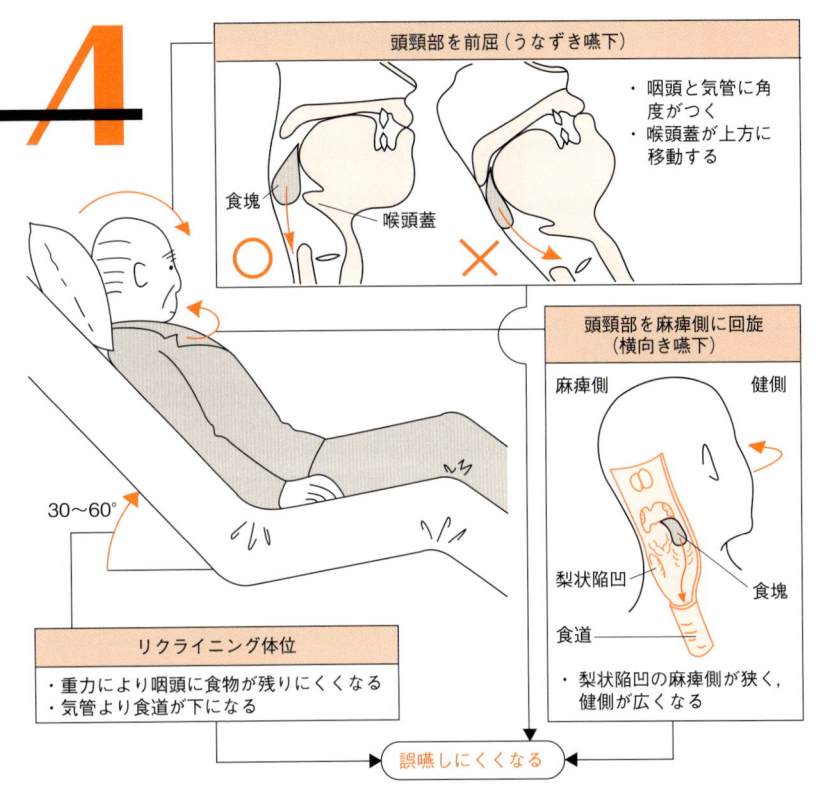

A

頭頸部を前屈（うなずき嚥下）
- 咽頭と気管に角度がつく
- 喉頭蓋が上方に移動する

食塊　喉頭蓋

リクライニング体位
30〜60°
- 重力により咽頭に食物が残りにくくなる
- 気管より食道が下になる

頭頸部を麻痺側に回旋（横向き嚥下）
麻痺側　健側
梨状陥凹　食塊　食道
- 梨状陥凹の麻痺側が狭く，健側が広くなる

→ 誤嚥しにくくなる

- リクライニング体位をとる（ギャッチアップ30〜60°）と，重力により咽頭に食塊が残りにくくなって食道への送り込みを容易にし，気管より食道が下になるため，誤嚥しにくくなる．
- 頭頸部を前屈する（うなずき嚥下）と，咽頭と気管に角度がついて誤嚥しにくくなり，喉頭蓋が上方に移動するため喉頭を閉鎖する代償となる．
- 頭頸部を患側に回旋する（横向き嚥下）と，患側の梨状陥凹が狭くなって食塊が健側の梨状陥凹に通りやすくなり，誤嚥しにくくなる．
  - 患者によっては，頭頸部を健側に回旋したほうが誤嚥しにくい場合があるので，嚥下造影検査（VF）や嚥下内視鏡検査（VE）の結果を参考にして決定する．

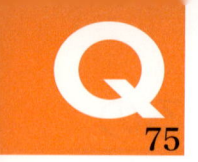

Q75 嚥下障害食ってどんなものなの

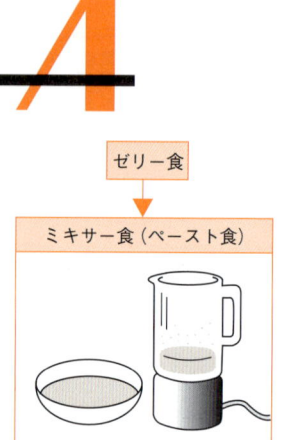

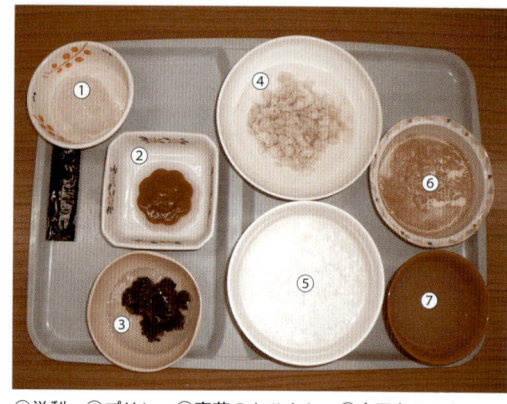

A

嚥下障害食（軟菜食）の例

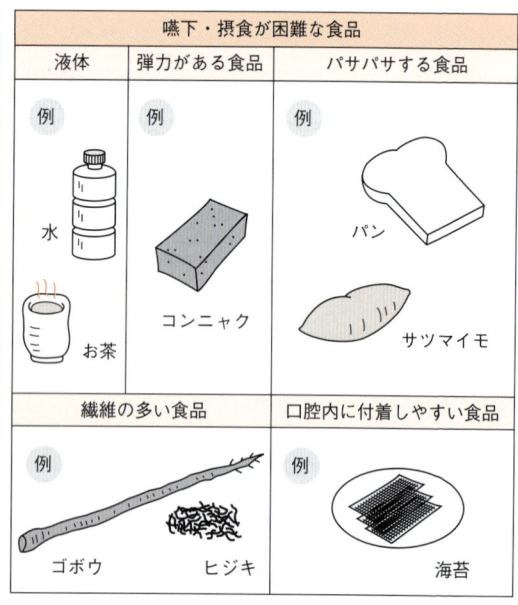

①洋梨, ②プリン, ③青菜のおひたし, ④太刀魚のムニエル, ⑤おかゆ, ⑥里芋鶏そぼろかけ, ⑦ワカメのみそ汁

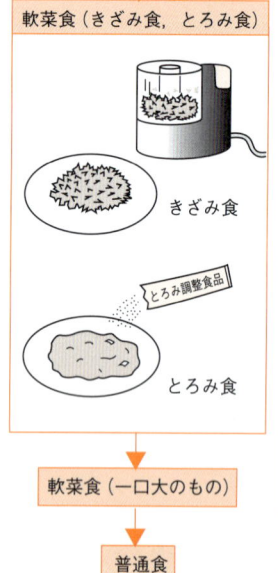

ゼリー食
↓
ミキサー食（ペースト食）
↓
軟菜食（きざみ食, とろみ食）
- きざみ食
- とろみ食（とろみ調整食品）
↓
軟菜食（一口大のもの）
↓
普通食

嚥下・摂食が困難な食品

液体	弾力がある食品	パサパサする食品
例：水, お茶	例：コンニャク	例：パン, サツマイモ

繊維の多い食品	口腔内に付着しやすい食品
例：ゴボウ, ヒジキ	例：海苔

- 患者の嚥下状態に合わせて,ゼリー食→ミキサー食(ペースト食)→軟菜食(きざみ食,とろみ食)→軟菜食(一口大のもの)→普通食へと,段階的に変更していく.
  - きざんだり,とろみ調整食品の使用などにより飲み込みやすくすることができる.
- 所属する施設の嚥下障害食の内容を確認しておくことが重要である.
- 水やお茶など液体は,むせたり誤嚥しやすいので,とろみをつけたり,容器の工夫などが必要である.
  - 液体のほか,摂食・嚥下が困難な食品として,弾力がある食品,パサパサする食品,繊維の多い食品,口腔内に付着しやすい食品があげられる.

☕ 水分摂取しやすい容器ってどんなものなの

- 通常,コップから水分を飲むときは上を向くが,摂食・嚥下障害があるとむせたり,誤嚥しやすいので,上を向かずに摂取できる容器や飲水器を利用できる.

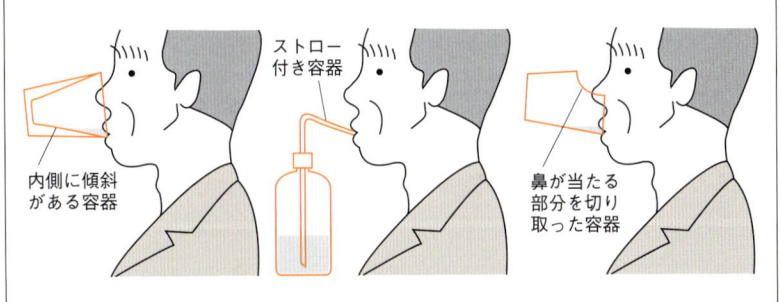

内側に傾斜がある容器　　ストロー付き容器　　鼻が当たる部分を切り取った容器

上を向かずに水分を摂取できる容器

☕ 嚥下困難時の服薬はどうするの

- 嚥下困難時の服薬は,錠剤なら粉砕したり,散剤ならそのままゼリーに混ぜ込み,飲んでもらうことが多い.
- 錠剤を飲み込むことができても,水分でむせる場合には,薬内服用のゼリー(市販されている)を活用する.
- 口腔内崩壊錠は,水分なしで唾液で服用できるため,嚥下障害患者に有用とされている.しかし,実際に服用すると咽頭残留を認めることがあり,嚥下障害患者にとって必ずしも有用とはかぎらない.服用時には通常と同様の注意が必要である.

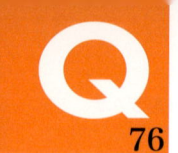

Q76 嚥下障害がある人の食事介助はどう行うの

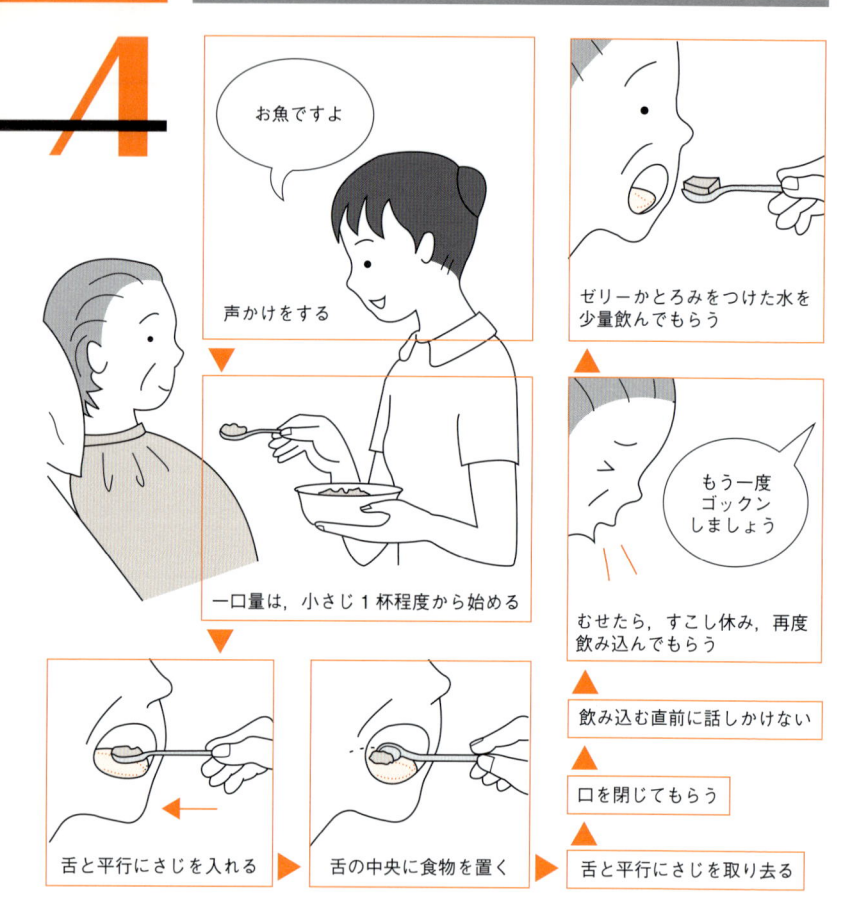

A

「お魚ですよ」
声かけをする

一口量は，小さじ1杯程度から始める

舌と平行にさじを入れる

舌の中央に食物を置く

舌と平行にさじを取り去る

口を閉じてもらう

飲み込む直前に話しかけない

「もう一度ゴックンしましょう」
むせたら，すこし休み，再度飲み込んでもらう

ゼリーかとろみをつけた水を少量飲んでもらう

- 具体的食事介助のポイントを示す．
- 介護者への指導も医療従事者の重要な役割である．
  [指導のポイント]
  ・摂食・嚥下のしくみと患者の障害について理解してもらう．
  ・とろみ調整食品（p.136参照）などの利用，調理や容器の工夫，一食の量を指導する．
  ・具体的介助法を物品や写真などを使って指導する．

Q77 どうしても嚥下できないときにはどうするの

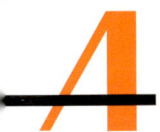

- 経口摂取で水分，栄養を十分に摂取できない場合
- 摂食・嚥下障害が重度である場合
- 意識障害が遷延する場合

主な代償的栄養摂取法

経鼻経管栄養法
- 栄養チューブを鼻腔から咽頭後壁に沿わせて胃内に挿入し，24時間留置する
- 栄養投与前に必ず空気注入音を確認し，チューブが胃内にあることを確認しなければならない
- 不快なため自己抜去も多いので注意する

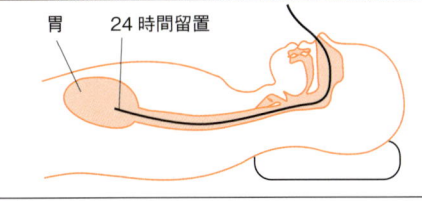

胃瘻
- 経皮内視鏡的胃瘻造設術（PEG：Percutaneous Endoscopic Gastrostomy）が主流である
- 体外固定板（ボタン型，チューブ型）と胃内固定板（バルン型，バンパー型）の組み合わせで固定される
- 必要な栄養を胃瘻から摂取しながら，摂食・嚥下訓練が可能である

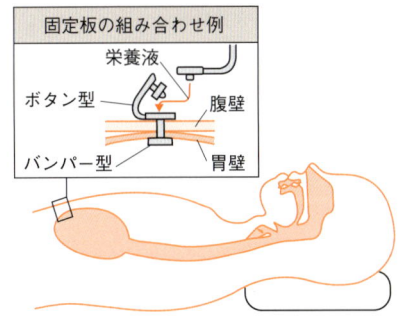

固定板の組み合わせ例：栄養液／ボタン型／腹壁／バンパー型／胃壁

間欠的経管栄養法
- 食事ごとに鼻または口から外径12〜14Fr（3Fr=1mm）の先の丸いチューブを挿入し，嚥下して先端が食道に届くようにする
- 水を1mLゆっくり注入し，誤嚥がなければさらに20mL程度注入し，問題なければ栄養剤200mLを10分程度で注入する
- 終了したら引き抜く

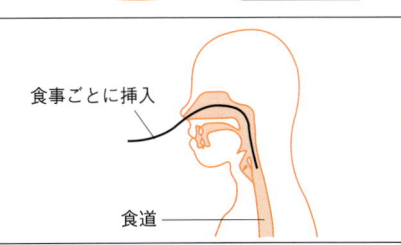

- ●経口摂取で水分，栄養を十分に摂取できない場合，摂食・嚥下障害が重度である場合，意識障害が遷延する場合には，代償的な栄養摂取方法を検討する．
- ●代償的な栄養摂取方法として，経鼻経管栄養法，胃瘻，間欠的経管栄養法などがある．

Q78 言語聴覚士が摂食・嚥下リハビリテーションも行うわけは

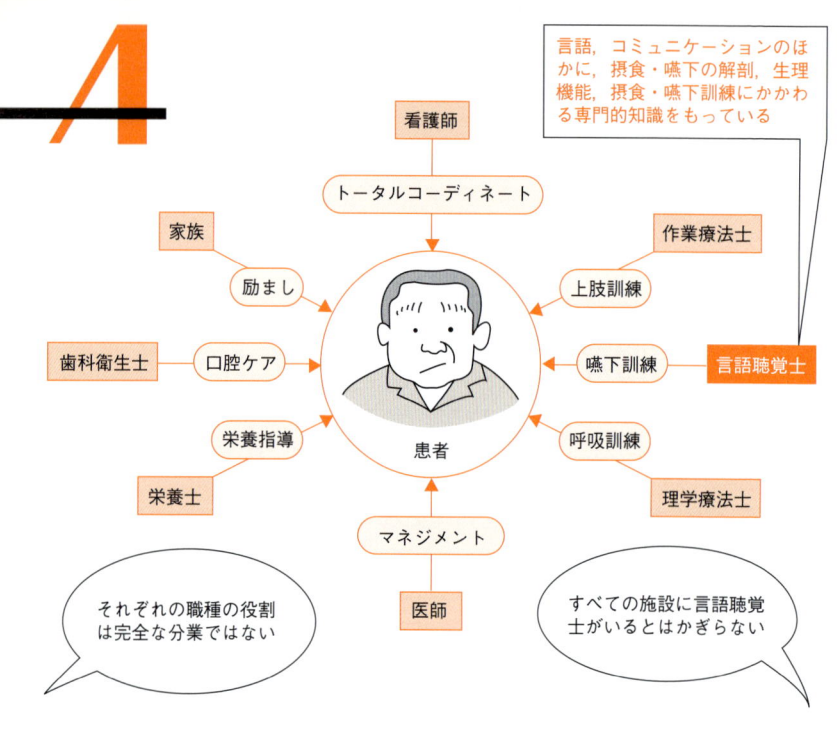

A

```
                    看護師
                      │
              トータルコーディネート
                      │
   家族                ↓               作業療法士
    │                                    │
   励まし                              上肢訓練
           ┌─────────────┐
           │    患者      │          言語，コミュニケーションのほ
 歯科衛生士 │             │← 嚥下訓練 ─ 言語聴覚士
    │  口腔ケア          │          かに，摂食・嚥下の解剖，生理
           │             │          機能，摂食・嚥下訓練にかかわ
   栄養指導              │          る専門的知識をもっている
    │                    │
   栄養士               呼吸訓練
                         │
                      理学療法士
                      マネジメント
                         │
                        医師
```

「それぞれの職種の役割は完全な分業ではない」

「すべての施設に言語聴覚士がいるとはかぎらない」

摂食・嚥下リハビリテーションにかかわる職種と主な役割

- 言語聴覚士(ST)は，言語，コミュニケーションのほかに，摂食・嚥下の解剖，生理機能，摂食・嚥下訓練にかかわる専門的知識をもっており，摂食・嚥下リハビリテーションの評価，訓練に中心的に携わる職種である．
- ただし，摂食・嚥下障害患者はどの施設にも存在するが，すべての施設にSTがいるとはかぎらない．STがいない場合は，必要に応じて他職種の医療従事者(たとえば看護師など)が状況に応じてその役割を変化させ，分担・対応していく．
- 摂食・嚥下リハビリテーションにはさまざまな職種がかかわり，専門的な知識を生かして援助していく．しかし，一方で，各職種のそれぞれの役割は完全な分業ではなく，摂食・嚥下についても共通の知識をもつことで，臨機応変に他の職種にかかわり，対応していくことが重要である．

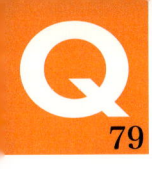

Q79 摂食・嚥下における看護師の役割は

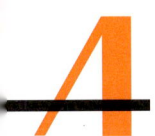

A

```
情報収集 → フィジカルアセスメント
```

情報収集
・好き嫌いなど

フィジカルアセスメント
・発熱（37℃以上）
・元気のなさ
・咳・痰の増加
・呼吸の荒さ，肺雑音
・尿量の低下
・低血圧，脈の増加
・炎症反応
など

リスク管理，異常の早期発見
・誤嚥，窒息の予防
・とくに誤嚥性肺炎の早期発見
・脱水，低栄養の早期発見と対策

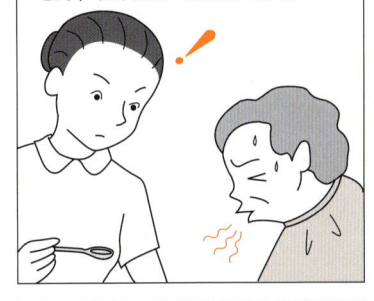

摂食・嚥下機能のアセスメント
・咀しゃくの様子
・嚥下反射の有無
・口腔内・咽頭内貯留の有無
など

摂食・嚥下訓練の実施
・口腔ケア，口腔マッサージ
・顔面ストレッチ
・顔の清拭時の唾液腺マッサージ
など

介護者への食事介助指導
・食事介助の方法（Q76参照）
・とろみ調整食品の使用方法（p.136参照）など

食事介助，観察
・体位，環境整備
・食事量，食事時間
・むせ，咳の有無
・食事後の声，疲労度
など

フィードバック

摂食・嚥下における看護師の主な役割

● 食べることは，人間にとって生きる糧であるだけでなく，大きな楽しみでもある．患者と最も身近に接する看護師は，摂食・嚥下を開始することでの危険性（誤嚥，窒息）に細心の注意をはらいながら，最終的には患者が口から食べること（たとえ一口でも）が可能となるように援助していく重要な役割を担っている．
● 主な役割として，情報収集，フィジカルアセスメント，摂食・嚥下機能のアセスメント，摂食・嚥下訓練の実施，食事介助がある．食事場面をはじめ日常生活場面での観察のなかで，異常の早期発見に努め，リスク管理を行う．また，介護者への適切な食事介助指導も重要な役割の1つである．

☕ 摂食・嚥下障害看護認定看護師ってどんな看護師

- 摂食・嚥下障害看護認定看護師は，日本看護協会の認定看護師の1つとして選定されている（2009年12月現在で155名が登録）．
- 摂食・嚥下障害看護認定看護師は，主に以下の知識・技術をもち，看護を行っていく．
  - 脳神経・筋骨格系フィジカルアセスメントおよび摂食・嚥下機能評価法に基づいた摂食・嚥下機能の評価
  - 適切かつ安全な摂食・嚥下訓練の選択・実施
  - ほかの医療スタッフへの指導・相談など

☕ とろみ調整食品の使い方のコツは

- とろみ調整食品として，さまざまな製品が市販されているが，各製品の使用量や粘性の違いを知り，毎回同じ仕上がりになるように適切に使用することが重要である．
- とろみは即座に出てくるわけではないので，適切な粘性になるまでゆっくりかき混ぜる．
- とろみの濃度は，安全性と食感を考慮したうえで，必要最小限とする．

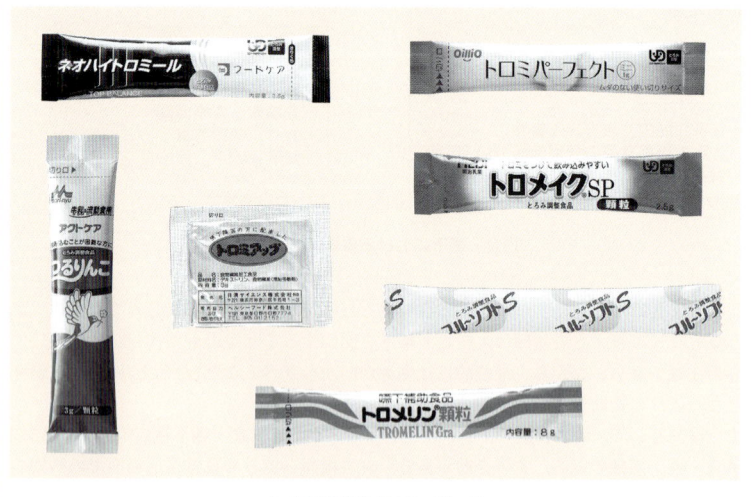

とろみ調整食品のいろいろ

5

排泄障害とリハビリテーション

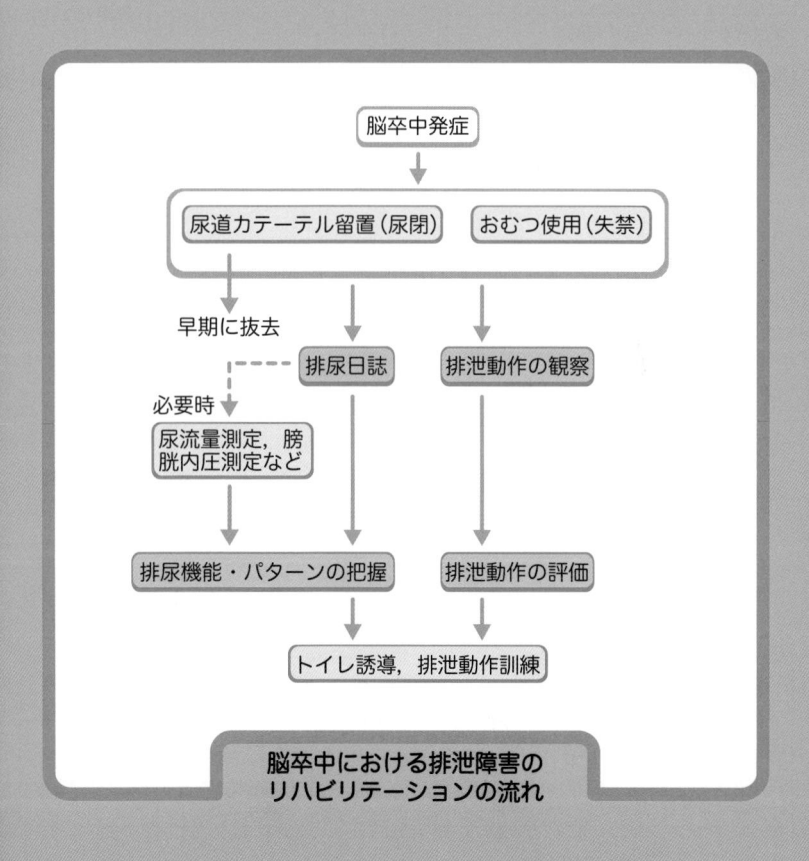

```
            ┌──────────┐
            │ 脳卒中発症 │
            └────┬─────┘
                 ↓
    ┌─────────────────────┬──────────────────┐
    │ 尿道カテーテル留置(尿閉) │ おむつ使用(失禁)  │
    └─────────────────────┴──────────────────┘
   早期に抜去  ↓              ↓
        ┌──────────┐    ┌──────────────┐
    ┌---│ 排尿日誌  │    │ 排泄動作の観察 │
    │   └────┬─────┘    └──────┬───────┘
 必要時↓      │                 │
 ┌──────────┐│                 │
 │尿流量測定,膀││                 │
 │胱内圧測定など││                │
 └────┬─────┘│                 │
      ↓      ↓                 ↓
 ┌──────────────────┐   ┌──────────────┐
 │ 排尿機能・パターンの把握 │   │ 排泄動作の評価 │
 └──────────┬───────┘   └──────┬───────┘
            ↓                   ↓
         ┌─────────────────────────┐
         │ トイレ誘導, 排泄動作訓練  │
         └─────────────────────────┘
```

**脳卒中における排泄障害の
リハビリテーションの流れ**

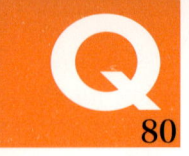

Q80 排尿はどんなしくみで起こるの

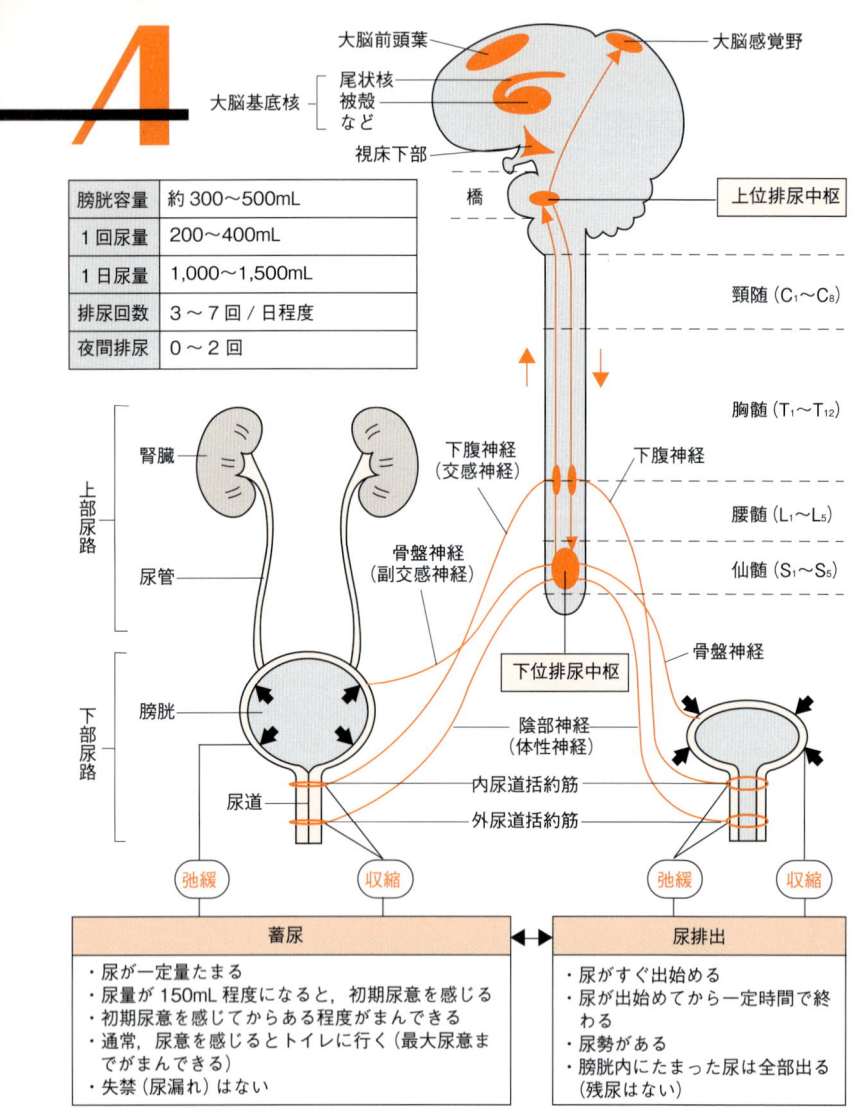

膀胱容量	約300〜500mL
1回尿量	200〜400mL
1日尿量	1,000〜1,500mL
排尿回数	3〜7回/日程度
夜間排尿	0〜2回

図中ラベル：
- 大脳前頭葉
- 大脳感覚野
- 大脳基底核（尾状核、被殻 など）
- 視床下部
- 橋
- 上位排尿中枢
- 頸髄（C_1〜C_8）
- 胸髄（T_1〜T_{12}）
- 腰髄（L_1〜L_5）
- 仙髄（S_1〜S_5）
- 下腹神経（交感神経）
- 下腹神経
- 骨盤神経（副交感神経）
- 骨盤神経
- 下位排尿中枢
- 腎臓
- 尿管
- 上部尿路
- 膀胱
- 尿道
- 下部尿路
- 陰部神経（体性神経）
- 内尿道括約筋
- 外尿道括約筋
- 弛緩／収縮

蓄尿
- 尿が一定量たまる
- 尿量が150mL程度になると，初期尿意を感じる
- 初期尿意を感じてからある程度がまんできる
- 通常，尿意を感じるとトイレに行く（最大尿意までがまんできる）
- 失禁（尿漏れ）はない

尿排出
- 尿がすぐ出始める
- 尿が出始めてから一定時間で終わる
- 尿勢がある
- 膀胱内にたまった尿は全部出る（残尿はない）

下部尿路の神経支配

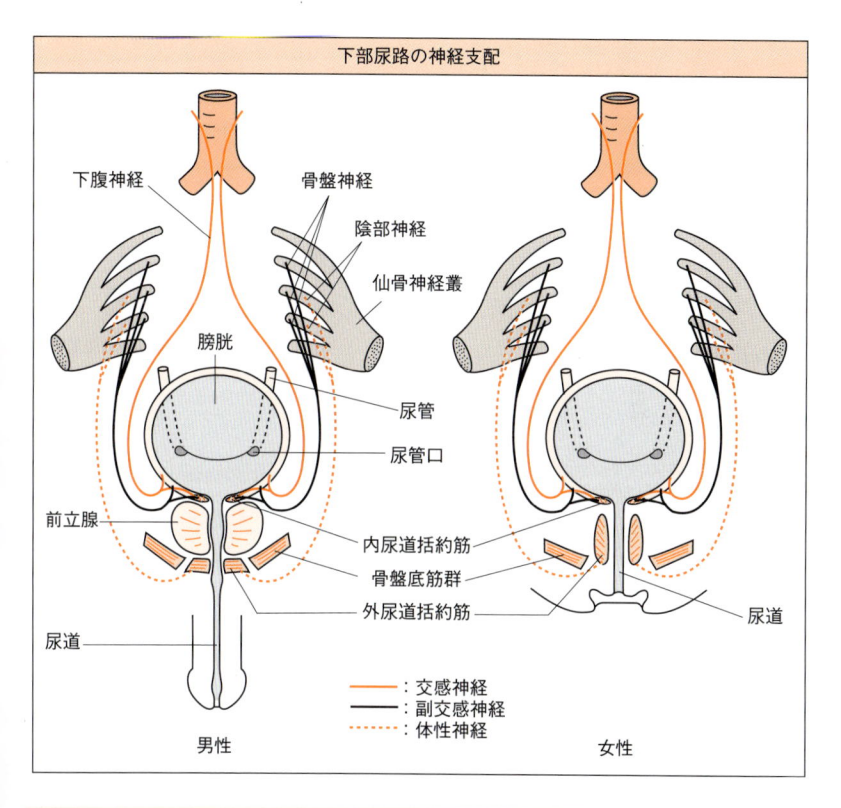

図中ラベル：下腹神経、骨盤神経、陰部神経、仙骨神経叢、膀胱、尿管、尿管口、前立腺、内尿道括約筋、骨盤底筋群、外尿道括約筋、尿道

凡例：
― ：交感神経
― ：副交感神経
‑‑‑ ：体性神経

男性　　女性

- 排尿は，蓄尿と尿排出が，交互にコントロールされて起こる．
- 蓄尿時は，交感神経が優位に働き，下腹神経が内尿道括約筋を，陰部神経が外尿道括約筋を収縮させ，さらに骨盤神経を抑制するので，膀胱が弛緩する．尿がある一定以上たまると，今度は骨盤神経がそれを察知し，上位排尿中枢へ伝え尿意となる．尿排出時は，副交感神経が優位に働き，副交感神経である骨盤神経が膀胱を収縮させ，下腹神経，陰部神経が抑制され，内尿道括約筋，外尿道括約筋が弛緩し，尿が排出される．
- 下腹神経は胸髄（T_{10}）〜腰髄（L_2）から出ている．
- 骨盤神経と陰部神経は仙髄（S_2〜S_4）から出ており，ここを下位排尿中枢とよぶ．
- 上位排尿中枢（橋）より上にある大脳基底核，視床下部（抗利尿ホルモンを分泌），前頭葉は排尿に関与していると考えられているが，どのように働いているか詳しいメカニズムはまだわかっていない．
- 排尿にかかわる神経系の異常で生じる排尿障害を，まとめて神経因性膀胱とよぶ．

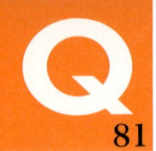

Q81 脳卒中ではどんな排尿障害が起こるの

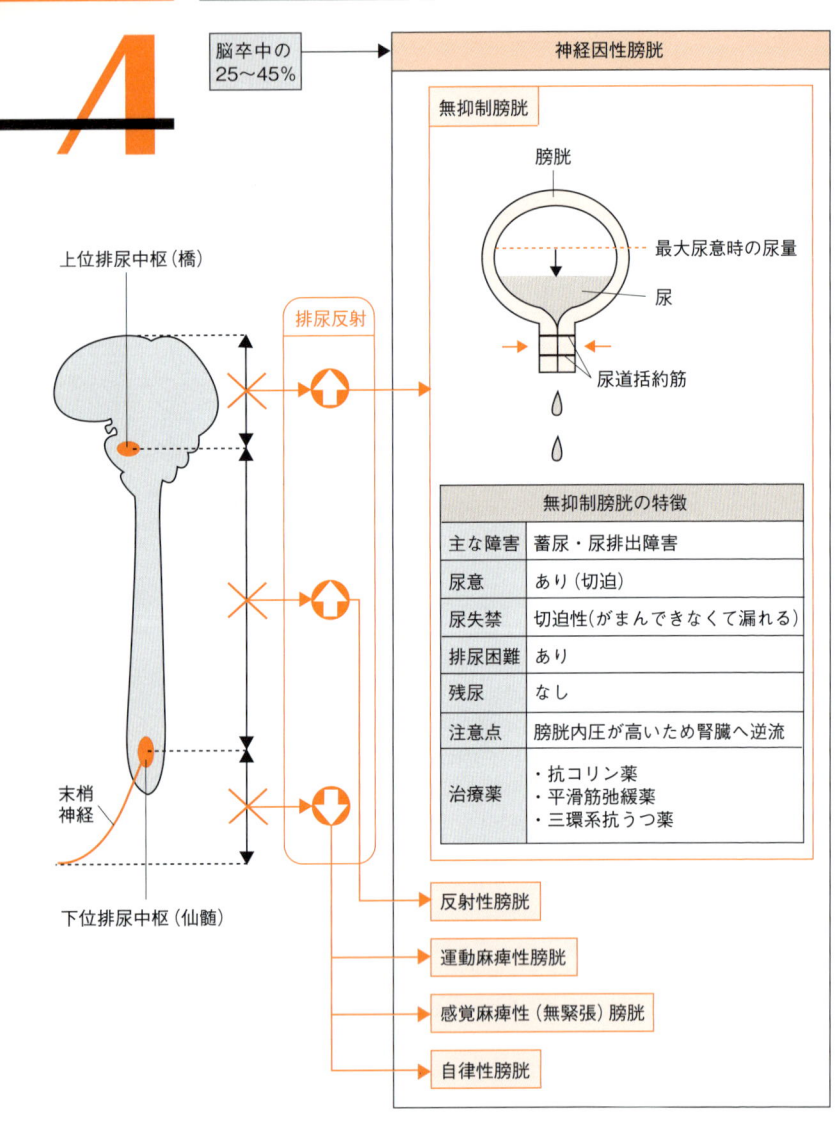

A

脳卒中の 25〜45% → **神経因性膀胱**

無抑制膀胱

- 膀胱
- 最大尿意時の尿量
- 尿
- 尿道括約筋

- 上位排尿中枢(橋)
- 末梢神経
- 下位排尿中枢(仙髄)

排尿反射

無抑制膀胱の特徴	
主な障害	蓄尿・尿排出障害
尿意	あり(切迫)
尿失禁	切迫性(がまんできなくて漏れる)
排尿困難	あり
残尿	なし
注意点	膀胱内圧が高いため腎臓へ逆流
治療薬	・抗コリン薬 ・平滑筋弛緩薬 ・三環系抗うつ薬

- 反射性膀胱
- 運動麻痺性膀胱
- 感覚麻痺性(無緊張)膀胱
- 自律性膀胱

- 脳卒中患者の25〜45%に神経因性膀胱が合併する．脳卒中の急性期には，膀胱活動低下により尿閉（尿を出せない）になるが，急性期を過ぎると，しだいに膀胱活動が亢進し，頻尿，尿失禁（尿をためられない）となることが多い．
  - 上位排尿中枢（橋）より上の神経障害では，排尿反射は亢進し，無抑制膀胱となる．
  - 上位排尿中枢から下位排尿中枢（仙髄）までの神経障害では，排尿反射は亢進し，反射性膀胱となる．
  - 下位排尿中枢より下の末梢神経の障害では，排尿反射は低下し，麻痺性（運動，感覚）膀胱，自律性膀胱となる．
- とくに高齢者ではほかの疾患をもっていることが多い．脳卒中による神経因性膀胱に加えて，糖尿病患者では末梢神経障害の1つとしての排尿障害，男性では前立腺肥大による排尿障害，女性では腹圧性尿失禁を伴うなど，病態が複雑化することもある．

前立腺肥大ではどんな排尿障害が起こるの

- 加齢により前立腺が肥大してくると，前立腺の中央を通る尿道が圧迫されて狭窄し，膀胱内に尿が貯留することにより残尿感，頻尿，溢流性尿失禁などを生じる．
- 症状の強さと肥大の程度によって薬物療法，手術が行われる．

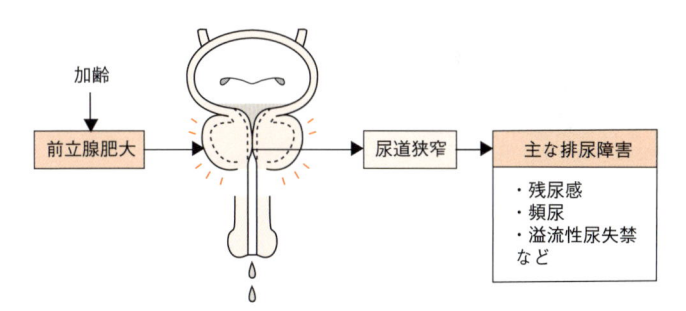

加齢 → 前立腺肥大 → 尿道狭窄 → 主な排尿障害
- 残尿感
- 頻尿
- 溢流性尿失禁
など

女性に腹圧性尿失禁が起こりやすいわけは

- 女性は，尿道が男性に比べて短く，また，尿道後方を支える腟は，出産，加齢で緩みやすい．したがって，咳やくしゃみをしたり，重い荷物を持つなどして腹圧がかかったときに，尿道がしっかり締まらず，容易に尿が漏れてしまう．
- 尿パッドの使用，骨盤底筋体操，場合によっては手術を行う．

Q82 排尿を援助する器具・用具にはどんなものがあるの

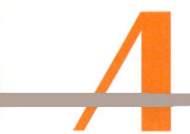

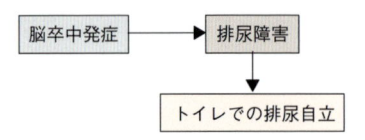

```
脳卒中発症 → 排尿障害
              ↓
         トイレでの排尿自立
```

排尿を援助する主な器具・用具

尿道カテーテル

持続的導尿

- 抜けないようにバルン付きカテーテル（標準サイズ：男性16Fr程度，女性14Fr程度）を使用する
- カテーテルを無菌操作で尿道口から膀胱に挿入したら，蒸留水を用いてバルンを膨らませる
- ルートの出口をウロバッグにつなぐ
- 合併症として尿路感染症，尿路結石などがある
- 尿漏れが生じた場合は，尿道括約筋の機能不全や過活動性膀胱が原因として考えられる．尿道括約筋の機能不全なら薬物療法，過活動性膀胱なら尿道カテーテルの抜去を試みる．尿道の刺激症状が増悪したり，尿道損傷を誘発するので，カテーテルの口径を太くしない

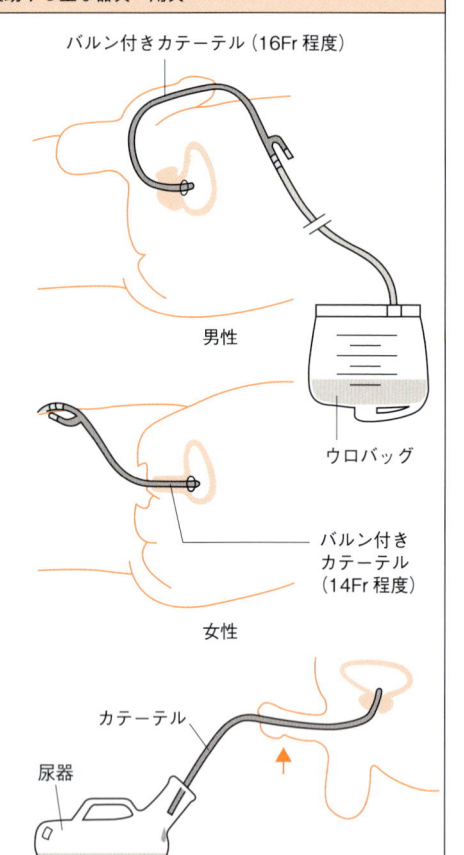

（男性：バルン付きカテーテル（16Fr程度），ウロバッグ）
（女性：バルン付きカテーテル（14Fr程度））

間欠的導尿

- カテーテルは尿の出口側を尿器に入れておく
- 男性の場合は尿道がまっすぐになるように陰茎を把持する

（男性：カテーテル，尿器）

集尿器	コンドーム型（男性用）集尿器 ・コンドーム型の容器を陰茎にかぶせて固定し，脚部に装着した集尿袋に集尿する	脚部に装着した集尿袋に集尿
おむつ	・頻回に尿失禁がある場合，集尿器が適切に使えない場合に検討する ・尿道口に直接当てる尿取りパッド，それを包む外側のおむつ（パンツ型おむつなど）を組み合わせて用いる ・尿の色，におい，混濁，量などの観察を怠らない ・スキントラブルが多いので，こまめにスキンケアを行う	尿取りパッド　　パンツ型紙おむつ
尿器	・坐位用尿器，仰臥位のまま使用できる尿・便器もある ・リクライニング体位が可能ならば，ギャッチアップ30〜60°くらいにすると腹圧をかけやすい	坐位用尿器　　仰臥位用尿・便器
ポータブルトイレ	・足もとに空間があるものが，立ち上がりやすい ・排泄後は，においに配慮し，できるだけすばやく排泄物を片づける	○　　　× 足もとに空間がある

- 脳卒中後の排尿障害の状態に応じて，尿道カテーテル，集尿器，おむつ，尿器，ポータブルトイレなどを選択する．
- これらの器具・用具の使用は必要な場合に限り，使用してもできるかぎり早期にやめ，トイレでの排尿自立をめざす．

Q83 尿道カテーテルをできるかぎり早期に抜いたほうがいいわけは

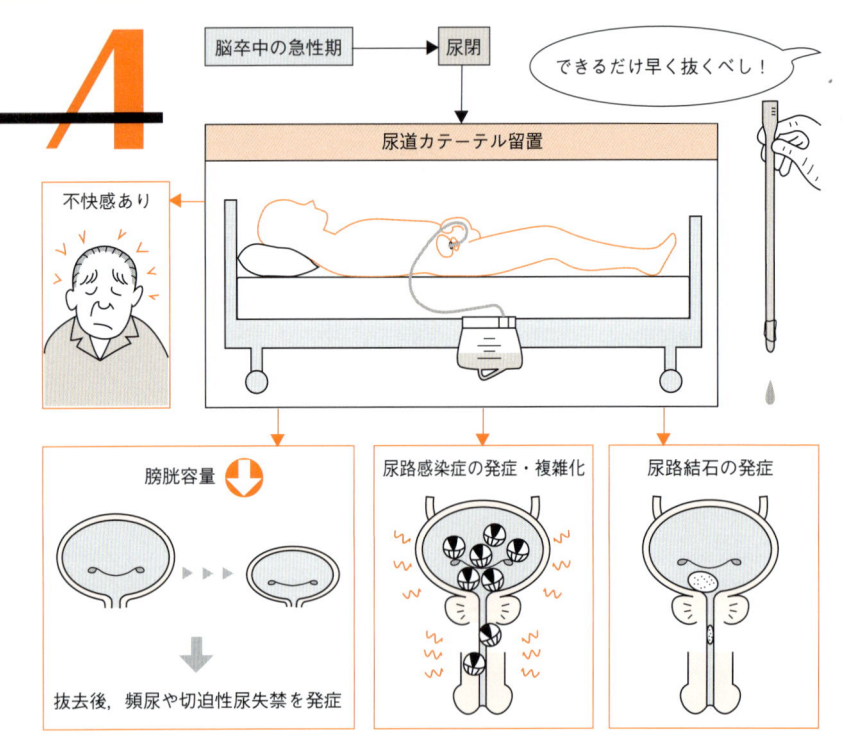

脳卒中の急性期 → 尿閉

できるだけ早く抜くべし！

尿道カテーテル留置

不快感あり

膀胱容量 ⬇
抜去後，頻尿や切迫性尿失禁を発症

尿路感染症の発症・複雑化

尿路結石の発症

- 脳卒中の急性期には尿閉となることが多く，尿排出の処置としてやむを得ず尿道カテーテルを留置することがある．
- 尿道カテーテルの挿入・留置は，患者にとって不快なだけでなく，長期に留置しておくと，膀胱容量が徐々に少なくなり，抜去後，頻尿や切迫性尿失禁となってしまう場合がある．また，尿路感染症の発症・複雑化をまねいたり，尿路結石を発症しやすくなる．
- 尿道カテーテルを抜去するときは，抜去前の膀胱訓練を行わず，抜去後に自尿があるかを確認する．
  ・尿意の有無を確認する意味で，抜去前に尿道カテーテルをクランプして膀胱内に尿がたまるようにし，尿意を感じたときに開放するという膀胱訓練を行うことがあるが，尿意がないときには膀胱容量を超えて尿が貯留し，尿管へ逆流すると感染を起こす危険性が高まるため，膀胱訓練を行わずに抜去することも多い．

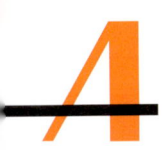

Q84 膀胱訓練って何

膀胱訓練
- 尿意から尿排出までの時間を徐々に延長（1分→3分→5分→10分→15分……）
- 目標：1回尿量 200mL程度，尿排出間隔2時間程度
- 1回尿量，尿意から尿排出までの時間を記録

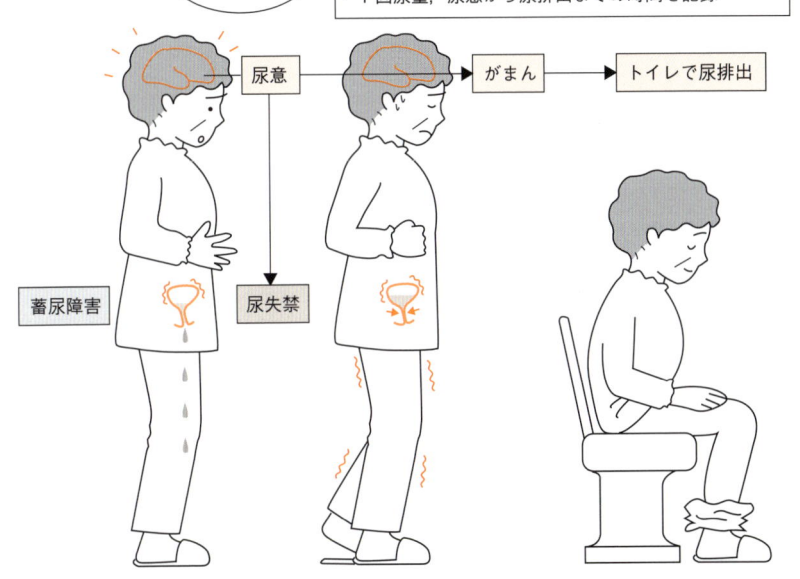

尿排出障害がある場合には不適切な訓練

尿意 → がまん → トイレで尿排出

蓄尿障害　尿失禁

- 尿失禁など蓄尿障害がある場合，尿意があっても尿排出をがまんし，一定量ためてから排出する訓練である．
- 尿意を感じてからトイレに行くまでの時間を，すこしずつ延長させていく．
  - 最初は1分程度から，徐々に3分，5分，10分，15分と伸ばしていく．
  - 1回尿量が200mL程度か，尿排出間隔が2時間程度になるまでを目標とする．
  - 1回尿量，尿意を感じてから尿排出までの時間を記録する．
- 尿排出障害がある場合には不適切な訓練であり，残尿が多くなって，かえって尿排出症状を悪化させる場合がある．
- 腹圧性尿失禁がある場合には，骨盤底筋体操を併用すると効果的である．
  - 骨盤底筋体操の例：立位（または坐位）で腹部の力を抜き，肛門を閉めたり，緩めたりを10回程度繰り返す（2，3回／日）．

Q85 排尿管理に排尿日誌はどう役立つの

A

排尿日誌（例）					
日付						
時間		飲水量	尿量	備考	
0：00					
1：00					
2：00					
3：00			300g	失禁	混濁あり
4：00					
5：00					
6：00	起床		200mL	自尿	
7：00	朝食	200mL			
8：00			0mL	誘導（尿意なし）	
9：00	リハビリ				
10：00		200mL			
11：00			200mL	誘導（尿意あり）	
12：00	昼食	150mL			
13：00					
14：00			150g	失禁（尿意あり）	切迫
15：00		200mL			排便あり
16：00					
17：00			0mL	誘導（尿意なし）	
18：00	夕食	200mL			
19：00			300mL	自尿	
20：00					
21：00					
22：00	就寝		0mL	誘導（尿意なし）	
23：00					
	合計	950mL	1,150mL		

得られる情報
- 排尿間隔
- 水分摂取と排尿の関連
- 夜間の排尿数の傾向

目安
- 水分摂取量
- 水分摂取時間
- トイレ誘導時間の設定

- 脳卒中患者の排尿管理では，排尿の自立に向けての第一歩として，患者の1日の排尿のプロフィールを明らかにし，対策を立てるために排尿日誌を活用する．

［排尿日誌の例］
- 飲水量と時刻，排尿量と時刻，そのときの尿意の有無，失禁の有無を記録し，1日の飲水量の合計，排尿量の合計を計算する．
- 情報量が多いとかえってわかりにくいこともある．
- 施設で共通のものをつくっておくとよい．

- 排尿間隔，水分摂取と排尿の関連，夜間の排尿数の傾向が明らかとなるため，水分摂取量や摂取時間，トイレの誘導時間の設定の目安にする．

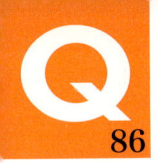

Q86 排尿障害を評価する検査にはどんなものがあるの

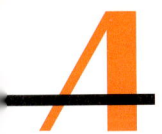

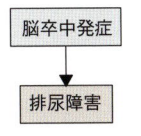

A

脳卒中発症 → 排尿障害

排尿障害を評価する主な検査

尿流量測定（UFM：Uroflowmetry）

- 尿流量測定用のトイレに尿を排出してもらい，尿の流れの速さ（勢い）や量を測定し記録する

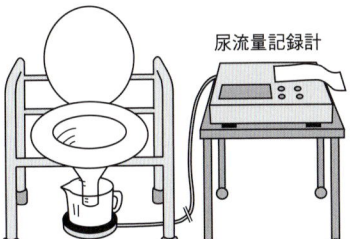

尿流量記録計
尿流量測定用トイレ

―― ：健常者
―― ：神経因性膀胱患者

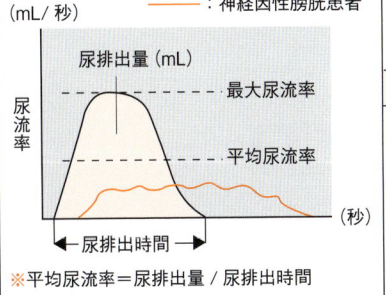

(mL/秒)
尿排出量(mL)
最大尿流率
平均尿流率
尿流率
尿排出時間
(秒)

※平均尿流率＝尿排出量／尿排出時間

尿流率曲線

膀胱内圧測定（CM：Cystometry）

- 圧測定用の尿道カテーテルを挿入し，滅菌水などを注入して蓄尿から尿排出までの膀胱内の圧力の変化を測定する
- 尿意(初期尿意，通常尿意，最大尿意)の有無・程度を知り，膀胱壁の伸展性，容量など膀胱機能を評価する

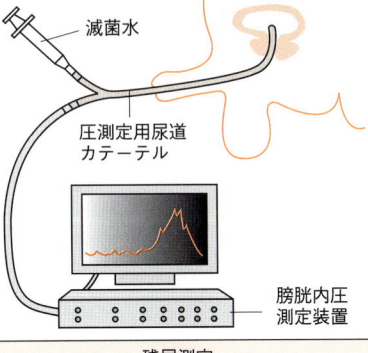

滅菌水
圧測定用尿道カテーテル
膀胱内圧測定装置

残尿測定

- 尿排出直後に腹壁から超音波を当て，膀胱内の残尿量を測定する

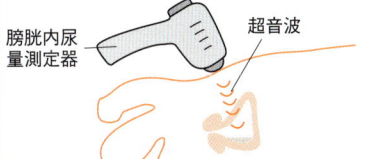

膀胱内尿量測定器
超音波

● 排尿機能をより詳細に評価するために行う検査には，尿流量測定(UFM)，膀胱内圧測定(CM)，残尿測定などがある．

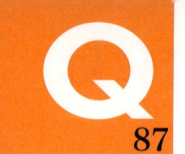

Q87 排尿の自立に向けてどんなケア・訓練が必要なの

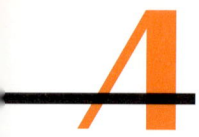

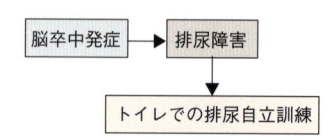

A

脳卒中発症 → 排尿障害 → トイレでの排尿自立訓練

◯：麻痺側

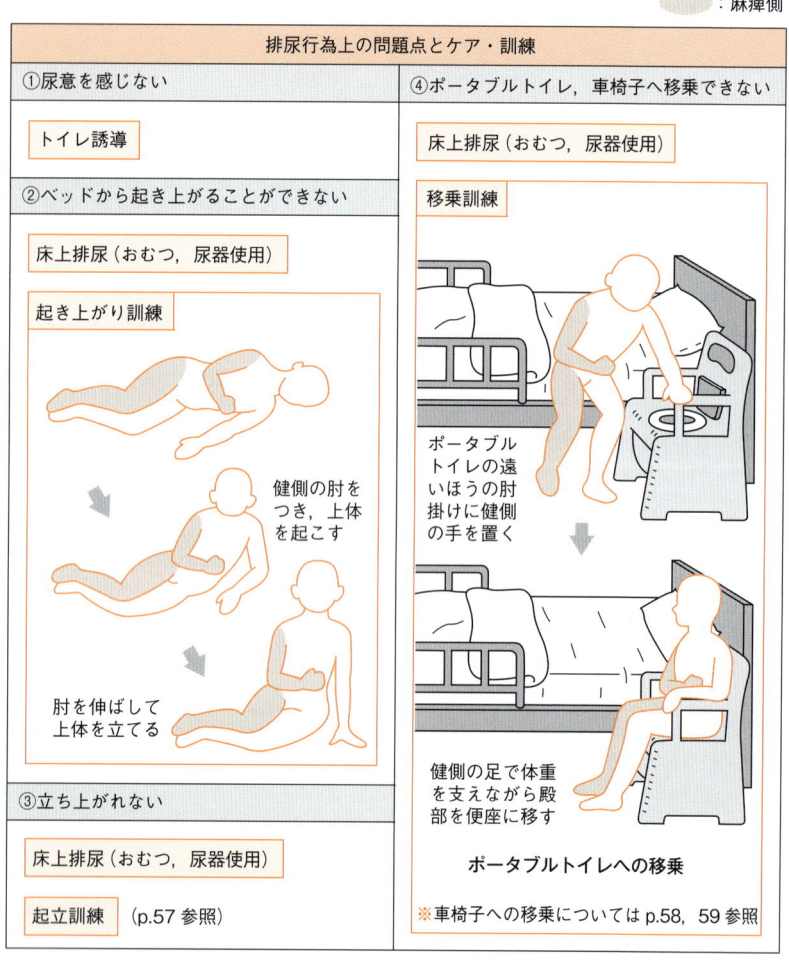

排尿行為上の問題点とケア・訓練

①尿意を感じない
- トイレ誘導

②ベッドから起き上がることができない
- 床上排尿（おむつ，尿器使用）
- 起き上がり訓練
  - 健側の肘をつき，上体を起こす
  - 肘を伸ばして上体を立てる

③立ち上がれない
- 床上排尿（おむつ，尿器使用）
- 起立訓練（p.57参照）

④ポータブルトイレ，車椅子へ移乗できない
- 床上排尿（おむつ，尿器使用）
- 移乗訓練
  - ポータブルトイレの遠いほうの肘掛けに健側の手を置く
  - 健側の足で体重を支えながら殿部を便座に移す

ポータブルトイレへの移乗

※車椅子への移乗については p.58, 59 参照

⑤トイレまで移動できない	⑧後始末（拭くこと）ができない
ポータブルトイレの使用 車椅子移動 （p.58，59参照） 歩行訓練 （p.60，61参照)	トイレットペーパーの使用訓練 健側の手でペーパーを大腿まで引っ張ったら，手掌の付け根でカッター部を押さえながら指先でペーパーをちぎり，大腿の上でペーパーをたたむ
⑥便座上で坐位を保持できない	
坐位バランス訓練 （p.57参照）	
⑦衣服（下着）を下げられない	後始末動作訓練　[体勢の援助] ・たたんだペーパーを陰部に当て，前から後ろに向けて拭く
着衣動作訓練　[見守り] 健側の手でベルト部分を持ち，健側の足で上体を安定させながら殿部を左右交互に浮かせて大腿まで下げる さらに膝下まで左右交互に下げる	⑨衣服を上げることができない
	着衣動作訓練　[見守り] ・健側の手でベルト部分を持ち，左右交互に膝から腰へと上げていく
	⑩立ち上がれない
	床上排尿（おむつ，尿器使用） 起立訓練 （p.57参照）
	⑪トイレの水を流すことができない
	水を流す動作訓練　[声かけ] ・レバーを押す

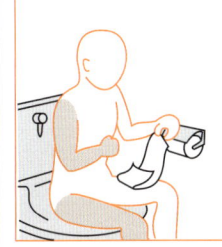

※[　]内は看護師（介護者）の行動

- 脳卒中後の排尿にかかわる問題には，神経因性膀胱など生理面だけではなく，身体面の問題などいろいろな要素が含まれている．
- 観察により排泄行為上の問題点などを把握し，動作の見本を示したり，順番を言葉かけするなど具体的ケア・訓練を行う．

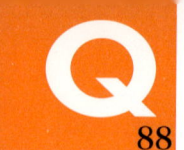

Q88 高次脳機能障害合併患者の排尿ケアはどうしたらいいの

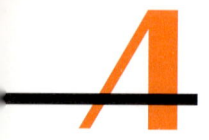

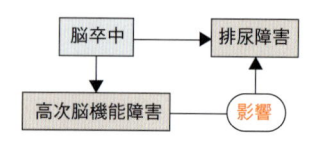

A

脳卒中 → 排尿障害
脳卒中 → 高次脳機能障害
高次脳機能障害 —影響→ 排尿障害

排尿に影響を与える高次脳機能障害の主な症状と対応策

症状	対応策
尿意がわからない（認知できない）	・排尿パターンを把握する ・時間でトイレ誘導する ・尿意のサイン（食後や飲水後, もぞもぞする, そわそわするなど）をつかんでトイレ誘導をする
尿意があっても失語があり, 伝えられない	・トイレの絵やジェスチャーを利用して尿意を伝えてもらう
排泄する場所がわからない	・トイレまでの道順を繰り返し学習する ・トイレまでの通路に目印をつける

5. 排泄障害とリハビリテーション

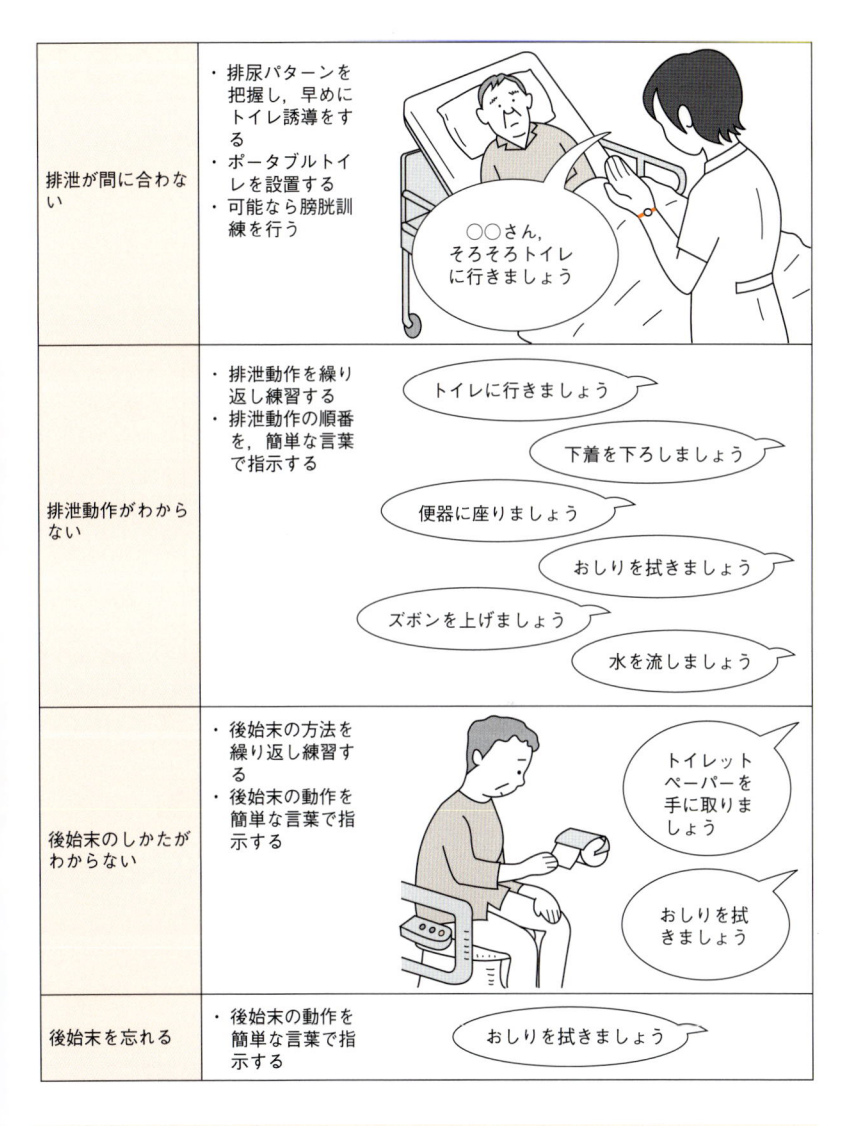

排泄が間に合わない	・排尿パターンを把握し,早めにトイレ誘導をする ・ポータブルトイレを設置する ・可能なら膀胱訓練を行う	○○さん,そろそろトイレに行きましょう
排泄動作がわからない	・排泄動作を繰り返し練習する ・排泄動作の順番を,簡単な言葉で指示する	トイレに行きましょう 下着を下ろしましょう 便器に座りましょう おしりを拭きましょう ズボンを上げましょう 水を流しましょう
後始末のしかたがわからない	・後始末の方法を繰り返し練習する ・後始末の動作を簡単な言葉で指示する	トイレットペーパーを手に取りましょう おしりを拭きましょう
後始末を忘れる	・後始末の動作を簡単な言葉で指示する	おしりを拭きましょう

- 脳卒中で高次脳機能障害が合併した場合,膀胱,尿道機能が正常であっても排尿に影響を与える.
- 排尿に影響を与える主な症状と対応策を示す.

Q89 排便はどんなしくみで起こるの

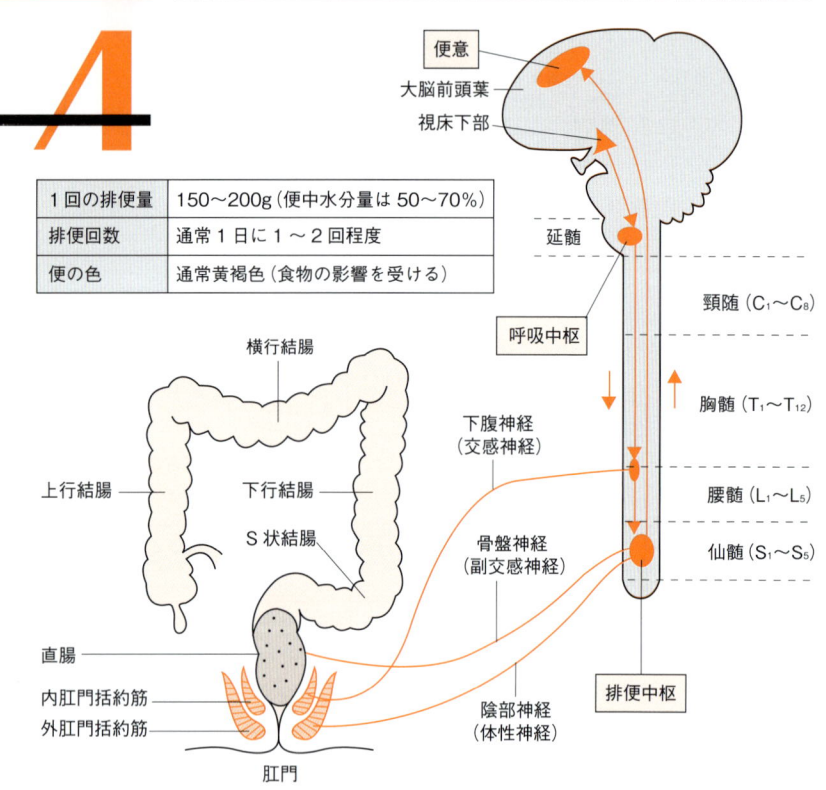

A

1回の排便量	150〜200g（便中水分量は50〜70％）
排便回数	通常1日に1〜2回程度
便の色	通常黄褐色（食物の影響を受ける）

図中ラベル：
- 便意、大脳前頭葉、視床下部、延髄、呼吸中枢
- 頸髄（C_1〜C_8）、胸髄（T_1〜T_{12}）、腰髄（L_1〜L_5）、仙髄（S_1〜S_5）
- 排便中枢
- 横行結腸、上行結腸、下行結腸、S状結腸、直腸、内肛門括約筋、外肛門括約筋、肛門
- 下腹神経（交感神経）、骨盤神経（副交感神経）、陰部神経（体性神経）

ブリストル便性状スケール

消化管の通過時間：非常に遅い（約100時間） ←→ 非常に早い（約10時間）

1	2	3	4	5	6	7
硬いコロコロ便	硬く固まった便	ひび割れのある便	適度に軟らかい便	やや軟らかい半固形便	不定形な泥状便	水様便

5. 排泄障害とリハビリテーション

- 経口摂取された食物中の栄養素および水分は，食道→胃→十二指腸を経て，その80％が小腸で吸収される．残りは液状となって大腸に送られ，上行結腸→横行結腸→下行結腸と進むうちに水分が徐々に吸収され，S状結腸では固形状の便になり貯留する．
  ・食物を摂取してから便になるまで約1〜3日かかる．
- 胃壁の伸展刺激で大腸の蠕動運動を惹起し(胃-大腸反射)，便がS状結腸から直腸に移動すると，直腸壁の伸展刺激が骨盤神経を介して仙髄の排便中枢(S_2〜S_4)を経て大脳に伝わり，便意となる．便意が生じると内肛門括約筋(下腹神経支配)は弛緩するが，随意的に外肛門括約筋(陰部神経支配)を緊張させ，排便を抑制することができる．抑制を解くと，延髄の呼吸中枢を経て腹圧が高まり，外肛門括約筋が弛緩して排便が起こる．
  ・1回の排便量は150〜200gで，便に含まれる水分量は50〜70％である．
  ・排便回数は，通常1日に1〜2回程度である．便通は食物，水分の摂取量の影響を受けるので個人差が大きい．高齢者では2〜3日に1回程度のこともあるが，4〜5日以上排便がないときは，なんらかの処置を考える．
  ・便の色は通常黄褐色だが，食べたものの影響を受ける．上部消化管からの出血があると，黒色便(タール便)となる．
  ・便の性状は，腸内の貯留時間が長いほど硬い便となり，短いと水分を多く含む．
- 排便には，①トイレ環境(トイレへの移動時間・距離，排便動作の自立など)，②便の形成(食事内容，とくに経管栄養では繊維不足など)，③便の保持(直腸，内・外肛門括約筋の機能)，④便の排出(直腸の収縮力，姿勢，腹圧，骨盤底筋の機能)が関与する．

☕ どんな姿勢だと排便しやすくなるの

- 排便には，直腸の押し出す力(自律神経の作用)と，いきむ力(腹圧)が関与する．
- 坐位では，前かがみになって両前腕で上体を支えると，直腸の角度が腹圧のかかる方向に近づいて腹圧がかかりやすくなり，便の排出がスムーズになる．
- 仰臥位では，両膝を曲げ，いきむときに，腹部を膨らませないように肛門に向かって力を押し出す．

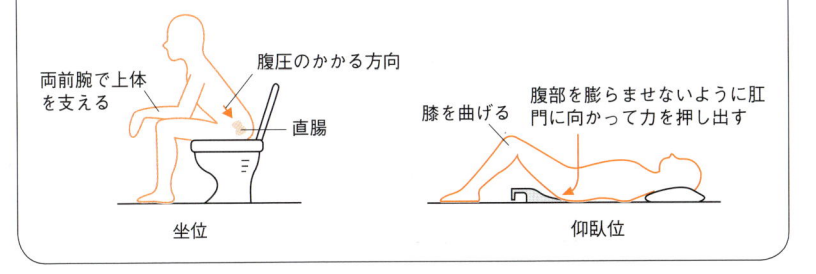

坐位 — 両前腕で上体を支える／腹圧のかかる方向／直腸

仰臥位 — 膝を曲げる／腹部を膨らませないように肛門に向かって力を押し出す

Q90 脳卒中ではどんな排便障害が起こるの

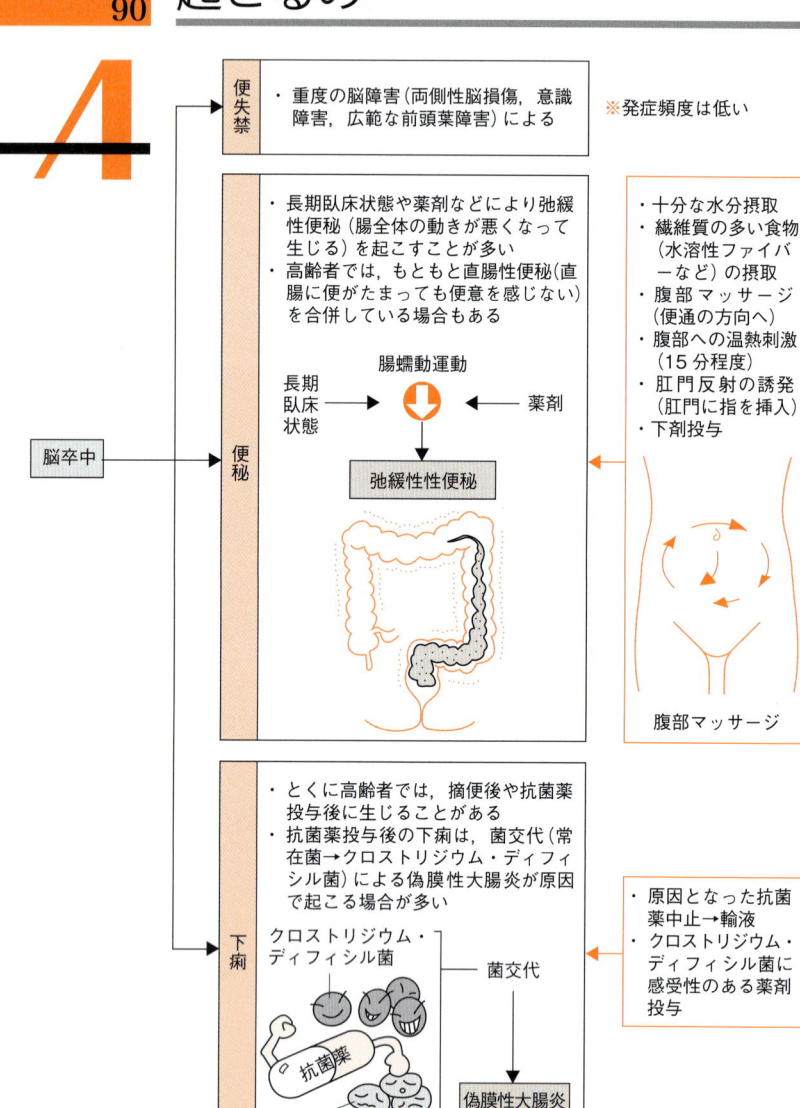

便失禁
- 重度の脳障害(両側性脳損傷,意識障害,広範な前頭葉障害)による
※発症頻度は低い

脳卒中 → 便秘
- 長期臥床状態や薬剤などにより弛緩性便秘(腸全体の動きが悪くなって生じる)を起こすことが多い
- 高齢者では,もともと直腸性便秘(直腸に便がたまっても便意を感じない)を合併している場合もある

長期臥床状態 → 腸蠕動運動 ← 薬剤

→ 弛緩性性便秘

対応:
- 十分な水分摂取
- 繊維質の多い食物(水溶性ファイバーなど)の摂取
- 腹部マッサージ(便通の方向へ)
- 腹部への温熱刺激(15分程度)
- 肛門反射の誘発(肛門に指を挿入)
- 下剤投与

腹部マッサージ

下痢
- とくに高齢者では,摘便後や抗菌薬投与後に生じることがある
- 抗菌薬投与後の下痢は,菌交代(常在菌→クロストリジウム・ディフィシル菌)による偽膜性大腸炎が原因で起こる場合が多い

クロストリジウム・ディフィシル菌 ─ 菌交代
抗菌薬
常在菌
→ 偽膜性大腸炎

対応:
- 原因となった抗菌薬中止→輸液
- クロストリジウム・ディフィシル菌に感受性のある薬剤投与

5. 排泄障害とリハビリテーション

<便失禁>
- 脳損傷そのものが原因となる排便障害は，重度の脳障害(両側性脳損傷，意識障害，広範な前頭葉障害)による便失禁であるが，発症頻度は低い．

<便秘>
- 便秘は，便が長時間腸内にとどまり，なかなか排便できない症状で，原因により，器質性便秘(がんなど腸内に便通を妨げるものがある)，機能性便秘(腸全体の動きが悪くなる)に分類される．機能性便秘はさらに，弛緩性便秘，痙攣性便秘，直腸性便秘に分類される．
  - 弛緩性便秘：腸全体の動きが悪くなって生じる．
  - 痙攣性便秘：腸の動きが過敏になりすぎて生じる．
  - 直腸性便秘：直腸に便がたまっても便意を生じない．
- 脳卒中では，長期臥床状態や薬剤などによる二次的障害が原因で起こる便秘が多い．蠕動運動が低下することにより，容易に弛緩性便秘となる．
  - 高齢者では，もともと弛緩性便秘と直腸性便秘を合併していることが多い．
- 便秘があれば放置せず，適切な処置が必要となる．便秘を放置すると便塊によるイレウスを生じることもある．

[便秘の主な予防・処置]
- 水分を十分に摂取する．
- 繊維質の多い食物を摂取する．しかし，病院食では限界があるので，家族に協力してもらい，市販の水溶性ファイバーの投与も検討する．
- 腹部疾患(大動脈瘤など)がなければ腹部マッサージ(便通の方向へ)を行う．
- 腹部への温熱刺激(15分程度)，肛門反射の誘発(肛門に指を挿入)も効果がある．
- 下剤は多種あるので，患者の状態に適したものを投与する．

<下痢>
- とくに高齢者など弛緩性便秘と直腸性便秘を合併している場合は，硬い便が栓になっており，それを摘便すると，今度はしばらく下痢になることがある．
- 脳卒中では，肺炎や膀胱炎などを合併して抗菌薬を投与する機会が多い．とくに高齢者では，抗菌薬投与後に水様便の下痢を生じることがある．これは，抗菌薬投与により腸内細菌の交代が起こり，クロストリジウム・ディフィシル菌の毒素産生による偽膜性大腸炎が原因となる場合が多い．

[抗菌薬投与後の下痢への処置]
- 原因となった抗菌薬を中止し，輸液を行う．
- クロストリジウム・ディフィシル菌による毒素(CDトキシン)を測定し，感受性のある薬剤を投与する．

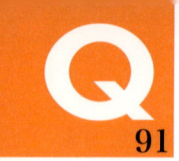

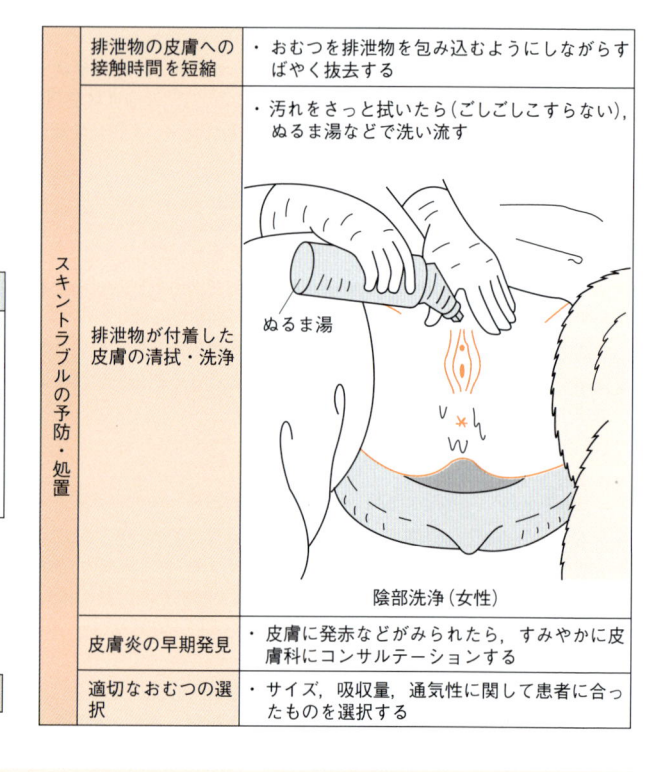

Q91 排泄障害によるスキンケアはどうするの

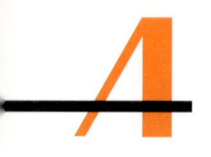

A

```
おむつ内への
尿・便失禁
    ↓
皮膚への影響
①化学的刺激(便
中の酵素によ
る)
②物理的刺激(洗
浄,拭き取り
時の摩擦)
③細菌感染,カ
ンジダ感染
④過度の湿気
    ↓
皮膚の防衛機能
    ⬇
スキントラブル
```

スキントラブルの予防・処置

排泄物の皮膚への接触時間を短縮	・おむつを排泄物を包み込むようにしながらすばやく抜去する
排泄物が付着した皮膚の清拭・洗浄	・汚れをさっと拭いたら(ごしごしこすらない),ぬるま湯などで洗い流す ぬるま湯 陰部洗浄(女性)
皮膚炎の早期発見	・皮膚に発赤などがみられたら,すみやかに皮膚科にコンサルテーションする
適切なおむつの選択	・サイズ,吸収量,通気性に関して患者に合ったものを選択する

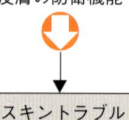

- おむつ内への尿失禁,便失禁が継続すると,尿や便の接触で皮膚の防衛機能が低下するため,スキントラブルは容易に発生する.
  - 排泄障害によるスキントラブルの原因として,①化学的刺激(便中の酵素による),②物理的刺激(洗浄,拭き取り時の摩擦),③細菌感染,カンジダ感染,④過度の湿気があげられる.
- おむつに尿,便を排泄したら,皮膚への直接的接触時間を短くするため,排泄物をおむつに包み込むようにしながらすばやく抜去し,排泄物のついた皮膚はごしごしこすらないように注意して拭いたあと,ぬるま湯などで洗い流す.
- おむつを当てている部位の皮膚に発赤がみられたり,鱗屑があったりした場合は,皮膚炎を生じている可能性があるので,すみやかに皮膚科にコンサルテーションする.
- おむつは,サイズ,吸収量,通気性に関して患者に合ったものを選択する.

Q92 排泄における看護師の役割は

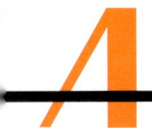

A

排泄自立への援助
- 尿意のサイン（食後にそわそわしたり，周期的におこりっぽくなるなど）を見逃さずにトイレ誘導をはかる
- 排泄動作のどの動作ができないのかを見極めて訓練につなげる

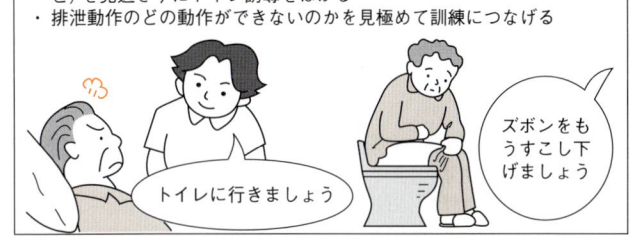

「トイレに行きましょう」
「ズボンをもうすこし下げましょう」

羞恥心への配慮
- 排泄時には必ずカーテンを閉める

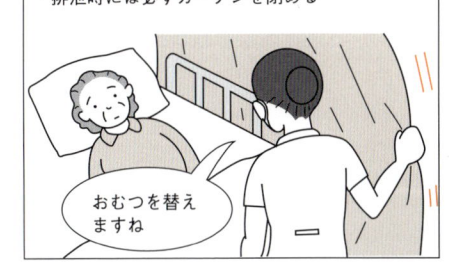

「おむつを替えますね」

においへの配慮
- 排泄物はすぐに片づける

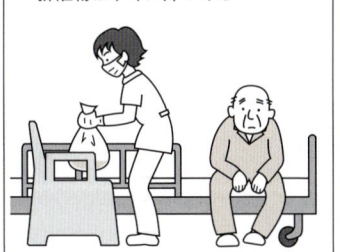

排泄における看護師の主な役割

- 排泄ケアは，看護ケアのなかでもとくに時間と労力を費やすため，頻回になるとついおむつに頼りがちとなってしまうことが多い．しかし，患者・家族にとって排泄が自立できるかどうかは重要な問題である．そのことを認識し，自立に向けて周期的な排尿習慣をつけたり，動作訓練へと導くことが看護師の重要な役割である．
- 患者の日常を観察するなかで，尿意のサインを見逃さずにトイレ誘導をはかったり，どの動作ができないのかを見極めて訓練につなげていく．
  - 尿意のサインとして，食後そわそわ落ち着きがなくなったり，周期的におこりっぽくなることがある．
- 認知障害があっても排泄には羞恥心を伴うことを十分に理解してケアを行う．
  - 排泄時には必ずカーテンを閉め，周囲から見えないようにする．
- 排泄後は，においに配慮して排泄物はすぐに片づける．

コンチネンスケアって何

- コンチネンス（continence）とは，排泄（排尿，排便）が問題なくコントロールされている状態をさす．
- コンチネンスケアは，排泄障害の予防・治療とともに，排泄障害が残ったとしても問題なく社会生活が送れることを目的として行うケアである．
- コンチネンスケアの中心的な担い手として，皮膚・排泄ケア認定看護師が日本看護協会より選定されている（2009年12月現在で1,132名が登録）．
  - 皮膚・排泄ケア認定看護師の主な役割は，①ストーマ造設・褥瘡などの創傷および失禁に伴い生じる問題のアセスメントおよび適切な皮膚ケア，②排泄障害の病態理解および個人に適した排泄管理，指導（オストミー・失禁ケア）である．

コンチネンスケア
- 排泄障害の予防
- 排泄障害の治療
- 社会生活上の排泄コントロール

患者・家族がかかえる排泄障害の主な問題
- 身体的不快感
- におい
- スキントラブル
- ストーマセルフケア
- 行動範囲の制限
- 尊厳消失
- うつ
- おむつ処理
- 疲労
- 経済的負担
- など

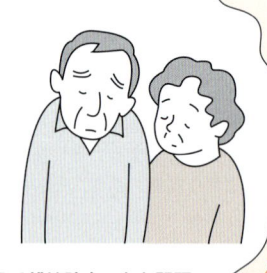

6 こころの問題とリハビリテーション

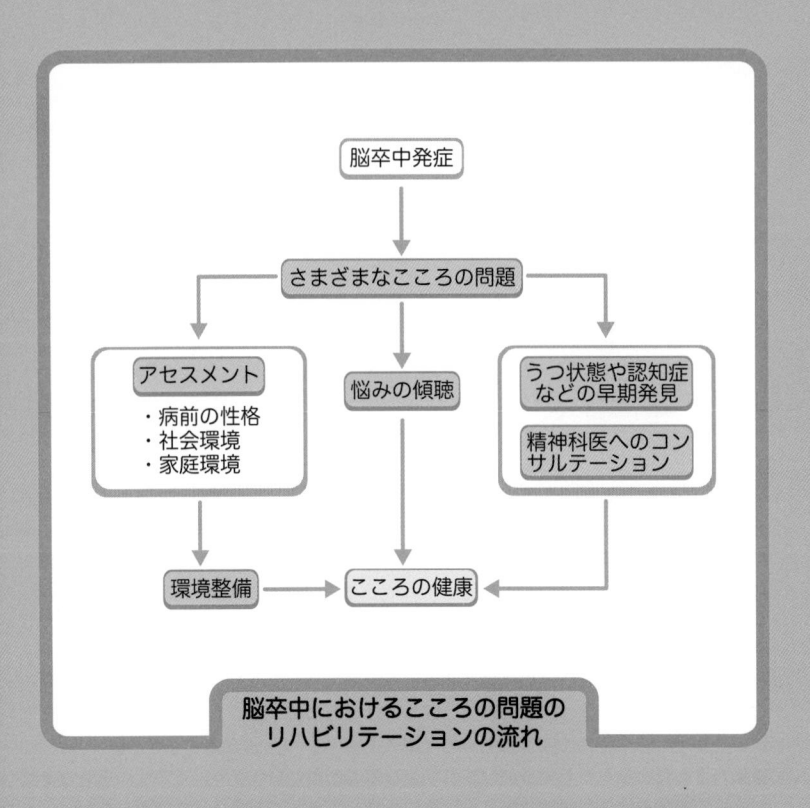

```
            脳卒中発症
                ↓
        さまざまなこころの問題
       ↓        ↓         ↓
  ┌─────────┐  悩みの傾聴  ┌─────────────┐
  │アセスメント│           │うつ状態や認知症│
  │・病前の性格│           │などの早期発見 │
  │・社会環境 │           ├─────────────┤
  │・家庭環境 │           │精神科医へのコン│
  └─────────┘           │サルテーション │
       ↓                  └─────────────┘
    環境整備 →   こころの健康   ←
```

**脳卒中におけるこころの問題の
リハビリテーションの流れ**

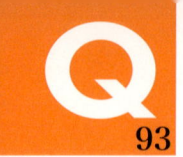

Q93 脳卒中になってしまうと,どんな気持ちになるの

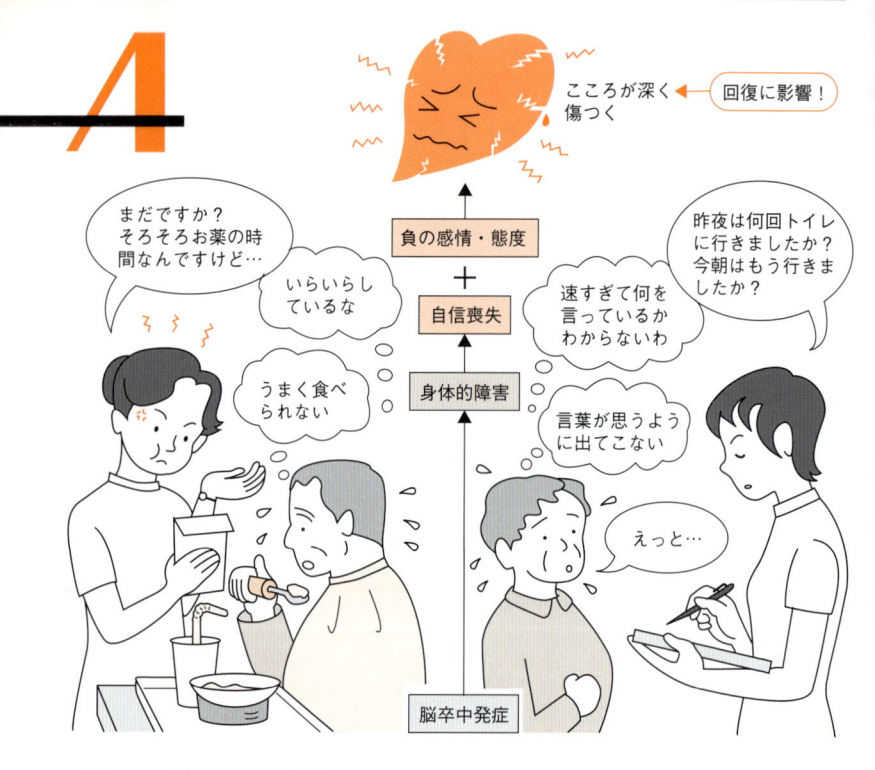

A

こころが深く傷つく ← 回復に影響！

負の感情・態度
＋
自信喪失

身体的障害

脳卒中発症

（イラスト中の台詞）
- まだですか？そろそろお薬の時間なんですけど…
- いらいらしているな
- うまく食べられない
- 速すぎて何を言っているかわからないわ
- 昨夜は何回トイレに行きましたか？今朝はもう行きましたか？
- 言葉が思うように出てこない
- えっと…

- 脳卒中によって高次脳機能障害と麻痺を負ったアメリカの脳科学者が, 脳の専門家の眼をとおし, 突然襲った脳卒中がどのようであったかを, 身体だけでなくこころの動きまで詳細に綴っている. 障害を克服するために必要だったこととしてあげられている訴えは, われわれのこころを打つ. リハビリテーションに携る者に参考となるものである. なかでも,「わたしはばかなのではありません. 傷を負っているのです. どうか, わたしを軽んじないで」[1]という訴えを, われわれは肝に銘じるべきであろう.
- 患者は身体に障害を負い, 思うに任せない自信喪失の状態にあるうえに, 自らの存在を否定される言動, 態度を示されれば, こころはさらに深く傷つくことになる. 多忙な業務のなかで, 患者が思うような行動をとれないとき, つい言葉がぞんざいになったり, 嫌気がさした顔をしたりするのは誰にでもあることかもしれない. しかし, 患者はそういう負の感情や態度に鋭敏であり, 回復に影響を与えることを忘れてはならない.

Q94 脳卒中ではどんな精神症状が現れやすいの

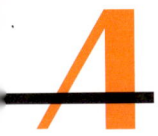

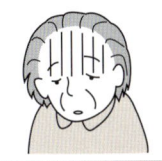

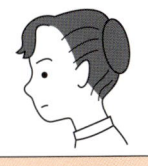

脳卒中で現れやすい精神症状		
症状	病因	対応
意識障害	・脳浮腫 ・広範囲脳卒中 ・脳幹網様体脳卒中 ・脳卒中の進行	・バイタルサイン,神経症状の確認 ・誘因検索:てんかん,低血糖,電解質異常,重症感染症など ・対症療法
せん妄(背景に軽度意識障害)	・全身状態の悪化 ・脳卒中の進行 ・認知症 ・高齢者	・バイタルサインの確認 ・誘因検索:脳卒中の悪化,重症感染症,電解質異常,薬剤 ・薬物療法 ・非薬物療法:睡眠覚醒リズムの正常化(昼食後から午後4時ごろまでの軽い運動など),不安の軽減,見当識の維持など ・カテーテルやラインの自己抜去防止 ・家族への説明 ・精神科医へのコンサルテーション
不眠・昼夜逆転	・環境(明るさ,騒音) ・心因性 ・せん妄の前兆 ・うつの部分症状	・薬物療法 ・誘因検索:心理要因,夜間頻尿,疼痛,瘙痒 ・環境整備
意欲・発動性の低下(やる気がない)	・意識,記憶,情動をつかさどる部位(前頭葉,視床,尾状核,辺縁系など)の脳卒中 ・うつの部分症状 ・認知症	・薬物療法 ・リハビリテーション内容の工夫 ・カウンセリング
うつ状態	・脳卒中による神経伝達物質バランス不全 ・障害に対する心理反応	・薬物療法 ・誘因の検索 ・精神科医へのコンサルテーション ・カウンセリング ・家族への説明
認知症の合併	・血管性認知症 ・アルツハイマー型認知症	・薬物療法 ・非薬物療法:音楽療法,回想法など ・家族への説明 ・環境整備

● 脳卒中では,さまざまな精神症状が現れ,リハビリテーションの阻害因子になることが多い.日々のかかわりのなかで精神状態の変化や異常に早めに気づき,早めに対処する.

Q95 精神症状にはどんな薬剤が使用されるの

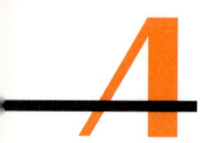

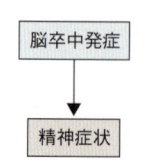

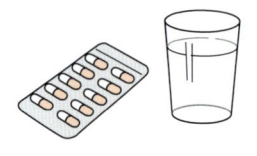

脳卒中発症 → 精神症状

精神症状に使用される主な薬剤

精神症状	一般名	投与方法	特徴	副作用・注意点
せん妄	ハロペリドール（経口不能時）	静注	・抗ドパミン作用による鎮静	・錐体外路症状（筋緊張低下，多動など），不整脈，悪性症候群など
	リスペリドン（経口可能時）	経口	・抗ドパミン作用，抗セロトニン作用による強力な鎮静	・錐体外路症状，悪性症候群，糖尿病時高血糖など
	バルプロ酸ナトリウム	経口	・ギャバ（GABA）作用増強による攻撃性を和らげる効果	・眠気，悪心，肝機能障害など ・併用薬に注意する
	チアプリド塩酸塩	経口	・抗ドーパミン作用による攻撃性の抑制	・錐体外路症状など ・併用薬に注意する
不眠	酒石酸ゾルピデム（非ベンゾジアゼピン系）	経口	・ギャバ作用増強による催眠鎮静効果（ω_1選択性）	・ベンゾジアゼピン系と比較すると，筋弛緩作用，依存性は少ない ・高齢者は半量から投与
	ブロチゾラム（ベンゾジアゼピン系）	経口	・ギャバ作用増強による催眠鎮静効果（ω選択性なし）	・筋弛緩作用，依存性，健忘など ・高齢者は半量から投与 ・持ち越しに注意する
	ミアンセリン塩酸塩（四環系抗うつ薬）	経口	・ノルアドレナリン作用増強による抗うつ作用	・抗コリン作用 ・併用薬に注意する
	トラゾドン塩酸塩	経口	・セロトニン作用の増強による抗うつ作用	・セロトニン症候群（頭痛，めまい，嘔吐など）

<せん妄に合併する不眠>
・抗うつ薬（四環系）を使用，無効だったら，さらにベンゾジアゼピン系を併用
<うつ状態に合併する不眠>
・ベンゾジアゼピン系を使用．無効だったら，さらに抗うつ薬（四環系）を併用

うつ状態	パロキセチン塩酸塩 (SSRI*1)	経口	・セロトニン作用の増強による抗うつ作用 ・不安や焦燥が強いうつに効果がある	・離脱症状（めまい，ふらつき，悪心，不眠，頭痛，倦怠感など） ・効果発現まで時間を要する ・併用薬に注意する
	ミルナシプラン塩酸塩（SNRI*2)	経口	・ノルアドレナリン，セロトニン作用増強による抗うつ作用 ・意欲や発動性の低下に効果を示す	・効果発現は比較的早い ・高齢男性では，排尿障害に注意する
認知症	ドネペジル塩酸塩	経口	・コリン作動性作用	・悪心・嘔吐など ・併用薬に注意する
周辺症状	抑肝散	経口	・セロトニン作用？	・悪心・嘔吐，偽性アルドステロン症など
	クエン酸タンドスピロン	経口	・部分的なセロトニン作用	・悪心・嘔吐，めまい，ふらつき，眠気など ・併用薬に注意する

*1：selective serotonin reuptake inhibitors（選択的セロトニン再取り込み阻害薬）
*2：serotonin-noradrenaline reuptake inhibitors（セロトニン・ノルアドレナリン再取り込み阻害薬）

●精神症状に応じて，さまざまな薬剤が使用される．それぞれ作用・副作用の両面があることを認識し，使用薬剤の特性を知り，副作用のスクリーニング，モニタリングを行う．

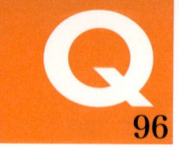

Q96 せん妄になりやすい状態は

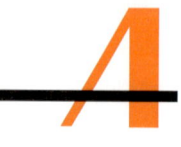

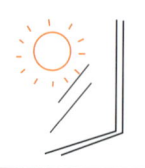

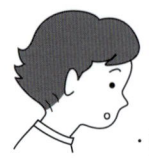

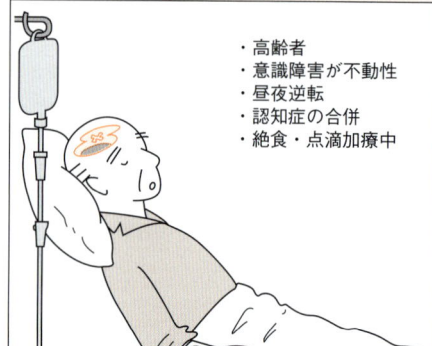

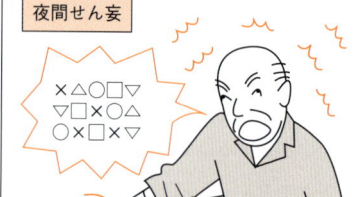

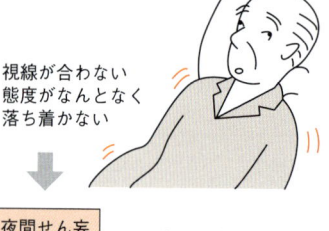

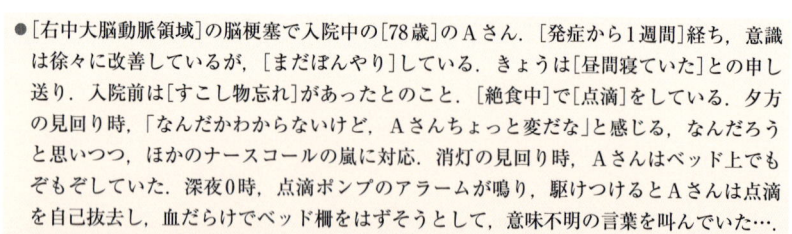

せん妄になりやすい状態

- 高齢者
- 意識障害が不動性
- 昼夜逆転
- 認知症の合併
- 絶食・点滴加療中

・視線が合わない
・態度がなんとなく落ち着かない

↓

夜間せん妄

- [右中大脳動脈領域]の脳梗塞で入院中の[78歳]のAさん．[発症から1週間]経ち，意識は徐々に改善しているが，[まだぼんやり]している．きょうは[昼間寝ていた]との申し送り．入院前は[すこし物忘れ]があったとのこと．[絶食中]で[点滴]をしている．夕方の見回り時，「なんだかわからないけど，Aさんちょっと変だな」と感じる，なんだろうと思いつつ，ほかのナースコールの嵐に対応．消灯の見回り時，Aさんはベッド上でもぞもぞしていた．深夜0時，点滴ポンプのアラームが鳴り，駆けつけるとAさんは点滴を自己抜去し，血だらけでベッド柵をはずそうとして，意味不明の言葉を叫んでいた…．
- 夜間せん妄は，突然発症するため予測は困難だが，振り返ると，「あのときちょっと変だった？」と気づくことがある．
- せん妄になりやすい状態(上記[ ])の患者で，「ちょっと変かも(視線が合わない，態度がなんとなく落ち着かない，などの些細なことが多い)」と思ったら，頻回に訪室したり，優しく声をかけたりしつつ，せん妄になってしまったときのシュミレーションを事前にしておくと，実際に起こったときに落ち着いて行動できる．

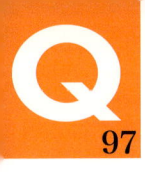

Q97 脳卒中後のうつ状態にはどう援助したらいいの

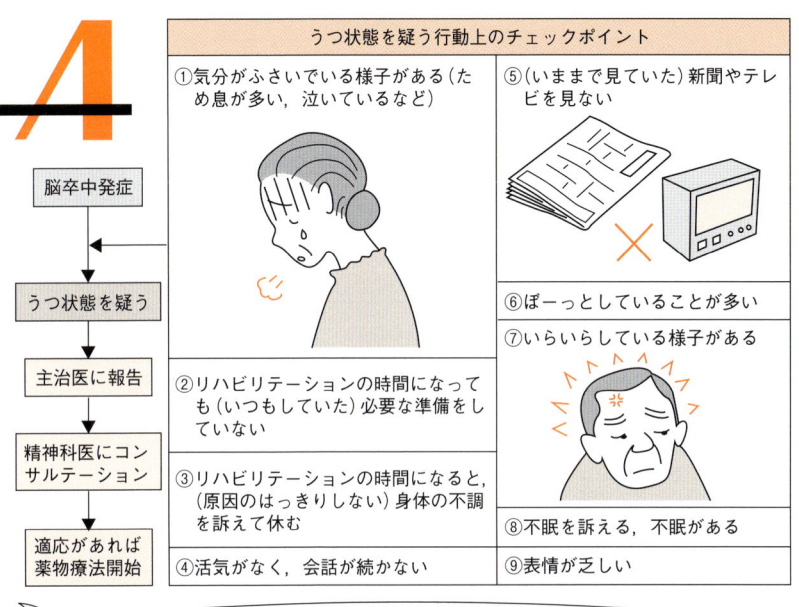

A

うつ状態を疑う行動上のチェックポイント

① 気分がふさいでいる様子がある（ため息が多い，泣いているなど）

② リハビリテーションの時間になっても（いつもしていた）必要な準備をしていない

③ リハビリテーションの時間になると，（原因のはっきりしない）身体の不調を訴えて休む

④ 活気がなく，会話が続かない

⑤ （いままで見ていた）新聞やテレビを見ない

⑥ ぼーっとしていることが多い

⑦ いらいらしている様子がある

⑧ 不眠を訴える，不眠がある

⑨ 表情が乏しい

フロー： 脳卒中発症 → うつ状態を疑う → 主治医に報告 → 精神科医にコンサルテーション → 適応があれば薬物療法開始

休養が必要ならば，リハビリテーションを一時的に中止しなければならない場合がある

- 脳卒中後にうつ状態となる患者は約30％いるといわれている．脳卒中発症後半年以内に現れることが多い．脳卒中による脳内の神経伝達物質のバランスの崩れと，障害による心理的反応の両者が原因であると推測されている．うつ病と比較すると，意欲の低下が目立ち，抑うつ気分，悲壮感，希死念慮は目立たない傾向がある．
- うつ状態を疑った場合は，すみやかに主治医に伝える．
  ・病棟でうつ状態を疑ったときは，気軽に「気分が落ち込んだりしませんか」，「やる気が出ませんか」と聞いてみるのも，早期発見につながることがある．
- うつ状態のスクリーニングにはツング（Zung）の自己評価うつ病スケール（p.166），うつ状態の定量的評価には日本脳卒中学会・脳卒中うつスケール（p.167）などが用いられる．
- 精神科医にコンサルテーションし，適応があれば薬物療法を開始する（薬物療法に抵抗性を示すこともある）．薬物療法を行ってもうつ状態が重度であれば，休養をとるためにリハビリテーションを一時的に中止せざるをえない場合もある．

ツング(Zung)の自己評価うつ病スケール(SDS：Self-rating Depression Scale)					
問1	気分が沈んで憂うつだ	○めったにない	○ときどき	○しばしば	○いつも
問2	朝方がいちばん気分がいい	○めったにない	○ときどき	○しばしば	○いつも
問3	些細なことで泣いたり，泣きたくなったりする	○めったにない	○ときどき	○しばしば	○いつも
問4	夜，よく眠れない	○めったにない	○ときどき	○しばしば	○いつも
問5	食欲は普通だ	○めったにない	○ときどき	○しばしば	○いつも
問6	異性と付き合いたい（茶飲み友達がほしい）	○めったにない	○ときどき	○しばしば	○いつも
問7	最近やせてきている	○めったにない	○ときどき	○しばしば	○いつも
問8	便秘している	○めったにない	○ときどき	○しばしば	○いつも
問9	ふだんより動悸がする（胸がどきどきする）	○めったにない	○ときどき	○しばしば	○いつも
問10	なんとなく疲れやすい	○めったにない	○ときどき	○しばしば	○いつも
問11	気持ちはいつもさっぱりしている	○めったにない	○ときどき	○しばしば	○いつも
問12	いつもと変わりなく身のまわりのことができる	○めったにない	○ときどき	○しばしば	○いつも
問13	落ち着かず，じっとしていられない	○めったにない	○ときどき	○しばしば	○いつも
問14	将来に希望（楽しみ）をもっている	○めったにない	○ときどき	○しばしば	○いつも
問15	いつもに比べていらいらしている	○めったにない	○ときどき	○しばしば	○いつも
問16	迷わずに物事を決められる	○めったにない	○ときどき	○しばしば	○いつも
問17	自分は役立つ人間だと思う	○めったにない	○ときどき	○しばしば	○いつも
問18	いまの生活は充実していると思う	○めったにない	○ときどき	○しばしば	○いつも
問19	自分は死んだほうが，ほかの人は楽に暮らせると思う	○めったにない	○ときどき	○しばしば	○いつも
問20	いまの生活に満足している	○めったにない	○ときどき	○しばしば	○いつも

※配点は，☐（問1，3，4，7，8，9，10，13，15，19）は左から右に，☐（残りの問い）は右から左に，1点，2点，3点，4点とする
※一般臨床では，合計点が50点以上を「うつ傾向あり」と判断する

日本脳卒中学会・脳卒中うつスケール(JSS-D：Japan Stroke Scale [Depression scale])

1. 気分
   A：気分爽快やうつ気分はなく，普通にみえる
   B：気分がふさいでいる様子がある
   C：気分が沈む，寂しい，悲しいという明らかな訴えや素ぶりがある

   □A＝－0.98
   □B＝－0.54
   □C＝　1.52

2. 罪責感, 絶望感, 悲観的考え, 自殺念慮
   A：とくに自分を責める気持ちはなく，将来に希望がある
   B：自分は価値がない人間だと思い，将来に希望をなくしている
   C：明らかな罪責感をもつ（過去に過ちをした，罪深い行為をしたなどと考える），ないしは死にたいという気持ちをもつ

   □A＝－2.32
   □B＝－0.88
   □C＝　3.19

3. 日常活動(仕事, 趣味, 娯楽)への興味, 楽しみ
   A：仕事ないしは趣味・娯楽に対して，生き生きと取り組める
   B：仕事ないしは趣味・娯楽に対して，気乗りがしない
   C：仕事ないしは趣味・娯楽に対して完全に興味を喪失し，活動に取り組まない

   □A＝－1.17
   □B＝－0.94
   □C＝　2.11

4. 精神運動抑制または思考制止
   A：十分な活気があり自発的な会話や活動が普通にできる
   B：やや生気や意欲に欠け，集中力も鈍い
   C：全く無気力で，ぼんやりしている

   □A＝－0.84
   □B＝－0.53
   □C＝　1.37

5. 不安・焦燥
   A：不安感やいらいら感はない
   B：不安感やいらいら感が認められる
   C：いらいら感をコントロールできず，落ち着かない動作・行動がしばしばみられる

   □A＝－1.11
   □B＝－0.64
   □C＝　1.75

6. 睡眠障害
   A：よく眠れる
   B：よく眠れない（入眠障害, 熟眠障害ないしは早朝覚醒）
   C：夜間の不穏（せん妄を含む）がある
   ※付加情報：Bを選択した場合，以下のうち認められるものに○をする．複数選択可
   入眠障害（　）　途中覚醒・熟眠障害（　）　早朝覚醒（　）

   □A＝－1.83
   □B＝－0.64
   □C＝　2.47

7. 表情
   A：表情は豊かで，明るい
   B：表情が乏しく，暗い
   C：不適切な感情表現（情動失禁など）がある

   □A＝－0.52
   □B＝－0.79
   □C＝　1.31

TOTAL＝	
CONSTANT	＋9.50
TOTAL SCORE＝	

※点数が高いほど重度

(脳卒中合同ガイドライン委員会編：脳卒中治療ガイドライン2009. 協和企画，2009より改変)

Q98 脳卒中の認知症合併患者にはどう援助したらいいの

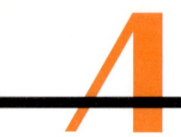

脳卒中の認知症合併例への援助のポイント

- リハビリテーションの内容を患者が容易に達成できる程度にする(達成したら,すこし難易度を上げる)
- 訓練時間を短めにする
- ケア時に世間話をしたり,家族にこまめに面会に来てもらうなど,人とのかかわりを促す

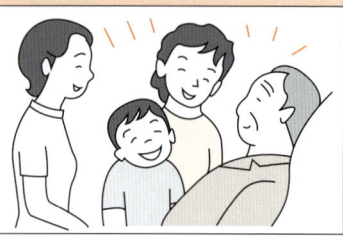

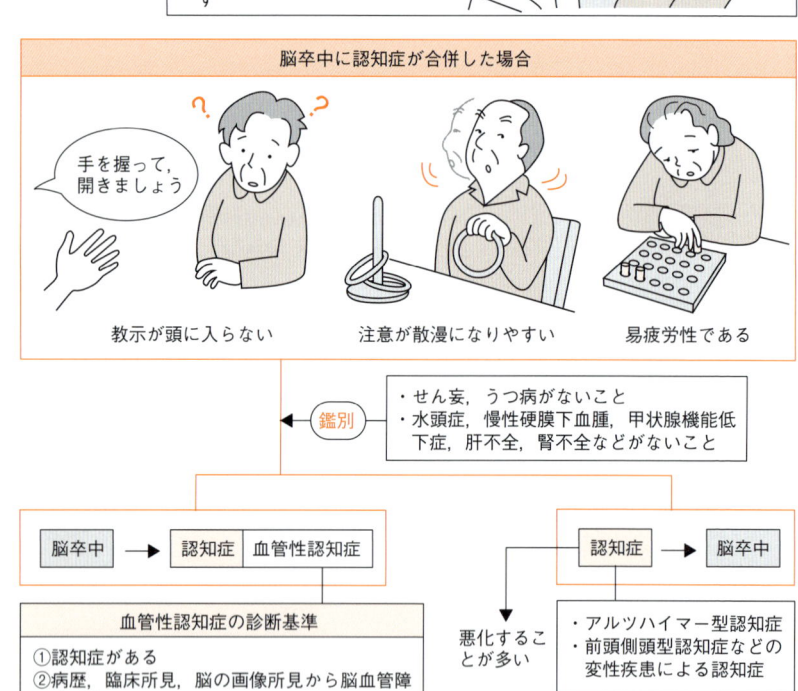

脳卒中に認知症が合併した場合

「手を握って,開きましょう」
教示が頭に入らない

注意が散漫になりやすい

易疲労性である

鑑別
- せん妄,うつ病がないこと
- 水頭症,慢性硬膜下血腫,甲状腺機能低下症,肝不全,腎不全などがないこと

脳卒中 → 認知症 血管性認知症

血管性認知症の診断基準
① 認知症がある
② 病歴,臨床所見,脳の画像所見から脳血管障害がある
③ ①と②の関連があること
  - 認知症の発症が脳卒中発作から3か月以内
  - 認知機能障害が突然であったり,変動して階段状に増悪

認知症 → 脳卒中

悪化することが多い

- アルツハイマー型認知症
- 前頭側頭型認知症などの変性疾患による認知症

認知症とせん妄の鑑別		
	認知症	せん妄
発症	緩徐	急激
意識	清明	障害（変動）
経過	進行性	動揺性
注意力	正常	低下
認知力	全般性に低下	まだらに低下
幻覚妄想	通常なし	あり
会話	簡単なら成立	不成立

認知症とうつ病の鑑別		
	認知症	うつ病
記憶障害	あり	なし（物忘れがひどいと訴えるが，調べるとそれほどでもない）
神経症状	あり	なし（脳卒中合併時あり）
うつ症状	浮動性	持続性
日内変動	なし	あり
希死念慮	なし	あり

- 脳卒中後に認知症を合併する患者は約20％いるといわれている．脳卒中に関連する認知症には血管性認知症がある．

  ［血管性認知症の診断基準］
  ①認知症がある．
  ②病歴，臨床所見，脳の画像所見から脳血管障害がある．
  ③①と②の関連があること
  ・認知症の発症が脳卒中発作から3か月以内
  ・認知機能障害が突然であったり，変動して階段状に増悪

- 脳卒中後に認知症状を生じたとき鑑別する病態として，せん妄，うつ病，高次脳機能障害（とくに健忘を示すもの），水頭症などがある．
  ・せん妄，うつ病は治療が可能であるので，鑑別は重要である．ただし，うつ病との鑑別については，認知症では，うつ症状が初発であることや，また認知症があってうつ状態が合併することもあるため，認知症なのかうつ病なのか，はじめのうちは判断できないこともある．経時的に観察していくことが大切である．

- もともと発症していたアルツハイマー型認知症や，前頭側頭型認知症などの変性疾患による認知症に，脳卒中が併発することもある．脳卒中発症前と比較すると，認知症は悪化することが多い．

- 認知症の程度によっては，教示が頭に入らず，効果的なリハビリテーションができないこともある．注意が散漫になりやすく易疲労性であるので，リハビリテーションの内容を患者が容易に達成できる程度にする（達成したら，すこし難易度を上げる），訓練時間を短めにするなど，きめ細かな対応を要する．

- 人とのかかわりが少なくなると，認知症が悪化するので，検温などケア時に世間話をしたり，家族にこまめに面会に来てもらうようにする．

認知症のスクリーニングテストにはどんなものがあるの

- ミニメンタル・ステイト検査,改訂長谷川式簡易知能評価スケールが広く用いられる.

ミニメンタル・ステイト検査(MMSE:Mini-Mental State Examination)[2]			
	質問内容	回答	得点
1 (5点)	今年は何年ですか？ いまの季節は何ですか？ きょうは何曜日ですか？ きょうは何月何日ですか？	年 曜日 月 日	/1 /1 /1 /1 /1
2 (5点)	ここは何県ですか？ ここは何市ですか？ ここは何病院ですか？ ここは何階ですか？ ここは何地方ですか？（例:関東地方）	県 市 階 地方	/1 /1 /1 /1 /1
3 (3点)	物品名3個（相互に無関係） 検者は物の名前を1秒間に1個ずつ言う.その後,被検者に繰り返させる 正答1個につき1点を与える.3個すべて言うまで繰り返す（6回まで） 何回繰り返したかを記せ　　　　　　　　　　　回		/3
4 (5点)	100から順に7をひく（5回まで） あるいは「フジノヤマ」を逆唱させる		/5
5 (3点)	3で提示した物品名を再度復唱させる		/3
6 (2点)	（時計を見せながら）これは何ですか？ （鉛筆を見せながら）これは何ですか？		/1 /1
7 (1点)	次の文章を繰り返す 「みんなで,力を合わせて綱を引きます」		/5
8 (3点)	(3段階の命令) 「右手にこの紙を持ってください」 「それを半分に折りたたんでください」 「机の上に置いてください」		/3
9 (1点)	（次の文章を読んで,その指示に従ってください） 「眼を閉じなさい」		/1
10 (1点)	（何か文章を書いてください）		/1
11 (1点)	（次の図形を書いてください）		/1
※30点満点で,23点以下だと認知症が疑われる		合計得点	/30

改訂長谷川式簡易知能評価スケール		
	質問項目	診断
問1	お歳はいくつですか？	満年齢で正解できれば1点 ※2年までの誤差は正解
問2	いまは何年ですか？ いまは何月ですか？ いまは何日ですか？ いまは何曜日ですか？	各1点 ※年については西暦も正解
問3	いまいるところはどこですか？	自発的正解は2点 ※ヒント付き（5秒後に，「ここは病院ですか？」「家ですか？」「それとも施設ですか？」と問う）の正解は1点
問4	これから言う言葉を復唱してください．あとでまた聞きますから，よく覚えておいてください ※AかBのどちらかを選択 　A：「サクラ，ネコ，電車」 　B：「ウメ，イヌ，自動車」	復唱できれば各1点 ※3回以上言っても覚えられない言葉は，問7を除外
問5	100から7を順に引いていってください 「100から7を引くと，いくつですか？」 「それからまた7を引くと？」	「93」を正解できれば1点 「86」を正解できれば2点 ※不正解の場合は，その時点で質問中止
問6	これから言う数字を逆に言ってください 「6-8-2」（約1秒の間隔をおいて提示） 「3-5-2-9」（約1秒の間隔をおいて提示）	各1点 ※3桁の逆唱に失敗したら質問中止
問7	先ほど覚えてもらった言葉（問4の言葉）をもう一度言ってください	自発的正解は各2点 ※植物，動物，乗り物と，相手の反応を見ながらヒントを与えて正解ならば各1点
問8	5つの物品を見せます．それを隠しますので，何があったか言ってください ※時計，鍵，タバコ，硬貨，ペンなど，必ず相互に無関係なものを選択し，名前を言いながら提示	各1点 ※順番は問わない
問9	知っている野菜の名前を，できるだけ多く言ってください	6個：1点 7個：2点 8個：3点 9個：4点 10個：5点 ※途中で言葉に詰まり，10秒たっても次が出ない場合は中止 ※5個以下の場合は0点

※最高得点は30点．20点以下の場合，認知症が疑われる

Q99 障害の受容に向けて，どう援助したらいいの

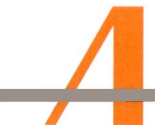

```
脳卒中発症 → 不自由な生活
                    ↓
              障害の受容
```

	受容までの段階		
	否認	葛藤	適応
患者の気持ち	・現実から逃避する	・悲嘆にくれる ・自責の念にかられる ・攻撃的になる ・医療関係者，家族，自分自身に怒りをぶつける ・うつ状態となる	・否認と受容のあいだをゆらぐ ・自分なりに徐々に折り合いをつける
対応	**傾聴** ・障害を直視したくない気持ちを否定せず，共感を示す	**傾聴** ・患者の気持ちに共感する **冷静な反応** ・患者の言動に振り回されない **家族への説明** ・現実を受け入れる準備の過程と説明し，協力を得る **精神科医へのコンサルテーション** ・うつ状態が強い場合などに考慮する	**傾聴** ・ゆれ動いている状態をそのまま受け入れる ・患者から働きかけがあれば，いつでも援助するという姿勢を示しておく

●脳卒中になると，脳卒中になって不自由な生活を強いられる現実をまず否認し，その後，こころの内でさまざまな葛藤を経て，障害を受容し，ありのままの自分に適応していく．この過程はたやすいことではなく，リハビリテーション従事者は，患者が前向きに適応できるように援助をしていく．

話を聞くうえでしてはならないことってどんなこと

- 患者が，思いを吐露して気持ちが楽になったと実感できる聞き手の態度を傾聴という．ただ聞くだけではなく，聞き手が積極的に相手の気持ちに共感しようとする態度が必要である．適切な相づち，アイコンタクト，表情など，コミュニケーション技術について講座などが開かれている．
- 話を聞くのは，プライバシーが保たれる場所で，聞き手に十分な時間的・心理的余裕があるときにする．
- 話を聞くうえでしてはならないことを示す．これらがあると，話し手は，話をしても無意味だと諦め，心を閉ざしてしまう．

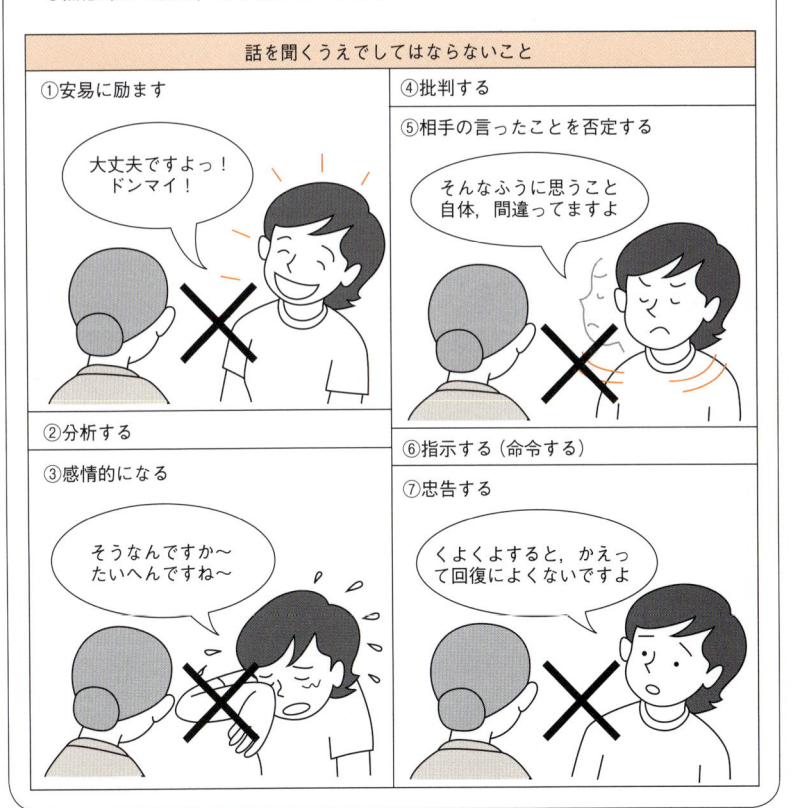

話を聞くうえでしてはならないこと
①安易に励ます（大丈夫ですよっ！ドンマイ！）
②分析する
③感情的になる（そうなんですか〜 たいへんですね〜）
④批判する
⑤相手の言ったことを否定する（そんなふうに思うこと自体，間違ってますよ）
⑥指示する（命令する）
⑦忠告する（くよくよすると，かえって回復によくないですよ）

● 引用・参考文献一覧

[第1章　脳卒中とリハビリテーション]
●引用文献
1) 秋田県立脳血管研究センター疫学研究部ITグループ：秋田県脳卒中発症登録と追跡. http://www.akita-epid.net/
●参考文献
1) 青木茂樹：脳脊髄MRIマニュアル．改訂2版，中外医学社，1995.
2) 青木茂樹：臨床に生かす画像の見方．月刊ナーシング，29(6)：12～23，2009.
3) 内山真一郎編：脳梗塞急性期診療ポケットマニュアル．第5版，田辺三菱製薬株式会社，2007.
4) 木村彰男監：図解脳卒中のリハビリと生活．主婦と生活社，2008.
5) 厚生労働省：平成17年患者調査報告．http://www.mhlw.go.jp/
6) 厚生労働省：平成18年人口動態統計．http://www.mhlw.go.jp/
7) 厚生労働省：平成19年我が国の保健統計．http://www.mhlw.go.jp/
8) 厚生労働省：平成19年国民生活基礎調査の概況．http://www.mhlw.go.jp/
9) 小林祥泰編：脳卒中データバンク2009．中山書店，2009.
10) 高木康行ほか：脳卒中ビジュアルテキスト．第2版，医学書院，1994.
11) 田崎義昭，斎藤佳雄：ベッドサイドの神経の診かた．改訂16版，南山堂，1994.
12) 千野直一編：脳卒中マニュアル．エキスパートナースMOOK30，照林社，1998.
13) 千野直一編：現代リハビリテーション医学．改訂2版，金原出版，2004.
14) 道免和久，田中章太郎：脳の可塑性──シリーズ6 運動療法．総合リハビリテーション，30(12)：1389～1395，2002.
15) 日本リハビリテーション医学会監：リハビリテーション医学白書．医学書院，2003.
16) 脳卒中合同ガイドライン委員会編：脳卒中治療ガイドライン2009．協和企画，2009.
17) 橋本洋一郎ほか：脳梗塞の危険因子とその対策──動脈解離．Mebio，15(8)：93～99，1998.
18) 長谷川泰弘：脳卒中診療システムとSU(stroke unit)，SCU(stroke care unit)．日本臨牀，64(増刊号7)：792～797，2006.
19) 原 寛美編：脳卒中リハビリテーションポケットマニュアル．医歯薬出版，2007.
20) 水野美邦編：神経内科ハンドブック──鑑別診断と治療．第3版，医学書院，2002.
21) 峰松一夫編：脳卒中診療のコツと落とし穴．中山書店，2003.
22) 宮井一郎：神経科学的知見に立脚した脳卒中リハビリテーションの方法論．日本臨牀，64(増刊号7)：778～781，2006.
23) 米本恭三ほか監：リハビリテーション診療Decision Making．CLINICAL REHABILITATION別冊，医歯薬出版，2008.
24) 里宇明元：脳卒中リハビリテーションの新たな展開．日本臨牀，64(増刊号7)：744～748，2006.

[第2章　運動・感覚障害のリハビリテーション]
●参考文献
1) 石井雅之ほか：車いす，下肢装具，歩行補助具，自助具のこと，わかりますか？　リハビリナース，2(2)：7～45，2009.
2) 石田 暉：疼痛を伴った脳卒中患者のリハビリテーション．日本臨牀，67(増刊号7)：770～773，2006.
3) 岩田 誠：神経症候学を学ぶ人のために．医学書院，1994.
4) 大曽根賢一，加藤由美：脳血管障害のリハビリテーション．Smart Nurse，11(1)：16～29，2009.
5) 金子 翼：簡易上肢機能検査(STEF)──検査者の手引き．酒井医療，1986.
6) 木村彰男監：図解脳卒中のリハビリと生活．主婦と生活社，2008.
7) 後藤文男，天野隆弘：臨床のための神経機能解剖学．中外医学社，1992.
8) 田崎義昭，斎藤佳雄：ベッドサイドの神経の診かた．改訂16版，南山堂，1994.
9) 千野直一編：脳卒中マニュアル．エキスパートナースMOOK30，照林社，1998.

10) 千野直一, 木村彰男編：リハビリテーションレジデントマニュアル. 第2版, 医学書院, 2001.
11) 辻　哲也：脳卒中患者のリハビリテーション——機能評価とリハビリテーションの進め方. 日本臨牀, 64(増刊号7)：753〜763, 2006.
12) Duus P(半田　肇監訳)：神経局在診断——その解剖, 生理, 臨床. 第3版, 文光堂, 1988.
13) 手塚康貴, 松尾　篤：脳卒中片麻痺患者に対するミラーセラピー. 理学療法, 22(6)：871〜879, 2005.
14) 東儀英夫編：脳卒中. 図説内科診断治療講座10, メジカルビュー社, 1988.
15) 豊田章宏：脳卒中急性期リハビリテーションの適応・評価と予後予測. 日本臨牀, 64(増刊号7)：749〜752, 2006.
16) 蜂須賀研二ほか：片麻痺患者歩行訓練に対する歩行支援——ロボットの臨床有用性. 日本臨牀, 64(増刊号7)：764〜769, 2006.
17) 藤田博曉, 潮見泰藏：中枢神経系に対する理学療法アプローチ——課題指向型アプローチからMotor Relearning Programへ. 理学療法科学, 22(3)：319〜324, 2007.
18) Frye-Pierson J, Toole JF(藤島正敏, 長尾哲彦訳)：脳卒中——患者と家族の手引. 医学書院, 1989.
19) 米本恭三ほか監：リハビリテーション診療Decision Making. CLINICAL REHABILITATION別冊, 2008.

[第3章　高次脳機能障害とリハビリテーション]
●引用文献
1) 波多野和夫ほか：言語聴覚士のための失語症学. p.265, 医歯薬出版, 2002.
●参考文献
1) 石合純夫編：高次脳機能障害のすべて. 神経内科, 68(特別増刊号), 2008.
2) 海野聡子, 武田克彦：高次脳機能障害のリハビリテーションは有効か. BRAIN MEDICAL, 20(4)：7〜11, 2008.
3) 鹿島晴雄監訳：BADS遂行機能障害症候群の行動評価日本版. 新興医学出版社, 2003.
4) 後藤文男, 天野隆弘：臨床のための神経機能解剖学. 中外医学社, 1992.
5) 下垣由美子ほか編著：失語症会話ノート. エスコアール, 1998.
6) 杉下守弘, 山崎久美子：日本版レーヴン色彩マトリックス検査手引き. 日本文化科学社, 1993.
7) 杉下守弘訳著：日本版ウェクスラー記憶検査法. 日本文化科学社, 2001.
8) 武田克彦, 波多野和夫編：高次脳機能障害——その概念と画像診断. 中外医学社, 2006.
9) 武田克彦：新版 脳のリハビリQ&A. 講談社, 2006.
10) 武田克彦：ベッドサイドの神経心理学. 改訂2版, 中外医学社, 2009.
11) 日本高次脳機能障害学会編：標準高次視知覚検査. 改訂第1版, 新興医学出版社, 2003.
12) 日本高次脳機能障害学会編：標準失語症検査. 改訂第2版, 新興医学出版社, 2003.
13) 日本版WAIS-Ⅲ刊行委員会編：日本版WAIS-Ⅲ理論マニュアル. 日本文化科学社, 2006.
14) Basso A (武田克彦ほか訳)：失語症——治療へのアプローチ. 中外医学社, 2006.
15) 八田武志ほか：D-CAT(注意スクリーニング検査)使用手引き. 改訂版, FIS, 2006.
16) 原　寛美監：高次脳機能障害ポケットマニュアル. 医歯薬出版, 2005.
17) BIT日本版作製委員会(代表石合純夫)訳編：BIT行動性無視検査日本版. 新興医学出版社, 1999.
18) 平山惠三, 田川皓一編：脳卒中と神経心理学. 医学書院, 1995.
19) Benson F, Ardila A(中村裕子監訳)：臨床失語症学. 西村書店, 2006.
20) 本田哲三編：高次脳機能障害のリハビリテーション——実践的アプローチ. 医学書院, 2005.
21) 綿森淑子ほか訳編：日本版リバーミード行動記憶検査RBMT. 千葉テストセンター, 2002.
22) WAB失語症検査日本語版作製委員会(代表杉下守弘)訳編：WAB失語症検査(日本語版). 医学書院, 1986.

[第4章　摂食・嚥下障害とリハビリテーション]
●参考文献
1) 阿部泰昌ほか：摂食・嚥下リハのチームアプローチ. CLINICAL REHABILITATION, 10(8)：673〜719, 2001.
2) 猪川まゆみほか：どうすればうまくいく？摂食・嚥下はこうして援助する. リハビリナース,

1(4) : 5〜56, 2008.
3) 岩田　誠：神経症候学を学ぶ人のために．医学書院，1994.
4) 馬木良文ほか：口腔内崩壊錠は摂食・嚥下障害患者にとって内服しやすい剤形か？臨床神経学, 49(2) : 90〜95, 2009.
5) 太田喜久夫ほか：摂食・嚥下療法の実践──経口摂取開始までのリスク管理．CLINICAL REHABILITATION, 14(5) : 410〜448, 2005.
6) Kojima C, et al : Jaw Opening and Swallow Triggering Method for Bilateral-Brain-Damaged Patients──K-Point Stimulation. Dysphagia, 17 : 274, 2002.
7) 聖隷三方原病院嚥下チーム：嚥下障害ポケットマニュアル．第2版，医歯薬出版，2003.
8) 田崎義昭，斎藤佳雄：ベッドサイドの神経の診かた．改訂16版，南山堂，1994.
9) 千野直一編：脳卒中マニュアル．エキスパートナースMOOK30，照林社，1998.
10) 平山惠三：神経症候学Ⅰ．改訂第2版，文光堂，2006.
11) 才藤栄一，向井美恵監：摂食・嚥下リハビリテーション．第2版，医歯薬出版，2007.
12) 向井美惠，鎌倉やよい編：摂食・嚥下障害の理解とケア．Nursing Mook20，学習研究社，2003.

[第5章　排泄障害とリハビリテーション]
●参考文献
1) 芦川和高監：ナースのための図解からだの話．学習研究社，2000.
2) 石田　暉：排尿・排便障害のリハビリテーション．治療，85(5) : 93〜98, 2003.
3) 奥井識仁，奥井まちこ(マンガもたいみゆき)：介護がラクになる──マンガ排泄ケア．講談社，2007.
4) 千野直一編：脳卒中マニュアル．エキスパートナースMOOK30，照林社1998.
5) 千野直一編：現代リハビリテーション医学．改訂第2版，医歯薬出版，2004.
6) 西村かおる編：排泄ケアブック──コンチネンスケアに強くなる．学習研究社，2009.
7) 水野美邦編：神経内科ハンドブック──鑑別診断と治療．第3版，医学書院，2002.
8) 山本三千代ほか：患者さんに喜ばれる排泄コントロール．リハビリナース，2(1) : 12〜 40, 2009.

[第6章　こころの問題とリハビリテーション]
●引用文献
1) Taylor JB(竹内　薫訳)：奇跡の脳．新潮社，2009.
2) 厚生省神経疾患研究委託費「老年期の痴呆の病因・病態・治療に関する総合的研究」班ワーキンググループ研究報告書：痴呆評価表の使用の手引き(1986年版)．老年精神医学雑誌，4 : 81〜91, 1987.
●参考文献
1) 海野目夫：積極的傾聴の理論と実際．十和田緩和ケアセミナー資料，2009.
2) 大庭さよほか：うつ病──自己評価尺度．臨床精神医学，33(増刊号) : 233〜241, 2004.
3) 加治芳明，平田幸一：脳卒中後のうつ状態．日本臨牀，64(増刊号7) : 445〜450, 2006.
4) 加藤伸司ほか：改訂長谷川式簡易知能評価スケールの作成．老年精神医学雑誌，2 : 1339〜1347, 1991.
5) 千野直一編：現代リハビリテーション医学．改訂第3版，金原出版，2009.
6) 千野直一編：脳卒中マニュアル．エキスパートナースMOOK30，照林社，1998.
7) 脳卒中合同ガイドライン委員会編：脳卒中治療ガイドライン2009．協和企画，2009.
8) 原　寛美監：脳卒中リハビリテーションポケットマニュアル．医歯薬出版，2007.
9) 保坂　隆：リハビリテーションにおける障害受容の問題．リハビリテーション医学会専門医認定臨床医生涯教育研修会近畿地方会配布資料，2008.
10) 水野美邦編：神経内科ハンドブック──鑑別診断と治療．第3版，医学書院，2002.
11) 峰松一夫編：脳卒中診療のコツと落とし穴．中山書店，2003.
12) 山口　徹ほか編：今日の治療指針2009年版．医学書院，2009.
13) 鷲見幸彦：認知症の診断と薬物療法．CLINICAL REHABILITATION, 18(3) : 204〜211, 2009.

INDEX

欧文

ADLに有用な福祉用具	69
ADL評価	64
BADS	107
Barré試験	42
BIT	107
Brunnstrome法	42
CI療法	73
CM	147
D-CAT注意機能スクリーニング検査	107
DWI	15
FES	73
FIM	64, 65
FLAIR画像	15
gag reflex	116
GCS	20
Hunt & Kosnik	10
IADL	65
JCS	20
JSS-D	167
Kポイント	118
MIT	109
MMSE	170
MMT	42
mNIHSS	18
MRP	73
mRS	19
MSW	25, 33, 35
OT	25, 33, 35, 55
PACE	109
PNF	72
PT	25, 33, 35, 55
RBMT	107
RCPM	107
ROM訓練	54, 55
rt-PA	7, 19
SIAS	43
SLTA	107
SPECT	14
SPECT画像	17
ST	25, 33, 35, 134
STEF	65
T1強調画像	15
T2強調画像	15
TIA	5
Trousseau Syndrome	12
UFM	147
VE	122
VF	122
VPTA	107
WAB失語症検査	107
WAIS-Ⅲ	107
WMS-R	107

和文

あ行

アイスマッサージ	128
悪性腫瘍	3
足踏み訓練	60
アテローム血栓性脳梗塞	4, 6
後始末動作訓練	149
誤りなし学習	105
アルテプラーゼ静注療法	7
息こらえ嚥下	127
意識障害	161
――の評価	20
意識消失	31
維持期リハビリテーション	28
移乗訓練	148
痛み	47
一次性脳損傷	9
1日尿量	138
1回尿量	138
一過性脳虚血発作	5
一側性大脳病変	115
医療ソーシャルワーカー	25, 33, 35
胃瘻	133
咽頭期(嚥下)	113, 117, 127
ウィリス動脈輪	13
ウィリス動脈輪閉塞症	13
ウエクスラー記憶検査	107
ウェルニッケ失語	82
ウェルニッケ野	78
迂言	84
うつ状態	161, 163, 165
うなずき嚥下	129
運動再学習プログラム	73
運動失調	48, 49
運動性言語中枢	78
運動麻痺	40, 42, 48
運動麻痺性膀胱	140
栄養士	33, 35
エビデンスレベル	23
嚥下機能回復	128
嚥下困難時の服薬	131
嚥下障害食	130
嚥下造影検査	122
嚥下第1期	113
嚥下第3期	113
嚥下第2期	113
嚥下内視鏡検査	122
嚥下負荷テスト	120, 121
起き上がり訓練	148
おむつ	143
折り紙	71
音韻性錯語	85

か行

介護サービス	37
介護支援専門員	33, 37
介護福祉士	33
介護保険	37
介護予防サービス	37
外旋	54, 55

177

INDEX

改訂水飲みテスト 120
改訂長谷川式簡易知能
　評価スケール 171
外転 54, 55
開頭脳動脈瘤クリッピ
　ング術 11
海馬・辺縁系 79
回復過程 24, 25
回復期リハビリテーシ
　ョン 24, 27
外来リハビリテーショ
　ン 28
化学的刺激 156
拡散強調画像 15
学習された不使用 22
仮性球麻痺 115
画像検査 14, 122
課題指向性アプローチ
　73
肩関節亜脱臼 47
肩手症候群 47
片麻痺 40, 41
葛藤 172
合併症 32
カーテン徴候 115
下部尿路の神経支配 139
皮細工 71
簡易上肢機能検査 65
感覚障害 50, 51
感覚性言語中枢 78
感覚麻痺性(無緊張)膀
　胱 140
間欠的経管栄養法 133
間欠的導尿 142
喚語困難 84
看護師の役割 34
　——(摂食・嚥下)
　　 135
　——(排泄) 157
顔面神経 114, 115
奇異性脳塞栓 12
記憶障害 104
危険因子(脳卒中) 3

義肢装具士 33, 35
気道確保 31
機能再編成法 109
機能的作業療法 70
機能的自立度評価表 65
機能的電気刺激 73
基本動作訓練 56
偽膜性大腸炎 154
逆向性健忘 104
急性期の管理 30
急性期リハビリテーシ
　ョン 26
球麻痺 115
協調運動障害 48
共同運動 45
共同偏視 8
虚血壊死危険領域
　　 24, 25
虚血性心疾患 32
起立訓練 57
起立性低血圧 32
緊急時の対応 38
筋緊張 44
菌交代 154
筋力評価 42
屈曲 54, 55
クモ膜下出血
　　 2, 9, 10, 105
車椅子移乗 58, 59
ケアプラン 37
ケアマネジャー 37
痙縮 46
痙性麻痺 44, 52
傾聴 172, 173
頸動脈エコー検査 14
頸動脈ステント留置術 7
頸動脈内膜剝離術 7
経鼻経管栄養法 133
血圧 30
血管性認知症 168
　——の診断基準 168
血糖 30
下痢 154

言語聴覚士
　　 25, 33, 35, 134
言語療法室 26
検査(運動失調) 49
検査(排尿障害) 147
見当識障害 104
腱反射 44
更衣訓練 66
構音障害 86
口腔・咽頭の解剖 112
口腔期(嚥下)
　　 113, 117, 126
口腔ケア 124, 125
高次視知覚検査 107
高次脳機能 78
高次脳機能障害
　　 78, 80, 118
　——の問題点 80
　——のリハビリテー
　　ション 108
高次脳機能障害合併患
　者 150
高次脳機能障害患者へ
　の接し方 81
拘縮 46
交代性片麻痺 40, 41
行動性無視検査 107
好発部位(脳動脈瘤) 10
誤嚥 129
誤嚥性肺炎 32
語音聴力検査 96
呼吸 30
呼称 84
語性錯語 85
語想起 84
骨盤底筋体操 145
コミュニケーション技
　術 173
固有受容器性神経・筋
　促通手技 72
コンチネンスケア 158
コンドーム型集尿器 143

さ行

坐位訓練　56
坐位バランス訓練　57
作業療法士　25, 33, 35, 55, 80
作業療法室　26
錯語　85
作話　105
三叉神経　114, 115
三次元CT血管造影検査　14
サンディング　70
3動作歩行　60, 61
残尿測定　147
視覚失認　94
弛緩性麻痺　44, 52
磁気共鳴アンギオグラフィ検査　15
磁気共鳴画像検査　15
ジグソーパズル　71
刺激法　109
四肢麻痺　41
字性錯語　85
持続的導尿　142
膝蓋腱反射　44
失語　150
失行症　90
失語症　82
　──の用語　84
　──のリハビリテーション　109
失語症ノート　81
失書　88
失読　88
実用コミュニケーションの促進法　109
自動運動　54
自動介助運動　54
社会生活上の排泄コントロール　158
社会的支援　36
社会福祉士　33
しゃがみ立ち訓練　60
シャキア訓練　127
ジャルゴン　85
重症度の評価　18
重症度分類(脳動脈瘤)　10
手回内回外検査　49
純音聴力検査　96
循環確保　31
純粋失読　89
準備期(嚥下)　112, 117, 126
障害者自立支援法　36
障害年金　36
障害の受容　172
消化管出血　31
掌屈　54
床上排尿　148
傷病手当金　36
静脈洞血栓症　12
静脈路確保　31
食事介助　132
褥瘡　32
食道期(嚥下)　113, 117, 127
食物テスト　121
自律神経膀胱　140
心エコー検査　14
神経因性膀胱　140
神経症状(脳動脈瘤)　10
心原性脳塞栓　4, 6
心疾患　3
身体障害者福祉法　36
伸展　54
深部感覚障害　48
深部静脈血栓　32
深部反射　44
遂行機能障害　102
遂行機能障害症候群の行動評価　107
推奨レベル　23
水分バランス　31
スキンケア　156
スキントラブル　156
3D-CTA検査　14
精神科医　165
精神症状　161, 162
声門内転訓練　127
舌咽神経　114, 115
舌下神経　114, 115
摂食・嚥下　118, 119
　──の画像検査　122
摂食・嚥下過程　112, 114, 117
摂食・嚥下訓練　121, 124, 125
摂食・嚥下訓練法　126
摂食・嚥下障害　114, 117
摂食・嚥下障害看護認定看護師　136
摂食・嚥下リハビリテーション　134
切迫性尿失禁　144
先行期(嚥下)　112, 117, 126
前向性健忘　104
全失語　82
せん妄　161, 162, 164
前立腺肥大　141
相貌失認　98
粗大運動　71

た行

退院時の説明事項　38
体温　30
他動運動　54
短下肢装具　62
単麻痺　40, 41
地域包括支援センター　37
蓄尿　138
蓄尿障害　145
地誌的障害　100
チームアプローチ　35
着衣失行　91

INDEX

着衣動作訓練 149
着用方法 66, 67
注意障害 106
中枢性疼痛 47
聴覚失認 96
長下肢装具 62
超皮質性失語 82
対麻痺 41
通院リハビリテーション 24
通所リハビリテーション 24
ツングの自己評価うつ病スケール 166
低栄養 32
底屈 55
デイケア 28
デイサービス 28
適応 172
伝導失語 82
トイレットペーパーの使用訓練 149
頭蓋内・頭蓋外血管バイパス術 7
藤細工 71
動静脈奇形 9
頭部MRI・FLAIR画像 16
頭部MRI検査 15
　——の撮影法 15
頭部MRA画像 16
頭部MRA検査 15
頭部画像 16
頭部CT画像 16
頭部CT検査 14
特定疾患 36
徒手筋力テスト 42
トーヌス 45
トルーソー症候群 12
とろみ調整食品 136

な 行

内旋 54, 55
内転 54, 55
二次性脳損傷 9
日常生活関連動作 65
日常生活動作 65
2動作歩行 61
日本人の死因 2, 3
入浴介助 68
入浴訓練 68
尿意 145, 150
尿器 143
尿道カテーテル 142, 144
尿道カテーテル留置 144
尿排出 138
尿排出障害 145
尿流量測定 147
尿路感染症 144
尿路結石 144
認知症 87, 161, 163, 168
認知症とうつ病の鑑別 169
認知症とせん妄の鑑別 169
認知心理学的方法 109
寝返り・起き上がり訓練 56
脳アミロイドアンギオパシー 13
脳血管炎 12
脳血管造影検査 14
脳血流シンチグラフィ 14
脳血流の自動調節能 30
脳梗塞 2, 4, 6, 7
　——の危険因子 6
脳出血 2, 8, 9
　——の部位別症状 8
脳神経 40
脳卒中 2
　——の原因 12
　——の再発予防 38
　——の評価 14
脳卒中うつスケール 167
脳卒中機能障害評価セット 43
脳卒中リハビリテーション看護認定看護師 34
脳卒中リハビリテーションの経過 24
脳損傷部位 40
脳動脈解離 13
脳動脈瘤 11
脳動脈瘤コイル塞栓術 11
脳の可塑性 22
脳の主幹動脈 5
脳浮腫 24

は 行

背屈 54, 55
排泄ケア 157
排泄障害 156
　——の治療 158
　——の予防 158
排泄自立 157
排泄動作 151
肺塞栓 32
バイタルサイン 31
排尿 138
　——の自立 146, 148
　——を援助する器具・用具 142
排尿回数 138
排尿管理 146
排尿ケア 150
排尿障害 140, 141, 147
排尿日誌 146
排尿パターン 150, 151
排便 152
排便回数 152
排便障害 154
排便量 152
バーセル・インデックス 64

鼻指鼻試験	49	
バビンスキー徴候	44	
バレー試験	42	
反響言語	85	
反射性膀胱	140	
半側空間無視	92	
反復唾液飲みテスト	119	
筆談	97	
否認	172	
皮膚の防衛機能	156	
皮膚・排泄ケア認定看護師	158	
病型別薬物療法	6	
標準失語症検査	107	
病態失認	99	
頻尿	144	
腹圧性尿失禁	141, 145	
福祉用具	69	
物理的刺激	156	
負の感情・態度	160	
踏み出し訓練	60	
不眠	162, 165	
不眠・昼夜逆転	161	
ブリストル便性状スケール	152	
ブルンストローム・ステージ	43, 60	
ブルンストローム法	42	
ブローカ失語	82	
ブローカ野	78	
分離運動	45	
ペグボード	70	
ベッド上移動訓練	56	
便意	152	
変形性関節症	47	
便失禁	154	
便の色	152	
便秘	154	
膀胱訓練	145	
膀胱-直腸障害	32	
膀胱内圧測定	147	
膀胱容量	138, 144	
訪問調査	37	
訪問リハビリテーション	24, 28	
歩行援助	63	
歩行器	62	
歩行訓練	60	
歩行補助具	62	
ポジショニング	53	
ポータブルトイレ	143	
ホットパック療法	55	
ホームヘルパー	33	

ま行

麻痺側のケア	52
麻痺の回復過程	45
右半球機能を賦活させる方法	109
ミニメンタル・ステイト検査	170
脈拍	30
ミラーセラピー	72
向こう脛叩打試験	49
無抑制膀胱	140
――の特徴	140
迷走神経	114, 115
メンデルスゾーン手技	127
もやもや病	13

や行

夜間せん妄	164
夜間排尿	138
薬剤師	33, 35
薬剤(精神症状)	162
優位半球	79
横向き嚥下	129

ら行

ラクナ梗塞	4, 6
理学療法士	25, 33, 35, 55
理学療法室	26
リクライニング体位	129
立位バランス訓練	57
リハビリテーションアプローチ	72
リハビリテーションカンファレンス	35
リハビリテーション中の危険	74
リハビリテーションの開始条件	29
リハビリテーションプログラム	35
リバーミード行動記憶検査	107
両側性大脳病変	115
レーブン色彩マトリックス検査	107
連合運動	45
ロボット	62

わ行

輪入れ	71
ワレンベルグ症候群	116

ナースのための
図解 脳卒中リハビリの話

2010年2月20日　初 版　第1刷発行

監　修	武田　克彦
発行人	影山　博之
編集人	森　　浩
発行所	株式会社 学研メディカル秀潤社 〒141-8510 東京都品川区西五反田2-11-8
発売元	株式会社 学研マーケティング 〒141-8510 東京都品川区西五反田2-11-8
ＤＴＰ	日本写真印刷株式会社
印刷所	同　　上
製本所	牧製本印刷株式会社

この本に関する各種お問い合わせ先
【電話の場合】
● 編集内容については Tel 03-6431-1237（編集部直通）
● 在庫, 不良品（落丁, 乱丁）については Tel 03-6431-1234（営業部直通）
● 学研商品に関するお問い合わせは Tel 03-6431-1002（学研お客様センター）
【文書の場合】
● 〒141-8510 東京都品川区西五反田2-11-8
　学研お客様センター『ナースのための図解 脳卒中リハビリの話』係

©K.Takeda. 2010.　Printed in Japan
● ショメイ：ナースノタメノズカイノウソッチュウリハビリノハナシ
本書の無断転載, 複製, 複写（コピー）, 翻訳を禁じます.
本書に掲載する著作物の複製権・翻訳権・上映権・譲渡権・公衆送信権（送信可能化権を含む）
は株式会社学研メディカル秀潤社が保有します.

JCOPY 〈（社）出版者著作権管理機構委託出版物〉
本書の無断複写は著作権法上での例外を除き禁じられています. 複写される場合は, そのつど事前に,（社）出版者著作権管理機構（電話 03-3513-6969, FAX 03-3513-6979, e-mail: info@jcopy.or.jp）の許諾を得てください.